da infância à velhice

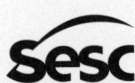

SERVIÇO SOCIAL DO COMÉRCIO
Administração Regional no Estado de São Paulo

Presidente do Conselho Regional
Abram Szajman
Diretor Regional
Luiz Deoclecio Massaro Galina

Conselho Editorial
Carla Bertucci Barbieri
Jackson Andrade de Matos
Marta Raquel Colabone
Ricardo Gentil
Rosana Paulo da Cunha

Edições Sesc São Paulo
Gerente Iã Paulo Ribeiro
Gerente adjunto Francis Manzoni
Editorial Cristianne Lameirinha
Assistente: Simone Oliveira
Produção gráfica Fabio Pinotti
Assistente: Ricardo Kawazu

josé carlos ferrigno

da infância

o fenômeno cultural das gerações

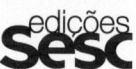

à velhice

© José Carlos Ferrigno, 2024
© Edições Sesc São Paulo, 2024
Todos os direitos reservados

Preparação **Elba Elisa de Oliveira**
Revisão **Andréia Manfrin Alves, Thaisa Burani**
Projeto gráfico, capa e diagramação **Tereza Bettinardi**

Dados Internacionais de Catalogação na Publicação (CIP)

F416d Ferrigno, José Carlos

    Da infância à velhice: o fenômeno cultural das gerações / José Carlos Ferrigno. – São Paulo: Edições Sesc São Paulo, 2024. – 240 p.

    Bibliografia
    ISBN: 978-85-9493-300-3

1. Brasil. 2. Gerações. 3. Intergeracionalidade. 4. Política geracional. 5. Pesquisa geracional. 6. Convivência idosos – jovens – crianças. 7. Etarismo. 8. Velhice. 9. Cultura. Costumes. I. Título. II. Subtítulo.

                          CDD 362.6

Elaborada por Maria Delcina Feitosa CRB/8-6187

Edições Sesc São Paulo
Rua Serra da Bocaina, 570 – 11º andar
03174-000 – São Paulo SP Brasil
Tel.: 55 11 2607-9400
edicoes@sescsp.org.br
sescsp.org.br/edicoes
🅕 🆇 🅞 ▶ /edicoessescsp

A constante sucessividade/
simultaneidade de gerações é,
dialeticamente, a condição e o
resultado da continuidade da
espécie humana – a causa e o
efeito da marcha ininterrupta de
reproduções através da vivência
em cada uma das etapas
existenciais pelas quais passam
todos aqueles de vida longa; é o
lento caminhar, tanto dos indivíduos,
quanto da espécie,
na luta pela sua realização
pessoal e social – com as
práticas, os sentimentos e
os ideais típicos de cada
estágio, numa correspondência
de idades e gerações.

Pedro Lyra

9 **APRESENTAÇÃO**
Luiz Deoclecio Massaro Galina

11 **PREFÁCIO**
Paulo de Salles Oliveira

13 **PRÓLOGO**
19 **INTRODUÇÃO**

PRIMEIRA PARTE
29 Conhecendo o fenômeno cultural das gerações

31 1. O conceito de geração e as relações entre as gerações ao longo da História
79 2. Demarcações geracionais: aspectos e desafios
99 3. Teorias do desenvolvimento humano ao longo do ciclo vital
117 4. O convívio das gerações na família
139 5. A classificação das gerações no mundo do trabalho
153 6. Geração e gênero

SEGUNDA PARTE
157 Como e por que aproximar as gerações?

159 1. O campo intergeracional: nova área de conhecimento
163 2. Pesquisas sobre intergeracionalidade e comportamento das gerações
179 3. Políticas sociais que buscam aproximar gerações
183 4. A intergeracionalidade nas áreas de políticas públicas no Brasil
185 5. Os Programas Intergeracionais (PIs)
213 6. O futuro das relações intergeracionais

227 Palavras finais
231 Referências
239 Sobre o autor

*À Regina, companheira de todas as horas,
minha gratidão pela dedicação e pelo cuidado
ao revisar o texto desta obra.*

Apresentação

Pensar a vida e o mundo em termos geracionais implica dizer que pessoas de uma mesma faixa etária foram afetadas por modos semelhantes de ver, sentir e operar a realidade. Isso inclui um conjunto de vivências, narrativas e tecnologias transmitidas através das gerações e incorporadas para maior coesão social.

Seria viável disseminar iniciativas e espaços de encontro que estimulem a promoção de relações intergeracionais saudáveis e construtivas, ou a longa tradição de segregar por faixa etária e gênero, imperativo do mundo do trabalho, seguirá prevalecendo? Tais práticas podem ser encontradas em espaços educativos, assistenciais e de convivência, como creches, escolas, casas de longa permanência e centros em que jovens ou idosos podem passar o dia, entre outros. Tais questões, e suas possíveis respostas, podem residir nas instituições socioculturais que acolhem públicos de diversas idades para o desenvolvimento de atividades integrativas.

O Sesc é uma instituição na qual a dimensão educativa sempre esteve presente em simbiose com a faceta cultural. Em diferentes contextos históricos, a entidade atendeu, inicialmente, indivíduos divididos por faixas etárias. Implantou programas de referência para públicos distintos, depois replicados nas instâncias pública e privada. Em 1963, foi pioneiro no Trabalho Social com Pessoas Idosas. Já nos anos 1980, criou um programa para crianças de 7 a 12 anos no contraturno escolar, denominado Curumim. Mais recentemente, as juventudes tornaram-se o cerne de iniciativas organizadas em um programa próprio, assim como a primeira infância ganhou ações estruturadas e visibilizadas.

Uma atuação tão ampla e diversa encontra, por vezes, desafios que, em outros espaços, seriam submetidos ao controle e à segregação. Os ambientes, carregados de tensão e potência, podem esconder oportunidades para o desenvolvimento de uma cultura de respeito e colaboração entre diferentes gerações.

Nas últimas décadas, uma série de acontecimentos afetaram os modos de ser e viver, abrindo espaço para perspectivas de mudança. A separação entre Estado e religião, associada aos questionamentos das tradições, desencadeou movimentos de contestação disseminados entre as juventudes de cada época e respaldados em fundamentos filosóficos, psicológicos, socioculturais e econômicos.

Nesse contexto, rivalidade e solidariedade são aspectos ambivalentes que operam de forma pendular nos encontros intergeracionais. O que significa dizer que pertenço a determinada geração? O que aproxima ou afasta pessoas de gerações distintas? É possível reativar o espírito de entendimento e colaboração entre gerações?

Essas perguntas e inquietações fazem parte do universo de pesquisa de José Carlos Ferrigno que, em sua trajetória profissional no Sesc São Paulo, esteve envolvido com o programa Trabalho Social com Pessoas Idosas.

O diálogo e a observação atenta constituíram a disposição inicial, complexificada ao longo do tempo com o desejo de promover mais integração entre gerações diversas. Anos depois, inserido no universo acadêmico, o autor mobilizou suas dúvidas para trabalhar na reflexão teórica, que busca aproximar diferentes gerações em processos socioculturais e educativos, diante de um terreno no qual muito ainda está para ser pensado, discutido e realizado.

O que se verá aqui é o convite à reflexão em meio a um campo em disputa, no qual pessoas desbravadoras e curiosas são bem-vindas. Trata-se de uma espécie de cartografia de pontos a serem considerados nessa empreitada que urge. Ferrigno traça um panorama atualizado e rigoroso, ciente da importância de estimular novos pesquisadores e entusiastas para a ampliação desses estudos, essenciais quando se tem vivido mais e convivido com diferentes gerações simultaneamente. Nessa perspectiva, o educador Paulo Freire merece ser lido: "Ninguém ignora tudo. Ninguém sabe tudo. Todos nós sabemos alguma coisa. Todos nós ignoramos alguma coisa. Por isso aprendemos sempre"[1]. Resulta daí uma atitude de abertura perante o desenvolvimento de potencialidades. Uma das características mais importantes de um educador é a capacidade de identificar, respeitar e valorizar os saberes de cada um, independentemente da idade cronológica.

Chegará o tempo em que gerações distintas redescobrirão o valor da convivência e do compartilhamento de saberes rumo à plenitude comum. Exercitar a empatia e a alteridade são pilares para sociedades nas quais a cidadania possa integrar todos – da infância à velhice. Esperamos que esta publicação, que se articula a outras do autor sobre o tema, possa aprofundar o debate público, inspirando iniciativas relevantes.

Luiz Deoclecio Massaro Galina
Diretor do Sesc São Paulo

---

[1] Paulo Freire, *A importância do ato de ler: em três artigos que se completam*, 52. ed., São Paulo: Cortez, 2005, p. 104.

Prefácio

José Carlos Ferrigno tem se dedicado com afinco a um extenso e cuidadoso trabalho de reflexão em torno das questões geracionais ao longo de décadas. Tudo começou com sua atuação profissional no Sesc de São Paulo, dando continuidade às iniciativas pioneiras dos centros de convivência, originalmente criados naquela instituição em 1963 e amplamente desenvolvidos por Marcelo Antonio Salgado. Vieram, assim, os cursos de preparação para aposentadoria, a Escola Aberta à Terceira Idade, os congressos estaduais e nacionais, bem com os encontros intergeracionais.

Além dessa intensa e diversificada dedicação às atividades práticas, José Carlos Ferrigno desenvolveu alentados estudos teóricos no mestrado e no doutorado, ambos realizados no Instituto de Psicologia da Universidade de São Paulo (IP-USP), trabalhos que tive imenso prazer em orientar, e que depois foram publicados em livro. O sucesso dessas iniciativas coroa a união feliz, por ele tão bem exemplificada, entre vida prática e fundamentação teórica, conjunção nada fácil de ser realizada e, por isso mesmo, rara na produção intelectual.

Neste estudo sobre as múltiplas nuances das gerações e das relações intergeracionais, José Carlos Ferrigno se apoia em sua larga experiência profissional e em autores reconhecidos, propiciando aos leitores um estudo de fôlego e, ao mesmo tempo, uma leitura agradável. Linguagem clara, escrita fluente e considerações sempre fundamentadas e equilibradas atestam a maturidade do escritor e pesquisador.

O mundo contemporâneo acelerou as mudanças de tal forma que a célebre frase de Karl Marx, segundo a qual "a tradição de todas as gerações mortas oprime como um pesadelo o cérebro dos vivos", precisa ser repensada e mediatizada em tempos atuais, levando em conta tanto as influências pretéritas quanto as inúmeras clivagens geradas por novos hábitos e tecnologias. Ferrigno pontua: "é como se a divisão do ciclo vital contivesse fatias geracionais cada vez mais finas e a identidade geracional fosse se alterando cada vez mais rapidamente". Um exemplo disso, como mostra o autor, ocorre quando casais se aproximam para uma vida em comum e optam por não formalizá-la em casamento e, sim, em união estável. No entanto, esta se revela muitas vezes com uma instabilidade e provisoriedade que contraria a própria denominação, exigindo do analista social uma flexibilidade interpretativa que ultrapassa em muito a rigidez conceitual.

Apesar de todos os possíveis percalços e conflitos nas interações sociais, há exemplos concretos de iniciativas de atividades intergeracionais bem-sucedidas e enriquecedoras que soam como um alento humanista para todos nós. Émile Durkheim nos ensina que, se é verdade que buscamos nos aproximar de pessoas semelhantes a nós, de gente que compartilha conosco valores e práticas, também nos atrai a diferença. Não a diferença que agride consensos universais da democracia e do humanismo, a exemplo do racismo, da xenofobia, do fascismo e outros tantos a serem superados. É atraente, sim, a diferença que nos complementa, que nos faz ver o quanto o outro, diferente, nos enriquece, alargando nossos horizontes.

É nesse preciso sentido que as relações intergeracionais podem se revelar em toda sua riqueza humanística. A figura do outro nos sugere descobertas que nos aprimoram e também conflitos, que, se enfrentados com argumentos fundamentados e respeito mútuo, nos engrandecem, seja por difundir ao outro uma nova perspectiva até aqui desconhecida, seja por acatar do outro uma visão que não seríamos capazes de vislumbrar sem que houvesse um embate de ideias.

Mas isso só se explicita, como nos ensina Ecléa Bosi, se cada geração se despir das vestes de superioridade em relação à outra. Quando não nos enxergamos como predador e presa, mas como diferentes, um horizonte luminoso se abre. Iniciativas originais como a Universidade Aberta à Terceira Idade da USP, criada justamente pela professora Ecléa Bosi em 1994, reúne, nas mesmas aulas, alunos de graduação e alunos idosos na condição de ouvintes. Estes recebem as mesmas incumbências e atividades dos alunos regulares. Atualmente, são cerca de 4 mil vagas disponíveis em todas as áreas do conhecimento. O esforço dos alunos idosos mais pobres, as horas perdidas no deslocamento desde vilas longínquas, a atenção em anotar e desfrutar de cada momento das aulas e os intercâmbios de experiências de vida não passam desapercebidos pelos alunos regulares. O contato com estes, por sua vez, rejuvenesce e dá vida aos mais velhos, sabendo que foram acolhidos por professores e se enturmaram com os alunos mais jovens, vivendo um sonho até então impossível de se realizar.

O desafio está na abertura para a superação de nossas próprias limitações, mergulhando nos imprevistos e na aventura de *con-viver* entre diferentes.

Paulo de Salles Oliveira
Professor titular aposentado do Instituto de Psicologia da Universidade de São Paulo (IP-USP) e autor de *Vidas compartilhadas: cultura e relações intergeracionais na vida cotidiana* (2011), entre outros livros.

Prólogo

Este trabalho surge do interesse em analisar de modo abrangente o fenômeno social e cultural das gerações e das relações entre elas. Assim, ele busca divulgar a amplitude do chamado campo intergeracional, nova área do conhecimento ainda pouco conhecida e explorada, que comporta pesquisas, teorias, práticas e políticas sociais. Ao realizar um voo panorâmico sobre assunto tão vasto, a expectativa é de que os múltiplos aspectos apresentados, sem a pretensão de reunir todos eles, possam ser objeto de aprofundamento em futuras pesquisas. Nesse sentido, as referências bibliográficas aqui referidas poderão ser úteis aos interessados na continuidade de trabalhos sobre o tema.

O que se espera é que a variedade de tópicos que envolvem o estudo das gerações aqui apresentada possa estimular o interesse de jovens pesquisadores por essa temática, ainda escassa de investigações, principalmente no Brasil. Desse modo, desde estas primeiras linhas, fica registrada aqui a expectativa de que as universidades brasileiras, assim como os institutos de pesquisa de modo geral, desenvolvam núcleos de estudos sobre as gerações e as relações intergeracionais, tendo como objetivo criar bases sólidas de conhecimentos para a formulação de políticas públicas em favor de uma produtiva convivência entre jovens e velhos na família, na escola, no trabalho e nos demais espaços sociais.

Nos anos mais recentes, por meio de redes internacionais, vem se estabelecendo um maior intercâmbio entre estudiosos do tema, mas ainda prevalece um trabalho solitário por parte deles. O fato de não se ter constituído uma comunicação mais efetiva entre pesquisadores do tema durante muito tempo, não havendo, portanto, muita influência mútua entre eles, levou Julián Marías[1] a manifestar certo estranhamento. Diante disso, ele sugere que razões pessoais possam ser um fator preponderante de motivação para o interesse no assunto, a partir de observações, análises e conclusões de nossas próprias relações familiares e comunitárias. De fato, boa parte do que aprendemos em

---

[1] Julián Marías, *El método histórico de las generaciones*, 4. ed., Madri: Revista de Occidente, 1967, p. 27.

relação à intergeracionalidade parece estar relacionada ao que observamos a respeito de nossas próprias relações interpessoais.

Muitas pessoas, em diferentes fases da vida, manifestam curiosidade sobre a biografia de seus ascendentes ainda vivos ou já falecidos. Essa vontade de conhecer a história de pais, avós ou bisavós, saber o que eles fizeram em suas vidas, é comum em muitas crianças, adolescentes e mesmo adultos. Em algumas entrevistas com velhos que realizei em meu exercício profissional, ouvi sobre o interesse despertado em seus netos e netas pelos que aparecem nas fotos dos álbuns de família[2], o que, além de propiciar uma conversa interessante, situa os jovens em sua história familiar, ao recuperar essas memórias. Com a aquisição desse conhecimento, é possível que eles possam compreender melhor seu presente e planejar seu futuro, até mesmo em relação a como querem envelhecer.

De minha parte, o interesse profissional pela intergeracionalidade surgiu de modo inesperado. Envolvido desde os anos 1980 com o programa Trabalho Social com Pessoas Idosas desenvolvido pelo Sesc (Serviço Social do Comércio) em São Paulo, em 1999 iniciei um estudo sobre a relação entre os idosos e os profissionais que coordenam atividades socioeducativas direcionadas a esse público.

A justificativa para tal investigação ligou-se à suposição de que, quanto melhor é essa relação, mais provavelmente o programa tenderá a ser eficiente em alcançar seus objetivos de integração e emancipação das pessoas idosas. Todavia, sem abandonar essa premissa, constatei que eu estava lidando com uma relação entre gerações diferentes, já que a maioria dos que trabalham com idosos são pessoas pertencentes a gerações mais jovens.

No transcorrer da pesquisa, incorporei observações e entrevistas com crianças, adolescentes, jovens adultos e idosos. Todos eles na condição de frequentadores do Sesc e constituindo as diversas gerações que têm tido a oportunidade de se conhecer ao compartilharem atividades culturais e de lazer promovidas por essa instituição.

Em 2003, o Sesc criou um programa intergeracional, o Sesc Gerações, a fim de potencializar essa aproximação entre jovens e idosos. Alguns anos mais tarde, realizei outro estudo, avaliando os resultados desse programa. Em face dessas pesquisas, o Sesc decidiu então, por meio de sua editora, publicá-las. Uma das obras chama-se *Coeducação entre gerações*, e a outra, *Conflito e cooperação entre gerações*.

---

2 O álbum de família tornou-se coisa do passado com a popularização das fotos digitais. Agora, os netos podem ser estimulados a visualizar seus antepassados, talvez, nos computadores e *smartphones* de seus pais e avós.

Na primeira investigação, pude constatar os benefícios das trocas de experiências de vida que ocorrem quando há a oportunidade do encontro dos universos culturais de duas ou mais gerações. De fato, em determinados assuntos, os mais velhos têm muito a transmitir, como experiências de vida, memórias da família, da cidade e do país, além de princípios éticos e saberes práticos do dia a dia. Em outros temas, são os jovens que desempenham o papel de professores, transmitindo a seus avós e a idosos em geral conhecimentos relativos às novas tecnologias e, ainda, informações sobre novos costumes, ensejando aos mais velhos melhores condições de adaptação aos novos tempos.

A segunda pesquisa partiu da necessidade de se fazer uma avaliação do programa Sesc Gerações quanto à qualidade das interações que ele buscava estimular, bem como das dificuldades encontradas para a obtenção de seus objetivos. Assim, foram analisados conflitos e, também, esquemas de cooperação e solidariedade intergeracional, não somente nas atividades socioculturais, mas ainda nas várias áreas da vida cotidiana, como família e trabalho. Em relação à noção de conflito, procurei mostrar que, embora a ideia mais constante que nos vem à cabeça quando pensamos em conflito seja a de que é algo negativo, como sinônimo de briga, luta, violência e destruição, ele também contempla a possibilidade da mudança, da transformação, da emergência do novo. A partir dele podem surgir inovações no modo de viver e interpretar a realidade psíquica e social, abrindo novas perspectivas individuais e coletivas. Nesse sentido, o chamado conflito de gerações, sob certo aspecto, pode ser entendido como uma salutar oportunidade de crescimento pessoal para os jovens e para os velhos.

Dois importantes eventos foram promovidos pelo Sesc na cidade de São Paulo, e pude alcançar neles muitas informações. Em 2003, o Congresso Internacional Coeducação de Gerações, o primeiro do gênero realizado no Brasil, reuniu professores e especialistas para discutirem ações institucionais capazes de estimular a multiplicação de processos educativos sob a forma de troca de experiências entre jovens e idosos, tanto na escola como em outros espaços sociais. No ano de 2010, foi a vez do seminário Encontro de Gerações contar com grandes nomes, que relataram suas experiências com programas intergeracionais. Entre eles, a professora Sally Newman, da Universidade de Pittsburg, fundadora do programa Generations Together e do *Journal of Intergenerational Relationships*, e Mariano Sánchez, professor titular da Universidade de Granada. Com este último desenvolvi uma amizade que me proporcionou relevantes ensinamentos, inclusive por meio de um curso de gestão de programas intergeracionais que contou também com a coordenação do professor Juan Sáez Carreras, catedrático de pedagogia social da Universidade de Múrcia, Espanha. Sou muito grato a ambos por essa fértil convivência. A propósito, quero destacar uma preciosa obra que cito várias vezes neste livro: *Programas Intergeneracionales: hacia una sociedad para todas las edades*[3], coletânea dirigida por Mariano Sánchez, referência obrigatória a todos os interessados em ações que fomentem positivas relações intergeracionais.

Este novo trabalho dá continuidade às minhas reflexões sobre esse tema, com o qual tenho me envolvido há muitos anos, vendo-o como uma frente importante para o fortalecimento de vínculos afetivos na família e na comunidade e, também, como mais uma iniciativa para enfrentar o preconceito dirigido contra aqueles que são diferentes de um padrão idealizado de ser humano. O que significa que, assim como devemos combater o preconceito racial, étnico, religioso, homofóbico, xenófobo ou de gênero, entre tantas outras formas de intolerância, também devemos lutar sem tréguas contra o preconceito etário, que, aliás, tem mão dupla, pois se manifesta pelo preconceito dos jovens sobre os velhos assim como pelo preconceito destes sobre os jovens. Penso que o melhor caminho é aquele que nos conduz a uma pacífica e afetiva aproximação das gerações, para edificarmos uma vida social na qual prevaleçam o respeito e a solidariedade.

Este trabalho está dividido em duas partes. Na primeira, "Conhecendo o fenômeno cultural das gerações", apresenta-se a evolução histórica do conceito de geração, bem como as relações intergeracionais em diferentes épocas. O tema é abordado desde suas primeiras reflexões, que remontam aos antigos gregos e romanos, passando pela Idade Média até chegar aos tratamentos mais científicos elaborados a partir dos séculos XIX e XX. Em seguida, são analisadas as ideias mais recentes, formuladas nas últimas décadas pelos estudiosos contemporâneos.

Na segunda parte, "Como e por que aproximar as gerações?", é descrito o chamado campo intergeracional, que contém teorias, pesquisas e práticas nessa área do conhecimento. Comentam-se, em seguida, as políticas sociais e os programas intergeracionais de iniciativas públicas e privadas no Brasil e em outros países, ações empenhadas na criação de espaços de diálogo e de convivência entre as gerações. A seguir, destacam-se a importância crucial da formação de profissionais para o planejamento, execução e avaliação de tais políticas e programas e o perfil ideal para esse trabalho. Ao final, busca-se refletir, com base no que temos constatado no presente momento histórico,

---

3 Mariano Sánchez (coord.), *Programas Intergeneracionales: hacia una sociedad para todas las edades (on-line)*, Barcelona: Fundación "la Caixa", 2007a.

sobre que cenários futuros podemos descortinar. Ou seja, sobre como serão tratadas as futuras gerações de crianças, adolescentes, jovens, adultos e velhos e sobre como serão as relações entre as pessoas de diferentes idades. Serão mais solidárias ou mais belicosas? Que fatores poderão distanciá-las ou aproximá-las?

Na sequência dos capítulos, procura-se caminhar de conteúdos mais gerais e abstratos para os mais específicos e concretos, que espelham a realidade social em que estamos vivendo. No entanto, na medida em que não há uma linearidade rígida das partes que compõem este trabalho, os capítulos podem ser lidos em qualquer ordem, de acordo com o interesse mais imediato do leitor. Observa-se apenas que os capítulos se interpenetram, já que há aspectos que aparecem diversas vezes nas várias partes desta obra.

Uma observação que considero crucial: embora possamos e devamos construir nosso conhecimento sobre o fenômeno das gerações de maneira objetiva, isto é, aproveitando o que já foi dito e pesquisado por outros a partir de suas experiências pessoais, profissionais e acadêmicas, devemos também nos voltar para a nossa própria subjetividade. Isso significa pensar a geração com a nossa geracionalidade, com base em nossas experiências, refletindo sobre nossa biografia e rememorando, assim, as coisas que pensamos, fizemos e sentimos em diversos momentos de cada fase de nossas vidas.

Pensar com a nossa geracionalidade pode implicar questões. Por exemplo: que acontecimentos marcaram minha infância e minha adolescência? O que se deu quando entrei na escola e, depois, no mundo do trabalho? E quando me casei e/ou quando me separei? Como senti a passagem do tempo e, com ela, as mudanças em meu corpo e em minha mente, no modo de ver e interpretar a realidade? Há também questões interessantes nesse processo de autoanálise sobre nossas relações com pessoas mais velhas e mais jovens do que nós. Perguntas como: quando eu era criança, como via e me relacionava com pessoas mais velhas, como meus pais e meus avós? Como os percebia? E como ficaram esses relacionamentos quando entrei na adolescência? Já na condição de adulto, como tenho me relacionado com as crianças e com os jovens? O que acho dessas novas gerações? E na condição de idoso, como me sinto e me percebo?

Enfim, a proposta é sobre como, em cada uma das etapas do ciclo vital, interpretamos o presente, o passado e o futuro. São perguntas e mais perguntas que podemos nos fazer em qualquer idade. Mas são, todavia, questões que nos vêm com mais força no período da velhice, como afirmam muitos dos que se encontram em uma idade mais avançada. Talvez isso ocorra porque nessa fase parece mais urgente tentarmos entender o que fomos e em que nos transformamos. E é claro que torcemos para que, nesse balanço na reta final da vida, o saldo seja positivo. A esse respeito, espera-se que, de alguma forma, este livro possa contribuir com ideias a favor de um envelhecimento saudável e produtivo para as próximas gerações. Assim ocorrendo, elas terão mais condições do que temos hoje e poderão formar, por sua vez, gerações cada vez mais preparadas para lidar com os desafios da vida.

Introdução

AS RELAÇÕES SOCIAIS E A INTERGERACIONALIDADE EM UM MUNDO GLOBALIZADO

A reflexão sobre como estão as relações entre pessoas mais velhas e mais novas na atualidade demanda a sua contextualização no universo mais amplo das relações interpessoais da sociedade contemporânea. Neste tempo de globalização econômica e de universalização de costumes, influenciado progressivamente pela revolução da informação e da biotecnologia, a organização social mostra-se cada vez mais complexa. Por isso, é preciso compreender as novas formas de convivência vigentes em diferentes espaços, como na família, na escola, no trabalho e nas organizações políticas, religiosas e culturais.

Antes de falarmos desse novo período que estamos atravessando, lembremos inicialmente alguns dos principais fatores que definiram a modernidade, ou seja, a sociedade moderna. Um fator fundante da modernidade foi a ascensão da ciência para explicar os mistérios do mundo e ditar comportamentos. De fato, a influência da tradição, da religião e das crendices, de modo geral, como instrumento de explicação dos fenômenos sociais cedeu poder ao pensamento científico e racional. A racionalidade da ciência passou a orientar a vida social. O Renascimento cultural dos séculos XV e XVI caracterizou-se por um antropocentrismo humanístico, colocando, assim, o ser humano em uma posição de destaque e de empoderamento.

No entanto, é importante assinalar que o pensamento científico atualmente é marcado por mais incertezas, como aponta Anthony Giddens. Para afirmar isso, ele se baseia em seu conceito de reflexividade, ou seja, crescente tendência da chamada pós-modernidade à crítica e à reflexão sobre a ação humana. O autor nos lembra que, quando os fundamentos da razão se propõem a substituir os da tradição, à primeira vista, a segurança e a certeza são as palavras de ordem. Porém, não há relação direta entre conhecimento e certeza; em um mundo onde a reflexividade predomina, nenhum conhecimento é indiscutível, pois todo conhecimento é revisado à luz de novas práticas. É possível dizer que a ideia de modernidade se opõe ao conceito de tradição, mesmo que, em algumas situações, ambos possam estar entrelaçados. Em uma cultura tradicional, por exemplo, o passado é honrado, e os símbolos, valorizados. Em suas palavras, Giddens nos diz: "Ela [a cultura tradicional] é uma maneira de lidar com o tempo e o espaço, que insere qualquer atividade ou experiência particular dentro da continuidade do passado, presente e futuro [...]". Por outro lado, ele considera plausível afirmar que a tradição não é estática, já que a cada geração ela é reinventada[1]. Então, se assim for, podemos contar não com uma oposição problemática entre tradição e inovação, mas com uma complementariedade de ambas as contribuições ao avanço do conhecimento, por meio inclusive da integração entre as gerações.

Um segundo fator, também decisivo para a constituição das sociedades modernas, foi a Revolução Industrial. A industrialização instituiu o capitalismo e suas novas classes sociais – representadas pelas figuras do capitalista e do operário em fábricas, produzindo bens materiais em um mercado competitivo. Com isso, a classe social tornou-se a fonte e a representação básica da diferença e da desigualdade nas sociedades modernas.

A urbanização foi um terceiro fator, gerador de importantes mudanças. O crescimento expressivo das cidades se deu com a chegada massiva de trabalhadores rurais e suas famílias em busca de trabalho nas fábricas recém-inauguradas. O fenômeno do crescimento populacional nas grandes cidades, relacionado ao êxodo rural motivado pela busca de melhores condições de vida, prossegue em muitos países. Finalmente, a centralização dos governos sob a forma de um Estado burocratizado e complexo, com a incumbência de cuidar da economia e do bem-estar dos cidadãos, colaborou fortemente para a formação das sociedades modernas.

Mas, nas décadas mais recentes, notáveis mudanças sociais vêm transformando de modo mais acelerado o dia a dia da humanidade. Neste novo mundo altamente conectado, são raríssimas as comunidades absolutamente isoladas. No noticiário, vez por outra, ouvimos falar de uma tribo na Amazônia que se nega a entrar em contato conosco, ou seja, com a "civilização"[2]. Em cada um dos diversificados

---

[1] Anthony Giddens, *As consequências da modernidade*, São Paulo: Unesp, 1991, p. 44.
[2] Com certa arrogância e ignorância, nos autointitulamos seres "civilizados", mas, do ponto de vista da cooperação e da solidariedade social, muitas comunidades ditas "primitivas" têm muito a nos ensinar.

ambientes, seja no Oriente, no Ocidente, no meio rural ou nas aglomerações urbanas, há especificidades culturais a serem consideradas, apesar dos evidentes efeitos da padronização de comportamentos causada pela globalização.

A antropóloga Margaret Mead[3], já nos anos 1970, chamou-nos a atenção para o momento histórico muito especial em que vivemos, no qual, disse ela, ao mesmo tempo que o homem chega à Lua (e que dizemos agora, no século XXI, chegará a Marte), há sociedades – bem poucas, é verdade – cujo *modus vivendi* se mantém quase inalterado há milhares de anos. Várias dessas raríssimas e sobreviventes culturas milenares, como algumas tribos indígenas da floresta amazônica, têm evitado contato conosco. Defensores dos povos indígenas compreensivelmente se empenham em proteger essas culturas da descaracterização provocada pelo contato com a nossa civilização. Mas a maioria desses povos, que no século passado se rendia à sedução de um espelho ou sabonete trazidos pelos exploradores do mundo civilizado, agora se rende aos *gadgets* que inundam nosso cotidiano, e isso parece um caminho sem volta. Idealmente, gostaríamos que o encontro de duas culturas, em vez de resultar em uma predação, isto é, na destruição de uma delas, resultasse num enriquecimento mútuo, numa complementação de conhecimentos, como, ao menos em parte, pode ter havido na peculiar construção da cultura helenística, por obra de Alexandre, o Grande – o que, ao que parece, foi uma exceção na História.

Ainda que seja possível constatar movimentos de valorização de culturas regionais – e isso de fato ocorre e é muito positivo, inegavelmente –, o que nos é mais notável é a prevalência de um conjunto de valores configurando comportamentos praticamente universais, por força da velocidade das informações que correm em tempo real por quase todo o mundo através dos veículos de comunicação disponíveis a grande parte da humanidade. Claro que não é apenas a velocidade das informações a responsável por essa uniformização de condutas: o fascínio produzido pela publicidade e a consequente exacerbação do consumo desempenham aí papéis determinantes.

Inúmeros estudos, advindos de diversas áreas das ciências, têm refletido os esforços para a compreensão de nosso atual *modus vivendi*, notadamente quanto à qualidade dos relacionamentos entre gêneros, etnias, crenças e gerações. Eles tentam, primeiramente, nomear esse novo período em que vivemos com termos como "modernidade tardia"

---

3   Margaret Mead, *Culture and Commitment: a study of the generation gap*, Londres: Panther Books Limited, 1972, p. 17-28.

ou "pós-modernidade", entre outros. Em suas análises, alguns fenômenos são destacados, como o fim da crença no progresso, no poder da racionalidade, nos ideais iluministas e nas teorias libertárias; na contramão, portanto, do ideário da primeira fase capitalista. Os analistas envolvidos nesses estudos comentam também sobre a influência da "digitalidade" em nosso cotidiano, com o empoderamento pessoal via uso interativo dos mais recentes meios de comunicação, as chamadas redes sociais estabelecidas na internet. Constatam a primazia da tecnologia cujo acelerado desenvolvimento aumenta, por sua vez, o ritmo das mudanças de valores, atitudes e comportamentos.

Nestes tempos, temos presenciado a considerável valorização do ambicionado "corpo sarado" – resultado de seguir as recomendações de intensos exercícios físicos, alimentação adequada, entre outras –, que tem uma face luminosa, que é a da melhoria das condições de saúde, mas também um lado sombrio, que é o da exacerbação da vaidade e da imposição de um determinado estilo de vida.

Especialistas atentam para a ênfase dada ao relativismo, à descontinuidade e à provisoriedade dos valores éticos que têm caracterizado o mundo atual. O que é considerado certo ou verdadeiro hoje poderá amanhã não o ser. Outro fenômeno que parece crescente: uma confusão ou, no mínimo, uma indiferenciação entre o que é público e o que é privado, fato bem perceptível no dia a dia. Constatamos tal ignorância de limites por parte de pessoas comuns e, também, de celebridades, em superexposições de sua intimidade, sobretudo nas redes sociais da internet. Esse fenômeno nos faz lembrar da metáfora que diz que determinadas plantas vão bem ao sol, ao passo que outras necessitam da sombra para se desenvolverem. O que, no caso, deve ser "exposto ao sol" são as nossas ideias sobre quais devem ser os valores a organizar a vida social e os caminhos para alcançá-los, num exercício permanente de cidadania.

Notam os especialistas que vivemos uma exacerbação do individualismo, do consumismo e de uma ética hedonista, sendo esta última caracterizada por uma busca compulsiva pelo prazer e, consequentemente, por uma impaciência na construção de projetos de vida. Uma expressiva valorização do presente também se faz sentir, significando uma preferência pelo efêmero e pelo descartável, reflexo de certa indiferença ante a ideia de se construir o futuro. Tal tendência, principalmente na juventude, parece-nos preocupante.

O CONTRAPONTO QUE VEM DA MILENAR CULTURA DO ORIENTE

Por outro lado, viver o presente com intensidade – desde que sem a alienação de valores éticos de respeito a si mesmo, aos outros e à natureza – representa um modo virtuoso de se colocar no mundo. Nas milenares tradições orientais, sobretudo na filosofia budista, a atenção permanente sobre o que ocorre a cada instante em nossa mente, em nosso corpo e ao nosso redor é um importante fator de estabilização psíquica, o que, por sua vez, é capaz de construir um estado de paz interior, condição para uma vida mais produtiva no plano pessoal e profissional.

A propósito, a aproximação entre as culturas ocidental e oriental, consequência da globalização, tem se concretizado de diferentes formas. Na Europa, o pensamento oriental chega ainda no século XIX, principalmente pelas mãos da teósofa Helena Blavatsky. Nos Estados Unidos, dá-se com a chegada, nos anos 1920, de várias lideranças da cultura oriental, com destaque de Paramahansa Yogananda; e, mais tarde, com a chegada ao Ocidente de Maharishi Mahesh, sempre lembrado como o guru dos Beatles. Nos anos 1960, a meditação e a ioga encontram muitos adeptos entre jovens, influenciando o movimento *hippie* na pregação da paz, do amor e de uma vida simples. A partir dos anos 1970, presencia-se um crescente interesse da ciência pelos efeitos das práticas meditativas sobre o comportamento[4], sobretudo pelo contraponto que tais práticas podem oferecer a uma sociedade dispersiva como a nossa. Nas décadas mais recentes, autores como Daniel Goleman[5] publicam *best-sellers* que tratam da necessidade de desenvolvermos nossa capacidade de atenção e concentração, objetivando alcançar uma inteligência emocional capaz de promover mais qualidade afetiva às nossas relações interpessoais. Essas novas ideias deixam espaço aberto para uma reflexão sobre como compatibilizar as pressões da sociedade atual, para que executemos as tarefas mais rapidamente, com a necessidade real e indiscutível de um tempo maior para melhorarmos a consciência de nós mesmos e do que realmente queremos ser e fazer. Nesse sentido, mais vozes têm se posicionado

---

4   O atual Dalai Lama tem visitado vários países ocidentais, sempre difundindo a filosofia budista. Suas palestras incrementam a divulgação do pensamento oriental pelo mundo e influenciaram decisivamente as pesquisas sobre a mente e o cérebro desenvolvidas por cientistas como Richard Davidson, Francisco Varela, Jon Kabat-Zinn, Daniel Goleman, Paul Ekman, Alan Wallace e Matthieu Ricard (este, além de cientista, é também um monge budista), entre outros.

5   Daniel Goleman, *Inteligência emocional: a teoria revolucionária que define o que é ser inteligente*, Rio de Janeiro: Objetiva, 2007.

contra a idealização do profissional "multitarefa", ou o tal "faz-tudo", e a favor do desenvolvimento de uma mente mais focada no que está sendo feito e vivido aqui e agora. Enfim, de acordo com o título e o conteúdo de um livro de Alan Wallace, precisamos de uma "revolução da atenção"[6].

O novo e intrigante comportamento pós-moderno gera inquietação e curiosidade em saber sobre o motivo dessa espécie de carência afetiva que gera certa insatisfação com a vida. Por isso, alguns autores falam de um "mal-estar" característico desse tempo, parafraseando Freud em suas análises pessimistas sobre a desesperança reinante na Europa logo ao final da Primeira Grande Guerra, registradas em sua famosa obra *O mal-estar na cultura*[7]. Em decorrência do contexto atual das relações sociais, vários autores percebem um incremento preocupante de casos de depressão e ansiedade. Em busca de saídas para essa atual "crise psíquica", as práticas meditativas, como a técnica do *mindfulness*[8], vêm ganhando mais e mais adeptos, como uma ferramenta para o desenvolvimento de uma mente saudável.

A respeito do momento histórico que vivemos, Bauman cunhou o termo "modernidade líquida" – e deu esse nome a uma de suas obras[9] – para ressaltar a falta de solidez das relações sociais nos dias de hoje, marcadas pela fragilidade, pela desconfiança, pelo medo da entrega e pela recusa do estabelecimento de um compromisso com o outro, fenômeno resultante do aumento do individualismo já mencionado anteriormente.

Sabemos que a visão ideológica do mundo se alimenta da necessidade e do desejo humanos de simplificação na interpretação da realidade. Um tipo de simplificação comum é o conhecido "nós e eles", ou seja, "o nosso grupo e o outro grupo", atitude que ocasiona desde pequenos conflitos interpessoais até conflagrações entre povos. A necessidade de "pertencimento", de se afirmar enquanto grupo, leva-nos a considerar o outro grupo como diferente do nosso, e com menos qualificações positivas. Esse procedimento tende a apagar as

---

6 Alan Wallace, *A revolução da atenção: revelando o poder da mente focada*, Petrópolis, RJ: Vozes, 2012.
7 Sigmund Freud, *El malestar en la cultura*, em: Sigmund Freud, *Obras completas*, t. 3, Madri: Editorial Biblioteca Nueva, p. 3017-67.
8 *Mindfulness* ou "mente plena", em tradução livre, é uma técnica de meditação cujo objetivo é o fortalecimento da capacidade de atenção e concentração por meio do foco em uma espécie de âncora atencional, que mais comumente é o movimento respiratório e todas as sensações que o acompanham; mas esse ponto onde se deposita a atenção também pode ser um objeto concreto, ou ainda um símbolo ou qualquer imagem mentalmente construída.
9 Zygmunt Bauman, *Modernidade líquida*, Rio de Janeiro: Zahar, 2000.

diferenças internas do grupo, isto é, a uniformizá-lo, ao mesmo tempo que procede a uma estereotipificação dos membros do outro grupo.

Todas as ponderações feitas até aqui se afiguram pertinentes para considerarmos o contexto atual das relações humanas e, é claro, das relações entre as gerações. Vamos a elas.

COMO SE COMPORTAM HOJE AS GERAÇÕES E COMO SE RELACIONAM?

Se predominam avaliações negativas sobre nosso modo de viver na contemporaneidade, por outro lado, há pensadores mais otimistas, que veem virtudes nesses tempos de pós-modernidade, como Michel Maffesoli[10], que se refere ao fenômeno do novo "tribalismo" por parte dos jovens, com suas turmas nas quais se valoriza a convivência prazerosa, lúdica, fraterna e avessa a regras, acompanhada por uma horizontalidade nas relações de poder. Jovens amorais ou imorais, usando as expressões usadas por Maffesoli, eles seriam, na sua visão, coerentemente éticos com seus pares, com quem compartilham essa postura, o que tende a unir mais fortemente os membros do clã. Voltados para uma relação mais autêntica com o outro e com a natureza: esses são os jovens percebidos por Maffesoli. Pode-se, no entanto, questionar se não há aí uma visão demasiadamente otimista e generalizante do comportamento juvenil. Não seria esse apenas um perfil entre vários outros que têm caracterizado a diversidade da juventude atual? Em vários momentos deste livro, serão comentadas as diversas opiniões sobre os jovens e, também, sobre os velhos, logicamente.

Em decorrência do "mar de incertezas" supostamente característico destes tempos, Bauman[11] salienta que as novas gerações não se preocupam em construir o futuro, porque não acreditam nisso, acreditam mais no golpe de sorte. Os jovens se perguntam: para que investir? Eles preferem que todos os momentos sejam prazerosos porque o amanhã é incerto. As gerações passadas concordavam com a importância de se preparar para o futuro, acreditando na existência de um caminho que sempre levaria a um determinado destino, o que pode ser ilustrado, de acordo com Bauman, pelo ratinho de laboratório que

---

10 Michel Maffesoli, Tribalismo e hospitalidade. Fundação Viver e Conviver, *I Conferência Internacional sobre a Convivência das Gerações (on-line)*, Barcelona, jun. 2017, p. 129-36.

11 Zygmunt Bauman, Desde las Ciencias Sociales. Em: Jorge Larrosa. *Entre nosotros: sobre la convivencia entre generaciones*. Barcelona: Fundació Viure i Conviure de Caixa Catalunya, 2017, p. 100-27.

percorre determinado trajeto para ganhar a recompensa, traduzida por um alimento ou pela liberdade.

Prosseguindo em sua análise, Bauman destaca que a nova geração acha mais interessante desenvolver a flexibilidade para mudar de rota muitas vezes, sem culpa e conforme seja necessário, sem jurar fidelidade a nada nem a ninguém, nesse mundo onde o que hoje é válido amanhã não mais o será. Muito do que aprendemos não será útil amanhã. Para muitos, as oportunidades parecem surgir por acaso, do nada. Assim, não necessariamente o sucesso dependerá de um trabalho duro, árduo. Esse desânimo em se investir no futuro tende a desencantar os estudantes. Eles se perguntam o que de fato será aproveitado das matérias escolares que são obrigados a estudar durante vários anos a fio.

Na esperança de encontrar uma "oportunidade", as pessoas se expõem, se vendem. Isso é notório nas redes sociais, como dissemos, pela exposição demasiada da vida pessoal como forma de chamar a atenção para si. Aliás, é possível notar uma exacerbação da necessidade de reconhecimento em tais mensagens. Nesse mundo de incertezas e de mudanças aceleradas, as pessoas se "repaginam", mudam o figurino, a aparência, mudam de personagem, simulam novas identidades, criam outras personagens. Por exemplo: jovens querem se passar por adultos para ganhar *status*, respeitabilidade; pessoas mais velhas tentam vender uma imagem de juventude para serem mais aceitas, incentivadas pelo lucrativo mercado da chamada "indústria do rejuvenescimento".

Ponderando sobre o que se pode fazer com nossas vidas, como conduzi-las, Bauman concorda com Foucault quando este se pergunta: "se até lâmpadas e casas podem ser obras de arte, por que a vida também não?". Sim, a vida pode ser modelada para vir a ser uma obra de arte; mas, se as gerações mais antigas percebiam uma obra de arte como algo sólido, duradouro, para durar séculos ou, talvez, por toda eternidade, para os jovens atuais, essa mesma obra seria algo como um *happening*, uma *performance* ou uma dessas instalações fabricadas com materiais descartáveis, que têm seus pedaços varridos e eliminados tão logo a exposição termina, considerados como restos do passado. Ambas as gerações percebem a obra de arte como representativa do mundo concreto. Todavia, essa metáfora reafirma a tendência das novas gerações de valorizar o aqui e agora. Por isso, se não é possível apostar no futuro, acrescenta Bauman, os jovens querem que cada momento seja prazeroso. Desse ponto de vista, um momento não prazeroso é um momento desperdiçado, não aproveitado. Na lógica atual, os jovens perguntam: afinal, como calcular os benefícios futuros se o que herdamos foram apenas os sacrifícios do presente?

Na busca de seus objetivos, os jovens tendem a não saber lidar com a frustração ao não conseguirem alcançar e desfrutar o sucesso, segundo especialistas. Tais frustrações tendem a ser cumulativas. Revoltados, podem se voltar contra a sociedade e as gerações mais velhas, desencadeando assim um conflito de gerações, tema que será tratado mais adiante, com ponderações tanto sobre o lado destrutivo do conflito quanto sobre seu aspecto transformador e, portanto, necessário para a construção do mundo.

A noção de geração generalizou-se em consequência das guerras mundiais – com toda sua crueza e violência jamais vistas – e da falência da pretensa racionalidade e competência dos homens civilizados. A imensa perda de vidas humanas, principalmente de jovens de várias classes sociais no *front*, determinou uma maior atenção para a situação da juventude no pós-guerra europeu, estimulando estudos relativos a essa geração. A repetição desse cenário se deu com o repúdio da sociedade norte-americana em geral, e sobretudo da juventude daquele país, à estupidez da Guerra do Vietnã nos anos 1960. Os movimentos estudantil e *hippie* foram as respostas dadas por uma geração que assumiu um inédito protagonismo não só naquela nação, mas em muitos países das Américas e da Europa. Mais recentemente, no momento da escrita deste livro, estamos assistindo à emergência de manifestações massivas de adolescentes, estudantes do ensino médio, em várias capitais do mundo, levantando a bandeira da defesa do meio ambiente, ameaçado pelas mudanças climáticas causadas pela ação humana, potencializada pela avidez do lucro a qualquer custo. Esse fenômeno será comentado no capítulo final deste livro, ao refletirmos sobre o futuro das relações intergeracionais.

primeira parte

conhecendo o fenômeno

cultural das gerações

1
O conceito de geração e as relações entre as gerações ao longo da História

A noção de geração tem sido objeto de muitos usos. Ela está presente nos discursos sobre os jovens, sobre os velhos, sobre as relações familiares etc. Ela é mencionada quando surgem mudanças sociais, políticas e econômicas e, também, diante de inovações intelectuais, culturais e artísticas. Embora tenha aplicação ampla, seu conceito está em processo de construção desde meados do século XIX. Carece ainda de aprofundamentos, mas sua teorização vem se sofisticando nas décadas mais recentes. Evocação da vida, da morte e da reprodução, a ideia de geração remete a questões existenciais como a perenidade e a finitude humana[1]. A sucessão das gerações é marcadora do tempo, determina legados, lembranças, heranças e tradições para os que nascem depois; divide nossas vidas em fases, com transições de uma para outra, elaborando rituais de passagem ao longo do ciclo vital, conforme valores de cada cultura. O fenômeno geracional nos direciona para o passado e para o futuro, evoca ancestrais nas narrativas míticas, projeta o comportamento dos descendentes, define a família. A preocupação com a dimensão das gerações no cotidiano fornece um sentido para a vida, apontando um jeito aceitável, saudável e produtivo de se comportar como criança, jovem ou velho e mostrando o caminho ideal para a construção da cidadania e da capacidade para se viver de modo gregário da melhor forma possível.

REFERÊNCIAS BÍBLICAS E DA ANTIGUIDADE GRECO-ROMANA SOBRE AS GERAÇÕES

Nos dias de hoje, o conceito de geração mais popular (e provavelmente mais antigo) tem um nítido caráter biológico-genealógico, indicando

---

1 Claudine Attias-Donfut, *Sociologie des générations*, Paris: PUF, 1988, p. 17-20.

a sucessão de pais e filhos ao longo do tempo. No Velho Testamento, essa interpretação está muito presente[2]. Especificamente no livro de Gênesis, há, como sabemos, uma longa descrição das sucessivas gerações a partir de Adão e Eva. Nos textos bíblicos, assim como na produção literária e filosófica dos antigos romanos e dos antigos gregos, o período de cada geração é fixado em torno de trinta anos e, portanto, cada século comporta três gerações. Trinta anos é também a idade em que, na média, os casais se casam e produzem seus descendentes. Essa ideia já estava presente no entendimento do historiador Heródoto:

> Tanto os egípcios com quem convivi, como os sacerdotes meus informantes fizeram-me ver que trezentas e quarenta e uma gerações se tinham sucedido desde o primeiro rei até Setos, sacerdote de Vulcano. Ora, trezentas gerações correspondem a dez mil anos, já que três gerações equivalem a cem anos; e as quarenta e uma gerações restantes perfazem um mil trezentos e quarenta anos.[3]

Além de Heródoto, outros gregos da Antiguidade, como o poeta Hesíodo, seguidos também pelos romanos, dividiam cada século em três gerações[4]. Veremos mais adiante que os primeiros estudiosos do assunto, a partir do século XIX, também consideraram a duração de cada geração como sendo de trinta anos. Os antigos, assim como os pensadores modernos, paulatinamente foram percebendo a complexidade do fenômeno geracional e as descontinuidades no comportamento das gerações, inclusive em sua duração; isso em decorrência de acontecimentos como guerras ou catástrofes que afetaram populações da época, ou seja, perceberam as influências de cada momento histórico sobre as características de cada geração[5].

Várias reflexões dos filósofos da Antiguidade fizeram alguma referência às etapas da vida em tentativas de compreender o percurso e o sentido da existência em seus diversos momentos, da infância à velhice. Em uma das cartas a Lucílio, o estoico Sêneca lhe diz:

> A existência inteira é feita de tantas partes como círculos, em que os grandes contêm os pequenos e há um que os abraça e

---

2 Cf. Bíblia *on-line*: https://www.bibliaonline.com.br, acesso em: 12 jun. 2024.
3 Heródoto, *História: o relato clássico da guerra entre gregos e persas*, Rio de Janeiro: Prestígio, 2001, p. 281.
4 Massaud Moisés, *Dicionário de termos literários*, 12. ed., São Paulo: Cultrix, 2004.
5 Hans Jaeger, Generations in history: reflections on a controversial concept (*on-line*). Em: *History and Theory*, v. 24, n. 3, out. 1985, p. 273-292.

encerra a todos, que vai do nascimento à morte. Há um círculo que separa os anos da adolescência, outro que tem dentro de si toda a infância; depois chega o ano que reúne em si todos os instantes, cuja multiplicação forma a completude da vida. Um círculo mais estreito contém o mês, uma curva mais reduzida ainda encerra o dia, que também vai de um início a um fim, da aurora ao poente.[6]

CRÍTICAS E ELOGIOS À JUVENTUDE NAS ANTIGAS GRÉCIA E ROMA

Quanto ao relacionamento entre as gerações, na antiga Grécia, diversos intelectuais manifestaram suas preocupações com o comportamento dos jovens. Nas décadas finais do século V a.C., segundo Freeman, os gregos vivenciaram um período de emancipação juvenil acompanhada de uma indulgência para com as crianças. Frequentemente os pensadores conservadores voltavam seus olhos para o passado, saudosos dos "bons velhos tempos" em que, num contexto idealizado de educação, as crianças aprendiam, segundo eles, obediência e moralidade, e não eram mimadas e depravadas, como se tornariam mais tarde. Por isso, "eram bonitas e saudáveis, sem rosto pálido, atrofiado e acabado"[7].

Ainda segundo Freeman, o dramaturgo Aristófanes, que em suas peças criticava fortemente os desmandos e a corrupção na sociedade grega, ansiava pelo retorno do bom e velho estilo de educação, quando a justiça, a seu ver, ainda prevalecia sobre a retórica e quando a boa moral ainda estava na moda. As crianças eram vistas, e não ouvidas; os meninos seguiam em procissão ordenada ao longo das estradas em seu caminho para a escola sem agasalhos, mesmo que nevasse bastante. Eles ficavam em pé – sem descanso – enquanto o mestre ensinava-lhes uma bela canção.

---

6   Lucius Annaeus Sêneca, Capítulo XII – Da velhice, em: *Aprendendo a viver*, Porto Alegre: LP&M, 2009, p. 21.
7   Kenneth John Freeman, *Schools of hellas: an essay on the practice and theory of ancient greek education from 600 to 300 B. C.*, Londres: Macmillan and Co., 1907, p. 74.

Essa tinha sido a educação que produzira os heróis de Maratona[8], que ensinara os meninos a evitar a Ágora[9], ficar longe dos banhos, ter vergonha do que é vergonhoso, ser cortês com os mais velhos, honrar seus pais e ser uma personificação da modéstia. Eles passavam os dias nos ginásios, mantendo o corpo em boas condições. De acordo com Aristófanes, "esta educação produziu um bom peito, pele sã, ombros largos e língua pequena; enquanto que o novo estilo produzia rostos pálidos, ombros pequenos, peito estreito e língua comprida"[10].

Prosseguindo em sua análise sobre a visão negativa dos gregos em relação à juventude do século V a.C., Freeman mostra o posicionamento do famoso professor de retórica Isócrates, que, inconformado com o comportamento dos jovens de sua época e saudoso de outros tempos, assim se expressou:

> **Os jovens não gastavam seu tempo nas casas de jogo, tocando flautas e com más companhias, como fazem os jovens agora, mas permaneciam fiéis ao modo de vida que foi estabelecido para eles [...]. Eles evitavam tanto a Ágora que, se alguma vez eram compelidos a passar por ela, o faziam com óbvia modéstia e autocontrole. Contradizer ou insultar um ancião era naquela época considerada uma ofensa pior do que maus tratos aos pais são considerados agora. Comer ou beber em uma taverna era uma coisa que nem mesmo um servo que se preze pensaria em fazer naquela época, pois eles praticavam boas maneiras, não vulgaridade.[11]**

Nesse mesmo período, embora fosse um opositor de Isócrates, Platão com ele concordava no que se referia à juventude de então e, segundo Freeman, considerou que:

---

8 Maratona é uma corrida realizada na distância oficial de 42,195 quilômetros, normalmente em ruas e estradas. Seu nome é uma homenagem à antiga lenda grega que fez surgir essa modalidade esportiva, sobre o soldado ateniense Fidípides, mensageiro que teria corrido 42 quilômetros desde o campo de batalha de Maratona até Atenas para anunciar aos cidadãos da cidade a vitória dos exércitos atenienses contra os persas, e que morreu de exaustão após cumprir sua missão.

9 Referência à praça onde ocorriam as reuniões dos cidadãos da Grécia Antiga. Nessas praças ocorriam reuniões em que os gregos, principalmente os atenienses, discutiam assuntos ligados à vida política e cultural da cidade, e importantes decisões eram tomadas, num processo de democracia direta.

10 Freeman, *op. cit.*, p. 78.

11 *Ibidem*, p. 76.

> O mestre-escola tem medo de seus alunos e os bajula, e os alunos desprezam tanto o mestre quanto os pedagogos. Os jovens esperam o mesmo tratamento que os velhos e os contradizem e brigam com eles. Na verdade, os idosos têm de bajular os mais novos, para não serem considerados velhos rabugentos e taciturnos.[12]

As acusações mais frequentes dirigidas aos jovens eram: falta de educação, desprezo pela autoridade, desrespeito aos mais velhos, o luxo e o amor à tagarelice em vez de aos exercícios físicos. No antigo regime, os banhos quentes, até mesmo acompanhados de embriaguez, eram considerados pouco masculinos. Segundo Hermipo, poeta e dramaturgo cômico grego, os meninos usavam apenas uma única vestimenta: o quíton[13] sem mangas – costume que sobreviveu até tempos tardios em Esparta e Creta, ao passo que, em Atenas, eles começaram a usar roupas mais sofisticadas.

Xenofonte, historiador e discípulo de Sócrates, responsabilizou os pais, com exceção feita aos espartanos, pela má educação dos filhos:

> Eles tornam os pés de seus filhos macios dando-lhes sapatos e mimam seu corpo com mudas de roupas; eles também permitem a eles toda a comida que seu estômago pode conter. Os filhos passam a ser os tiranos de suas famílias. Eles não se levantam mais de seus assentos quando um ancião entra na sala; eles contradizem seus pais, tagarelam diante de todos, devoram as iguarias à mesa e cometem várias ofensas contra os gostos helênicos, como cruzar as pernas. Eles tiranizam os mestres-escolas e chegam até mesmo a bater neles.[14]

Todavia, pode-se duvidar de que os velhos tempos nostalgicamente lembrados e celebrados pelos conservadores tivessem sido, realmente, dotados de uma tão boa moral. Pois, afinal, a atmosfera da Atenas de Péricles e Sócrates não era, de acordo com Freeman, tão inadequada para os jovens. Isso porque, talvez, os costumes não fossem nem piores nem melhores do que os do passado. O fato é que a repressão sobre os jovens não era tão intensa e a imoralidade não era mais escondida das crianças.

---

12 *Ibidem*, p. 77.
13 Quíton era uma peça simples de vestuário utilizada na Grécia Antiga. Era uma túnica usada tanto por homens quanto por mulheres.
14 Freeman, *op. cit.*, p. 77.

Façamos duas considerações a respeito das críticas, entre os gregos, dos mais velhos em relação aos jovens. Primeira: temos apenas a versão dos adultos – e, destes, apenas dos que formavam parte de uma elite. Segunda: como em outros momentos históricos, podemos estar diante de uma situação de complacência ou negligência na educação dos jovens; ou, ao contrário, diante de reações de intolerância decorrentes de posições conservadoras e até mesmo reacionárias por parte dos mais velhos.

Sobre as etapas da vida segundo os gregos antigos, Ana Iriarte[15] nos mostra que eles elaboraram uma considerável variedade de categorias etárias. Em sua célebre elegia das idades, Sólon divide a vida em dez etapas, com a duração de sete anos em cada uma delas. Em seus versos, ele alude à vida do varão ateniense, que efetivamente começa quando ele perde seus dentes de leite. Um menino menor de sete anos é rotulado de "não ser", pois é um "não púbere" e um "sem fala". Como alguém desprovido da fala, é considerado no mundo grego como "um ser pueril, ignorante e uma espécie de animalzinho". As etapas da vida mais importantes têm início, portanto, a partir da conquista da fala. Por isso, em suas peças teatrais, Sólon dá destaque às grandes bocas das máscaras utilizadas pelos atores. No outro extremo, na décima etapa da vida, temos o velho, a quem é dado menos valor porque já lhe faltam forças suficientes para falar, ou seja, para se impor perante a coletividade e exercer uma cidadania plena, reservada então aos homens livres e no auge de sua força física e mental. Além das crianças e dos velhos, ficavam de fora dessa condição, como sabemos, também as mulheres, os escravos e os estrangeiros.

Ao contrário de Sólon, Platão, segundo Iriarte, possuía uma visão mais positiva da infância; embora, evidentemente, achasse as crianças imaturas para o exercício da cidadania, ele as considerava merecedoras de todos os cuidados possíveis em sua educação e formação. Igualmente, o filósofo achava possível tanto aos homens quanto às mulheres chegarem à velhice com plenas condições cognitivas. À imagem pouco edificante da velhice presente nas comédias gregas e em outras manifestações artísticas contrapunha-se um olhar respeitoso a idosos e idosas, por serem vistos como importantes portadores e transmissores das tradições à juventude.

Apesar das críticas que vimos por parte dos antigos gregos em relação aos jovens, naquela época também houve menções elogiosas

---

15 Ana Iriarte, Semblanzas de semi-ciudadanías griegas: sobre críos, ancianos y féminas, em: Ana Iriarte; Luísa de Nazaré Ferreira (coord.), *Idades e género na literatura e na arte da Grécia antiga*, Coimbra: Imprensa da Universidade de Coimbra; São Paulo: Annablume, 2015, p. 9-30.

a estes por parte dos filósofos gregos e romanos. Até porque, desde a Antiguidade, a importância de uma boa relação intergeracional, de alguma forma, sempre esteve presente nas mentes e nos corações das pessoas. Exemplo disso é que, ao meditar sobre o valor da amizade, Aristóteles já exaltava a importância da solidariedade entre as gerações. Ao refletir sobre o que os velhos podem fazer pelos jovens e vice-versa, ponderou: "Amigos constituem um auxílio ao jovem a fim de protegê-lo do erro; aos velhos, para deles cuidar e suplementar sua capacidade de ação que lhes falta em sua fraqueza"[16].

Na Roma Antiga, Cícero, na obra em que também celebra a relevância da amizade, refere-se a ela na relação entre jovens e velhos:

> Essa afeição, no tempo de nossa juventude, nós a tivemos por homens velhos [...] Velhos, por nossa vez, encontramos uma forma de quietude na afeição dos jovens [...]; na verdade, experimento igualmente um prazer genuíno na afetuosa assiduidade dos jovens, [...] e posto que a vida e a natureza são articuladas de tal modo que uma geração suceda à outra, é acima de tudo desejável acompanhar os que partiram ao mesmo tempo que nós, e chegar com eles, como se diz, ao final da corrida.[17]

Ao longo da história, pensadores têm se dividido entre aqueles que elogiam e aqueles que reclamam da juventude de sua época. Assim como na Antiguidade grega, entre os romanos se deu o mesmo. Em contrapartida à manifestação positiva de Cícero, há o registro de duas manifestações, por parte do poeta Horácio, de contrariedade em relação às jovens gerações. Diz ele em uma delas: "A idade dos nossos pais era pior que a dos nossos avós. Nós, seus filhos, somos mais inúteis do que eles; então, por nossa vez, daremos ao mundo uma descendência ainda mais corrupta." E, em outra: "O jovem imberbe [...] não prevê o que é útil, desperdiçando seu dinheiro."[18]

Ao final deste livro, ao pensarmos sobre o que o futuro nos reserva no que se refere ao convívio das gerações, voltaremos à reflexão sobre a virtude da amizade e da solidariedade para um bom relacionamento intergeracional, hoje e sempre.

---

16 Aristóteles, *Ética a Nicômaco*, 2. ed., v. 8, Bauru, SP: Edipro, 2007, p. 235.
17 Marco Túlio Cícero, *Saber envelhecer e a amizade*, Porto Alegre: L&PM, 1997, p. 143-4.
18 Joe Gillard, The 2,500-Year-Old History of Adults Blaming the Younger Generation (*on-line*), *History Hustle*, 17 abr. 2018.

SÓCRATES E A JUVENTUDE GREGA

Como podemos constatar, a opinião dos mais velhos em relação aos jovens durante a Antiguidade dependia – como sempre dependeu – de uma ideologia mais conservadora ou mais liberal, fato que se mantém em nossos dias e que, ao que tudo indica, sempre se manterá. Já quanto à representação que os jovens faziam dos velhos e da velhice, desconhecemos se há referências históricas desse período. Por uma questão de poder político e econômico, conhecemos, portanto, apenas a visão de uma geração sobre outra e, mesmo assim, repetimos, tão somente a dos homens mais velhos pertencentes à elite da sociedade.

Todavia, indiretamente, isto é, não propriamente pelas vozes da juventude grega daquela época, mas sim por meio de filósofos como Platão e Xenofonte, sabemos que Sócrates[19] possuía seguidores jovens que o admiravam como pessoa e apreciavam seus ensinamentos. Portanto, nesse caso, temos não apenas uma referência a representações de uma geração em relação a outra – como no caso dos velhos em relação aos jovens, como vimos –, mas também a informação de um relacionamento intergeracional constituído de sentimentos positivos por parte de rapazes[20] dirigidos a um homem já adentrado em anos. A morte de Sócrates provocou comoção em seus seguidores, tendo ele sido obrigado a cometer suicídio tomando cicuta, por se negar a aceitar a acusação – injusta, aliás – de corromper a juventude com suas ideias.

INTERGERACIONALIDADE E HOMOSSEXUALIDADE ENTRE OS ANTIGOS GREGOS

Ainda no contexto da Antiguidade, houve na sociedade grega, sobretudo em seu chamado período clássico (510 a.C.-323 a.C.), um fenômeno intergeracional *sui generis*, caracterizado por certa tolerância para com um tipo de relação polêmica: a relação amorosa entre um homem maduro (denominado *erastēs*) e um rapaz (denominado *erōmenos*). Polêmica porque, de fato, os gregos dividiram-se entre apoiadores e críticos de tal comportamento. Kenneth Dover[21], uma das

---

19 José Américo Motta Pessanha, Sócrates – vida e obra, em: Sócrates, *Os pensadores*, São Paulo: Nova Cultural, 1987, p. 8; e Xenofonte, Apologia de Sócrates, em: Sócrates, *Os pensadores*, São Paulo: Nova Cultural, 1987.
20 Desconheço qualquer menção à presença de mulheres, jovens ou não, nesse grupo de discípulos, até porque as mulheres gregas restringiam-se ao espaço doméstico, distantes do mundo político e da vida filosófica.
21 Kenneth James Dover, *A homossexualidade na Grécia antiga*, São Paulo: Nova Alexandria, 1994.

principais referências na pesquisa sobre a moralidade sexual grega, baseou-se em textos filosóficos[22], processos jurídicos[23], peças de teatro (principalmente comédias de Aristófanes) e, também, em pinturas de vasos para analisar esse fenômeno. Essas pinturas mostram homens mais velhos cortejando jovens, oferecendo-lhes presentes, tocando-os, abraçando-os.

Michel Foucault[24] também produziu uma obra referencial sobre a história da sexualidade, abarcando o período desde os antigos gregos até a sociedade contemporânea. O autor esclarece que entre os gregos havia a preocupação em distinguir as boas condutas sexuais de práticas consideradas inadequadas. Haveria, portanto, uma preocupação com um regramento ético para o exercício da sexualidade, mas sem a noção de pecado e sem a mesma carga coercitiva e impositiva que posteriormente se desenvolveu no seio da cultura judaico-cristã.

Segundo Foucault, embora houvesse uma relativa aceitação da homossexualidade masculina, o comportamento qualificado como "efeminado", adotado por uma parcela dos homossexuais, por justamente, no entendimento da época, assemelhar-se ao de mulheres, não era bem-visto. Lembremos que as mulheres, não só as de Atenas, referidas na música de Chico Buarque, mas de toda Grécia, eram consideradas seres inferiores, assim como os escravos e os estrangeiros. Toda essa discussão moral relativa às relações homoafetivas circunscrevia-se, portanto, ao universo dos homens livres. Tais práticas, para que fossem aceitas ao menos por uma parcela da coletividade, derivavam de recomendações éticas acerca dos cuidados a serem tomados para que se evitasse a corrupção dos jovens, futuros cidadãos livres e potenciais guerreiros de Atenas.

Outro filósofo a se manifestar a respeito do assunto foi Montaigne[25]. Em seu ensaio sobre a amizade, analisa várias modalidades de relações interpessoais. Em sua opinião, a relação amorosa entre adultos e jovens gregos na antiga Grécia era licenciosa e, por isso, não pode ser classificada como uma relação de autêntica amizade. Ele justifica sua crítica por essa relação "comportar uma tão necessária disparidade de

---

22 Sobretudo em duas obras de Platão: *O banquete* e *Fedro*.
23 Como o processo movido por Ésquines contra o comportamento sexual de Timarco. Cf. Luiz Guilherme Couto Pereira, *"Contra Timarco", de Ésquines: tradução e estudo introdutório*, dissertação (mestrado em Letras) – USP, São Paulo, 2016.
24 Michel Foucault, *História da sexualidade: o uso dos prazeres*, v. 2, Rio de Janeiro: Edições Graal, 1984.
25 Michel de Montaigne, *Ensaios: da amizade e outros textos*, Porto Alegre: L&PM, 2017, p. 35-51.

idades[26] e funções entre os amantes [...]" [sic]. E completa, invocando Cícero: "*Qui est enim iste amor amicitiae? cur neque deformem adolescentem quisquam amat, neque formosum senem?*"[27]. Para Montaigne, o característico furor carnal despertado pelas paixões é incompatível com a ideia da amizade baseada em uma profunda identificação espiritual encontrada entre amigos. Por essa mesma razão, Montaigne julga não haver espaço para a eclosão da verdadeira amizade também na relação amorosa entre homens e mulheres.

De modo geral, as reprovações à homossexualidade entre jovens e adultos deviam-se à importância dada pelos gregos à ideia de virilidade e a uma relação entre homens fortes e viris, fosse ela amorosa ou apenas de amizade. Deveria haver uma preocupação por parte de um homem mais velho em não corromper o jovem pelo qual ele se enamorava. Por isso, um processo de conquista era um verdadeiro jogo de sedução, que precisaria ser ritualizado, buscando uma aproximação cautelosa e delicada, intermediada com presentes ao jovem cortejado, com a intenção de não o corromper, garantindo-lhe, inclusive, a liberdade de escolha de um parceiro.

Os gregos cultuavam o valor da temperança, ou seja, da moderação na fruição dos prazeres, tendo em vista o valorizado cuidado do corpo e o autocontrole emocional. O condenável era o excesso, o vício, enfim, o descontrole próprio da intemperança, um traço que interpretavam como característica feminina. Nesse sentido, um homem dado a excessos sexuais, independentemente de sua preferência por mulheres ou homens (e a despeito de exercer um papel ativo ou passivo nessa relação), poderia ser considerado "efeminado". Ter costumes frouxos consistia em não saber resistir nem às mulheres nem aos rapazes.

A QUESTÃO DAS GERAÇÕES NA MENTALIDADE DA IDADE MÉDIA

Durante a Idade Média e até o início da modernidade, não havia uma clara noção de geração. De fato, por um complexo conjunto de determinações culturais, a cronologização da vida apresenta diferentes graus de importância de uma sociedade para outra. Mesmo hoje, é

---

26 Quanto ao entendimento de Montaigne, em referência especificamente à diferença de idade como algo a dificultar o florescimento da amizade, testemunhei, ao contrário, amizade e companheirismo entre idosos, crianças e adolescentes em exitosos programas intergeracionais que pude acompanhar.

27 "O que é de fato esse amor de amizade? Por que ninguém ama um adolescente feio ou um velho bonito?". Marcos Túlio Cícero, *Discussões tusculanas (on-line)*, v. 4, Uberlândia, MG: Edufu, 2014, p. 373.

possível encontrar culturas indígenas ou africanas cuja noção de idade ainda se apresenta obscura, como nos informa Philippe Ariès[28], acrescentando que, até o século XVIII, as fases da infância e da adolescência se confundiam. Nos colégios da época, as palavras latinas *puer* e *adolescens* eram empregadas indistintamente. A propósito, foram conservados documentos de alunos em que um jovem de 15 anos é descrito como um *bonus puer*, ao passo que outro, mais novo, de 13 anos, é tido como *optimus adolescens*.

Essa imprecisão de categoria etária chegou a impregnar até mesmo a expressão pictórica medieval. Na imagem de um evangeliário, ou seja, de um livro de missa do século XI, o Cristo encontra-se ladeado por duas crianças cujos corpos têm a proporção de corpos de adultos. Outro exemplo é o da pintura *Madona de Gualino* (c. 1283), de Duccio di Buoninsegna; nela, Nossa Senhora tem em seu colo um menino Jesus com a evidente aparência de um adulto calvo e mais velho. Em suma, durante a Idade Média, as crianças eram representadas e, sob certos aspectos, tratadas como adultos em miniatura e, é óbvio, sem os direitos e poderes reservados aos mais velhos.

Na Europa, somente no século XVIII os registros de nascimentos começaram a ser feitos pelas igrejas, principalmente entre as classes mais privilegiadas. Mais adiante, serão discutidas essa cronologização da vida e a importância da noção de tempo para a compreensão do fenômeno geracional. Também se verá que a determinação precisa da idade, além de baseada na preocupação genérica de categorizar as pessoas com vistas a um controle social mais efetivo, tem sido útil na sociedade moderna para o estabelecimento de políticas sociais em termos de direitos e obrigações.

A ELABORAÇÃO CONCEITUAL A PARTIR DO SÉCULO XIX E SEUS AUTORES

De acordo com registros que nos chegaram, somente a partir do século XIX, após um intervalo de muitos séculos desde a Antiguidade, a reflexão sobre o significado e a importância do conceito de gerações voltou à baila, agora com a pretensão de uma abordagem mais científica. Após as contribuições de vários autores do século XIX (que veremos adiante) em relação às elaborações teóricas, podemos identificar

---

28 Philippe Ariès, *História social da criança e da família*, Rio de Janeiro: Zahar Editores, 1981, p. 29-49.

no século XX, segundo Feixa e Leccardi[29], três momentos com específicas abordagens em torno do tema gerações.

No primeiro, no intervalo entre as duas grandes guerras, portanto durante os anos 1920, prevaleceu a percepção do revezamento geracional, caracterizado pela sucessão; mas também houve questões relativas à coexistência das gerações. No segundo, algumas décadas depois, nos anos 1960, marcados por manifestações de protestos políticos (sobretudo por parte da juventude contra o autoritarismo paterno e do Estado), o aspecto mais notável dos estudos geracionais foi o do conflito de gerações, seja no espaço familiar, seja na sociedade. Mais recentemente, na década de 1990, com o advento da internet e a formação das redes sociais, surgiram, numa terceira fase, teorizações relativas à noção de "sobreposição geracional", correspondendo à constatação de que os jovens se mostravam com mais habilidades para lidar com o mundo digital do que as gerações mais velhas. Esse fenômeno será tratado mais adiante ao analisarmos a juventude contemporânea.

Attias-Donfut[30] lembra que, nos anos 1950, o estudo das gerações recebeu a relevante contribuição de antropólogos que, em suas pesquisas etnográficas, revelaram diferentes comportamentos das gerações em sociedades primitivas e, o mais importante, com um novo enfoque, dando à noção de geração a função de organização social e destacando as relações entre as classes de idade. Sabemos que idade e gênero são dois marcadores significativos para a antropologia.

Como já assinalado, a partir do século XIX, pensadores deram início a reflexões com maior grau de cientificidade sobre o tema. Para além da natureza biológica do fenômeno geracional, com efeito, tem havido desde então, por parte de intelectuais de diferentes áreas do conhecimento, uma percepção mais clara da influência do contexto social na conformação das gerações. Em sua autobiografia, publicada em 1811, Goethe, por exemplo, pondera que a tarefa de reflexão sobre uma história de vida requer situar-se no contexto das relações de seu tempo, para entender de que maneira é construída sua visão de mundo e de humanidade. Segundo ele, qualquer um que nasça mais cedo ou mais tarde em relação a uma determinada época deve se tornar um ser diferente, como resultado das características da educação recebida e de sua esfera de ação. O mesmo pode-se dizer de um sujeito que já não é o mesmo que era

---

29 Carles Feixa; Carmen Leccardi, O conceito de geração nas teorias sobre juventude (*on-line*), *Revista Sociedade e Estado*, v. 25, n. 2, maio-ago. 2010, p. 186.
30 Claudine Attias-Donfut, *op. cit.*, 1988, p. 12.

há dez anos, pois sofreu diferentes influências advindas dos acontecimentos vividos[31].

A seguir, para acompanhar o percurso da evolução das teorias sobre gerações, valemo-nos principalmente da contribuição, entre outros estudiosos, de Julián Marías[32], que realizou uma exaustiva pesquisa sobre os autores mais significativos pertencentes aos séculos XIX e XX. Apresenta-se um breve resumo das elaborações conceituais de cada um desses autores, o que nos permite observar que intelectuais de diversas áreas, de alguma maneira, já se dedicaram ao tema.

Auguste Comte (1798-1857)

Considerado o pioneiro entre os modernos, Auguste Comte, entre 1830 e 1840, torna-se o primeiro a refletir sobre o papel das gerações na História. Comte dá início a uma investigação mais sistemática e aponta a sucessão das gerações como um importante fator de renovação social e de impulso ao progresso. Embora não tenha se dedicado a definir de modo específico o que é uma geração, Comte, examinando essa sucessão, considera esta como a força motriz do desenvolvimento histórico. Assim, ele julga que o ritmo desse progresso é determinado pelo ritmo da mudança geracional. O progresso social existe apenas na medida em que se baseia na morte como o eterno renovador da sociedade humana e, também, na consequente renovação das gerações. Ele pondera que, se a vida humana durasse mais tempo, a renovação seria mais lenta, e que, se a vida, ao contrário, fosse mais efêmera, as mudanças seriam demasiadamente rápidas.

Curiosamente, na época em que vivemos, constatamos fatos que contrariam essa ideia de Comte. Hoje, vivemos mais tempo e, a despeito da maior longevidade alcançada, as mudanças têm sido expressivamente mais velozes, graças à revolução tecnológica e científica que já não depende tanto da experiência dos mais velhos, fenômeno não previsto por Comte. Isso ocorre porque a ciência é feita por profissionais de todas as idades. De fato, as transformações sociais neste século XXI estão se dando com uma exasperante velocidade, como todos nós temos testemunhado, e têm sido os jovens os mais capazes de acompanhar essas rápidas transformações.

As ideias de Comte em relação às gerações são coerentes com seu ideário positivista. Seu esforço foi o de quantificar o período geracional

---

31 Johann Wolfgang von Goethe, *Memórias: poesia e verdade*, São Paulo: Hucitec, 1986, p. 5.
32 Julián Marías, *op. cit.*, p. 29-74.

e utilizá-lo como referência para sua concepção de progresso dentro de uma linearidade. A sequência das gerações seria determinada por um período de trinta anos, uma retomada da ideia dos antigos, conforme vimos. Nesse intervalo, uma geração substitui a anterior, sendo a mais velha a responsável pela estabilidade das instituições e a mais nova, a promotora de mudanças. O progresso, sem sobressalto e garantindo a continuidade da espécie, ocorreria nesse caminho de sucessões. Em seu modo "biologizante" de análise, o tempo social, semelhantemente ao que ocorre com o organismo do ser humano, sofre um inexorável "desgaste" e, por isso, deve ser substituído pela geração seguinte[33].

Essa renovação promovida pela sucessão das gerações é explicitada por Comte como sendo "a luta indispensável e permanente que se estabelece espontaneamente entre o instinto de conservação social, caráter habitual da velhice, e o instinto de inovação, atributo ordinário da juventude"[34].

Essa frase nos leva a pensar sobre duas questões. Primeiramente, até que ponto podemos categorizar os velhos como necessariamente conservadores e os jovens como necessariamente inovadores? Embora, ao que parece, a maturidade nos leve a uma maior prudência na condução da vida e a um maior apego a tradições, não faltam exemplos retirados do dia a dia que nos mostram jovens de ideias conservadoras e velhos de espírito revolucionário.

O segundo ponto diz respeito ao conflito de gerações. Se, por um lado, ele é potencializado por determinadas conjunturas políticas, econômicas e sociais de um dado momento histórico, por outro, por ser próprio de nossa espécie[35], parece ter um papel considerável na evolução humana. Possivelmente, esse traço filogenético contribui para a referida evolução do humano em decorrência do aspecto positivo do conflito como motor de transformações pessoais e sociais – conforme aponto em outro livro[36] –, tema que voltaremos a tratar em outra parte deste trabalho.

John Stuart Mill (1806-1873)
Um pouco mais tarde, John Stuart Mill, discípulo de Comte, expressa ideias muito semelhantes às dele. Para Mill, os momentos históricos

---

33 Carles Feixa; Carmen Leccardi, *op. cit.*, p. 187.
34 Auguste Comte *apud* Julián Marías, *op. cit.*, p. 30.
35 Mas não só, pois sabemos que, em outras espécies animais, há também disputa entre machos jovens e machos velhos por fêmeas, alimento e território.
36 José Carlos Ferrigno, *Conflito e cooperação entre gerações*, São Paulo: Edições Sesc São Paulo, 2013.

que são percebidos com mais distinção são as passagens nas quais uma geração sucede à anterior no comando da sociedade. Outra importante contribuição desse pensador à reflexão sobre as gerações é a reafirmação da ideia de que não há um *a priori* de caráter natural ou biológico determinando as mudanças sociais, mas que a variação histórica se dá como efeito de uma série de influências de uma geração sobre outra[37].

Justin Dromel (1826-18_?[38])

Outro autor do século XIX é Justin Dromel, advogado especializado no trabalho com datas, dinastias e estatísticas. Ele escreveu em 1862 uma extensa obra sobre gerações[39]. Refletindo sobre o percurso da vida individual, especificamente no campo da política, o autor considera o nascimento do *homo politicus* como um fenômeno que ocorre aos 21 anos de idade. Em seguida, aos 25 anos, constitui-se, a seu ver, a maioridade política, que finda aos 70 anos[40]. Mas, antes, para Dromel, entre os 65 e os 70 anos, o homem, numa inversão de paternidade, sofre a influência das ideias e ambições de seus filhos[41]. Para ele, o motor do desenvolvimento histórico são a morte e o nascimento, isto é, a História é movimentada pela sucessão das gerações.

Dromel sintetiza sua lei das gerações em quatro princípios: 1) o predomínio de uma geração dura aproximadamente dezesseis anos, após os quais uma nova geração a sucede; 2) no período de uma geração, a seguinte educa-se politicamente e critica a anterior; 3) o ideal de sociedade de uma geração é superior e, de certo modo, de oposição em relação à precedente; e 4) a obra de cada geração é especial, única, uniforme e exclusiva.

---

37 John Stuart Mill *apud* Julián Marías, *op. cit.*, p. 35-8.
38 Não foi possível encontrar a data de seu falecimento em minhas pesquisas, inclusive no *site* da Biblioteca Nacional da França, que atesta apenas sua data de nascimento. Disponível em: https://data.bnf.fr/fr/10686559/justin_dromel/, acesso em: 12 jun. 2024.
39 Justin Dromel *apud* Julián Marías, *op. cit.*, p. 39-46.
40 Em nossos dias, seria impensável admitir que alguém possa perder a maioridade em decorrência apenas de sua idade cronológica.
41 Essa inversão de papéis nos lembra os comentários corriqueiros que ouvimos a respeito de filhos que supostamente se tornariam "pais" de seus pais, quando estes perdem sua autonomia psíquica, e as críticas sobre esses mesmos comentários por parte de pessoas que, com razão, consideram essa uma atitude de infantilização, às vezes velada, às vezes explícita, do velho, pois, evidentemente, este não deixa de ser um adulto, ainda que seja, eventualmente, um adulto doente.

Antoine Augustin Cournot (1801-1877)

Cournot[42] é outro autor que retoma a questão da duração das gerações como sendo de trinta anos, já considerada pelos antigos gregos e romanos e por Comte, como vimos há pouco. Cournot observa a relação que se estabelece entre três gerações e que, somados, seus períodos constituem um século; para ele, esse fato é revelador de que cada século representa uma importante unidade histórica em termos de mudanças sociais. Em sua visão, cada geração transmite suas ideias àquela que a segue imediatamente. Enquanto isso, a geração educadora ainda sofre a influência da geração que a antecedeu. A geração mais jovem dessas três também recebe em sua infância a influência da geração mais velha. Se pensarmos no grupo da família, temos aí a interação na tríade composta pela criança, por seus pais e pelos pais de seus pais.

Wilhelm Dilthey (1833-1911)

No estudo das gerações, destaca-se o nome de Wilhelm Dilthey. Seu enfoque histórico-romântico[43] opõe-se à abordagem positivista e quantitativa de Comte. Ao valorizar a subjetividade, Dilthey considera mais importante a qualidade dos vínculos estabelecidos entre os membros de uma geração do que a quantificação de sua duração e a sucessão das gerações. Ele destaca a importância da compreensão da relação entre os ritmos da História e os ritmos das gerações, considerando as influências dos acontecimentos e do compartilhamento das experiências vividas por determinados grupos de indivíduos. Trata-se, portanto, de uma temporalidade concreta e qualitativa. Mais tarde, essa abordagem é mais profundamente desenvolvida por Bauman, como observa Feixa[44].

Dilthey, segundo Hans Jaeger[45], mostrou seu interesse pelo tema em um ensaio escrito em 1866, reafirmando-o numa conferência na Basileia em 1867. Sua principal preocupação era a investigação das origens da homogeneidade das tradições intelectuais. Em seu estudo sobre o romantismo alemão, Dilthey constata que muitos de seus

---

42 A. Cournot *apud* Julián Marías, *op. cit.*, p. 48.
43 Na Europa, durante as mudanças sociais do período do romantismo, problemas sociais começaram a ficar mais evidenciados. Assim, as mazelas e injustiças sobre a população começaram a ser denunciadas por diversos autores. As relações de classe e de geração e seus efeitos passaram a ser mais considerados. O romancista Victor-Marie Hugo é o mais notório dessa vertente.
44 Carles Feixa; Carmen Leccardi, *op. cit.*, p. 189.
45 Wilhelm Dilthey *apud* Hans Jaeger, *op. cit.*, p. 273-92.

representantes mais importantes nasceram em anos próximos. Essa observação leva-o a supor que a absorção de impressões durante a adolescência tende a transmitir para a vida de um grande número de indivíduos da mesma idade um fundo de diretrizes filosóficas, sociais e culturais relativamente homogêneas. Ele, portanto, acredita que tais impressões recebidas durante o curto período da adolescência dificilmente poderão ser descartadas mais tarde, mesmo que seja por meio de fortes impressões opostas. Para Dilthey, aqueles que recebem as mesmas impressões durante seus anos de formação compõem uma geração. Nesse sentido, uma geração consiste em um círculo próximo de indivíduos que compõem uma unidade holística em sua dependência dos mesmos eventos históricos e mudanças experimentados durante seus anos de formação, apesar de outras diferenças.

Segundo Dilthey, as condições sociais que influenciam a cultura intelectual de uma geração são ilimitadas; ele, contudo, agrupa-as em dois fatores: o primeiro é o patrimônio cultural já acumulado e estabelecido que a geração encontra e incorpora; o segundo fator diz respeito à influência dos fenômenos presentes na vida social durante os anos vividos por essa referida geração. A partir dessa constatação, Dilthey considera que, para o efetivo conhecimento da cultura de uma época, é necessário aprofundar o conceito de geração, em suas palavras, "um conceito extraordinariamente proveitoso"[46].

Ottokar Lorenz (1832-1904)

Ottokar Lorenz, outro autor do século XIX a ser lembrado, afirma que, quando falamos de acontecimentos históricos, não podemos esquecer que o suporte real destes são as pessoas. Por isso, propõe um caminho inverso na pesquisa histórica: em vez de priorizar as grandes divisões da História e, a seguir, subdividi-las, considera melhor começar o percurso juntando os grupamentos elementares e seguir reunindo-os em períodos cada vez maiores. Assim, esse começo se dá pelas histórias concretas de genealogias individuais. O autor conclui que a reunião dessas genealogias individuais se converte em uma doutrina das gerações. A exemplo de outros estudiosos do tema, Lorenz é mais um autor que percebe o período de um século como uma unidade histórica importante, considerando que dentro dele se dá a coexistência de três gerações.[47]

---

46 Wilhelm Dilthey apud Julián Marías, *op. cit.*, p. 59-66.
47 Ottokar Lorenz, *Die Geschichtswissenschaft in Hauptrichtungen und Aufgaben kritisch erörtert*, Berlim: W. Hertz, 1886, p. 127.

François Mentré (1877-1950)

Os anos 1920 contam com a contribuição de François Mentré, que estuda a sucessão de gerações em uma mesma família para entender como se dá a transmissão cultural na sociedade. Ele inicia essa reflexão com a busca de uma distinção entre gerações familiares ou genealógicas e gerações sociais. Com ele, tem início um fluxo regular de publicações sobre o tema, segundo Jaeger[48]. Mentré faz uma observação perspicaz sobre o fenômeno das gerações quando diz que todos os seres humanos de uma geração se sentem ligados a toda a comunidade em relação a crenças e desejos. Mas ele reduz a dimensão desse mesmo fenômeno ao afirmar que a teoria das gerações deve ser psicológica, em vez de histórico-social. Com essa visão reducionista, Mentré concentra-se principalmente na vida individual, colocando o coletivo como mera soma das experiências individuais.

José Ortega y Gasset (1883-1955)

José Ortega y Gasset foi, sem dúvida, uma figura de grande destaque na primeira metade do século XX. Para Julián Marías, seu discípulo, ele foi o primeiro a formular uma teoria mais elaborada sobre gerações, todavia não o fez tratando o tema de modo isolado, mas sim a partir de uma teoria geral da realidade histórica e social. Em sua análise da dinâmica da sociedade, Ortega observa o comportamento das massas e das lideranças, ou seja, de uma minoria seleta composta por indivíduos de notório reconhecimento, e considera essa dualidade como essencial ao processo histórico. A seu ver, é nesse contexto, entre os líderes e as massas, que se encontram as gerações:

> As variações da sensibilidade vital que são decisivas na história se apresentam sob a forma de geração. Uma geração não é um punhado de seres humanos ilustres, nem simplesmente uma massa: é um novo corpo social íntegro em sua minoria seletiva e em sua multidão, e que foi lançado sobre o âmbito da existência com uma trajetória vital determinada. *A geração, compromisso dinâmico entre a massa e o indivíduo*, é o conceito mais importante da história e, por assim dizer, a dobradiça sobre a qual esta executa seus movimentos.[49]

---

[48] François Mentré *apud* Hans Jaeger, *op. cit.*, p. 273-92.
[49] José Ortega y Gasset, *El tema de nuestro tiempo*, 12. ed., Madri: Revista de Occidente, 1956, p. 3-13 (grifo meu, tradução minha).

A partir dessa definição, Ortega y Gasset acrescenta à sua análise outros aspectos que refinam sua ideia de geração. Tendo como base a evolução histórica de um povo, entende as gerações dentro dele como pulsações de sua potência histórica, e vê cada uma dessas pulsações com uma fisionomia peculiar, assim como cada nota é singular na cadeia que constitui uma melodia. O autor lembra também que cada geração nasce da anterior e, por isso, dela herda parte de suas características, às quais outras se sobrepõem pela incorporação das experiências de vida. Ortega considera que, para cada geração viver, é necessária uma atividade que apresenta duas dimensões: uma é caracterizada por receber o vivido (ideias, valores, instituições etc.), por intermédio da geração antecedente; a outra, por deixar fluir sua própria espontaneidade.

Ortega entende que há épocas, que ele chama de *cumulativas*, nas quais a geração mais jovem se sente homogênea com a anterior e se solidariza com os velhos, que continuam no poder; e que há outras épocas, que ele intitula de *eliminatórias e polêmicas*, nas quais jovens gerações "varrem" os velhos e iniciam novas experiências.

Assim como outros autores, Ortega divide o ciclo vital em períodos, cada qual correspondente a uma dada geração. Sua divisão é composta por períodos de quinze anos. O período inicial corresponde à *infância*, idade em que não há uma atuação histórica, em que apenas se recebe do mundo; por isso, segundo ele, o mundo infantil, de uma época para outra, muda bem menos que o dos adultos.

Para Ortega, a *juventude* situa-se entre os 15 e os 30 anos. Durante ela, o jovem deixa-se penetrar pelo mundo já existente; é uma época, a seu ver, de informação e passividade[50]. O período compreendido entre os 30 e os 40 anos, estranhamente, Ortega denomina de *iniciação*. A razão para o uso desse termo parece ser que, nesse período, o indivíduo começa a atuar com o propósito de mudar o mundo recebido, entrando em conflito com a geração mais antiga.

Dos 40 aos 60 anos de idade, adentra-se o período denominado por ele de *predomínio*. Os membros dessa geração estão no poder e na gestão das coisas, e lutam para defender o mundo que construíram das inovações postuladas pela geração mais jovem.

---

50 Não deixa de ser surpreendente essa impressão do autor, pois, mais frequentemente, a ideia que se tem da juventude é a de uma fase de turbulência, e não de passividade. Por outro lado, mais adiante, quando comparo, de acordo com algumas investigações, os jovens do século XXI com aqueles dos anos 1960, é possível constatar que os atuais, em geral, são mais dependentes e menos impetuosos em seus projetos de vida. Portanto, o caráter mais ou menos proativo dos jovens também oscila de um momento histórico para outro.

Dos 60 aos 75 anos, tem-se o que Ortega chama de período da *velhice*, observando que nessa fase há menos seres humanos. Os anciãos estão, segundo ele, "para fora da vida", e sua função é a de testemunhas do mundo anterior, que trazem com sua experiência. Estão além das lutas entre as gerações mais jovens.

Mais adiante, porém, referindo-se à sua época, ou seja, ao início do século XX, Ortega observou que o número de velhos estava aumentando e que, apesar da idade avançada, eles se mantinham eficazes. Em razão do desenvolvimento da geriatria, ele fez outra curiosa e, até certo ponto, profética observação: de que haveria um significativo aumento da longevidade humana, de modo que, num futuro próximo, a velhice ficaria limitada às últimas décadas de um século de vida. E é a isso que temos assistido.

Ortega y Gasset afirma, em seu ensaio sobre o método das gerações na História, que é fundamental que elas não apenas se sucedam, mas que se superponham no tempo, ou seja, que haja coincidência parcial de suas vidas em determinado momento histórico[51]. Se, de fato, a continuidade da história humana depende da transmissão intergeracional, a duração do intervalo em que elas convivem é crucial. Essa é, certamente, a circunstância que define o papel que têm as gerações ao longo da História.

Wilhelm Pinder (1878-1947)

O historiador Wilhelm Pinder estudou o estilo das várias gerações de artistas ao longo da história da arte. Ele critica aqueles que julgam ultrapassado determinado artista tão somente por sua idade avançada e que, supostamente por isso, consideram que sua obra não reflete o tempo presente, mas apenas uma época passada. Pinder chama a atenção para a importância da presença das gerações em um mesmo momento histórico, fato que ele intitula como a "contemporaneidade dos não coetâneos"[52]. Assim, Pinder considera que um artista captará a seu modo a realidade do tempo presente, independentemente de sua idade, e isso se refletirá na sua obra. Segundo ele, portanto, podemos pensar em uma pluralidade de "tempos presentes", interpretados de pontos de vista diversos por parte das diferentes gerações. Em outras palavras, os diversos grupos etários vivenciam interiormente tempos próprios num determinado período cronológico. A esse fenômeno o autor chama de "não con-

---

51 Idem, *Em torno a Galileu: esquema das crises*, Petrópolis, RJ: Vozes, 1989, p. 52-63.
52 Coetâneos: grupos de pessoas com mesma idade.

temporaneidade dos contemporâneos" ou algo equivalente a uma "não simultaneidade do simultâneo"[53].

Julius Petersen (1839-1910)
No campo da crítica literária, Julius Petersen apresenta também sua contribuição para o tema das gerações. Analisando aspectos históricos, ele descreve oito possíveis fatores para a compreensão das características definidoras de geração: a) herança; b) data de nascimento; c) fatores educacionais; d) comunidade pessoal; e) experiências intergeracionais comuns em diferentes grupos etários; f) liderança; g) linguagem geracional; e h) a superação da velha geração pela mais jovem[54]. Vejamos cada um desses fatores:

a. Relativamente à questão da herança, Petersen comenta as postulações de Ottokar Lorenz ao considerar as características herdadas de pais para filhos e, posteriormente, mescladas com heranças geracionais em outras famílias até chegar no nível de comunidades, e, mais ainda, envolvendo um suposto caráter nacional. Todavia, em momento algum na História, constatou-se que a liderança espiritual tenha um caráter hereditário em uma família, uma raça ou um povo.

b. A data de nascimento, como temos visto, determina a inserção do indivíduo num contexto social formado pelos acontecimentos mais impactantes e compartilhado com os nascidos em datas próximas. Assim, o indivíduo participa, com toda sua geração, da influência das forças evolutivas formadoras; e aqui encontramos, se não todas, ao menos algumas causas da homogeneidade de geração. A respeito desse fator, no campo literário, há o caso excepcional de um autor precoce que não pertence a uma determinada geração, levada em conta a data de seu nascimento, assim como o caso de um autor que começa a escrever muito tarde. Nesses dois casos, podemos situar esses autores em suas respectivas gerações, ou seja, em uma anterior ou em uma posterior.[55]

---

53 Wilhelm Pinder, *El problema de las generaciones en la historia del arte de Europa*, Buenos Aires: Editorial Losada, 1946, p. 45-84.
54 Petersen Julius *apud* Manuela Caballero; Artemio Baigorri, Globalizing the theory of generations: the case of Spain, *Time and Society*, v. 28, n. 1, 2019, p. 333-57.
55 Emil Ermatinger *et al. apud* Eduardo Guerra Castellanos, Conceptos generacionales de Petersen aplicados a la generación del 98, *Humanitas*, Monterrey: Universidad de Nuevo León, n. 20, 1979, p. 169-88.

c. Quanto aos fatores educacionais na determinação de características geracionais, é de se esperar que os elementos que compõem o conteúdo escolar sejam suficientemente comuns para favorecer a constituição de uma unidade geracional. Lembremos, contudo, que uma geração é composta por grupos específicos de indivíduos de idade próxima, mas de condições socioeconômicas e culturais diferentes, fato que relativiza essa pretensa homogeneização quanto à formação escolar.
d. Por comunidade pessoal, Petersen considera, assim como vários autores aqui estudados, uma vivência temporal comum, circunscrita a um espaço que estabelece afinidade pela participação nos mesmos acontecimentos. Uma comunidade como tal permite que pessoas de uma mesma geração se tornem conscientes dos fatos histórico-culturais de sua época. É importante ressaltar que, dentro de uma geração, podem ocorrer visões opostas, e, ainda que lutem por ideias diferentes, todos permanecem pertencendo à mesma geração, considerando-se outros fatores definidores dessa condição.
e. Em experiências intergeracionais comuns envolvendo diferentes grupos etários, é possível observar que diferentes gerações vivenciam diferentemente os mesmos acontecimentos sociais. Uma criança, um jovem e um velho terão percepções e interpretações diversas desses eventos. É disso que trata Petersen quando chama esse fator de "experiências comuns de diferentes gerações". Trata-se do fenômeno, em outras palavras, da "contemporaneidade dos não coetâneos" que vimos em Wilhelm Pinder.
f. No que se refere à liderança, Petersen usa o termo "o guia", esclarecendo-nos que, em cada idade, em cada geração e em cada momento histórico, temos certo ideal de homem: no Renascimento, o *uomo universale*; no barroco, o cortesão; no Iluminismo francês, o *bel esprit*; no inglês, o *gentleman*; no alemão, o homem honrado; no tempo de *Sturm und Drang*[56], o gênio senciente; e, na decadência do século XIX, a figura do dândi[57]. Determinados gestos, olhares e atitudes podem adquirir um cunho tão unitário que se poderia falar de uma "fisionomia das gerações", expressão utilizada por Petersen. Ele propõe três tipos de categorias

---

56 *Sturm und Drang* ("tempestade e ímpeto", em tradução literal) foi um movimento literário romântico alemão, que ocorreu no período entre 1760 e 1780.
57 Nome que se dá a um homem que valoriza intensamente a aparência física, tenta usar uma linguagem refinada e dedica-se a passatempos, exercidos com certa indiferença. Sobretudo na Grã-Bretanha do fim do século XVIII e início do XIX, um dândi seria alguém que simulava um estilo de vida aristocrático, apesar de sua origem de classe média.

de guias: o "herói", o "organizador" e o "mentor". O guia como herói deve ser adorado em seu tempo. A forma de agir e de ser será herdada dele. O guia como organizador é aquele que está colocado à frente de seus pares. O guia como mentor é aquele que atrai e aponta o caminho. É o professor.

g. Quanto à linguagem das gerações, Petersen observa que, entre todos os fatores que promovem a identidade de geração, a linguagem é basilar, porque todo o entendimento recíproco envolvendo atitudes semelhantes em relação a experiências comuns, toda crítica às situações a serem enfrentadas e superadas, assim como todo acordo sobre objetivos comuns, requerem o uso da linguagem. A linguagem comum está efetivamente na base da comunicação humana. Não à toa, foi entre críticos literários que esse aspecto foi mais bem percebido, na comparação entre diferentes autores pertencentes a esta ou àquela geração, sobretudo por seu estilo.

h. Sobre o processo da sucessão das gerações, do ponto de vista do protagonismo entre elas, Petersen fala da inevitável superação da velha geração pela mais jovem. Em seu entendimento, os jovens devem buscar suas causas, seus motivos de luta, seus ideais entre si próprios. Tendo suas ideias estagnadas, os velhos jamais poderão ajudar as novas gerações em seus interesses. Assim, para que exista uma nova geração, a outra deve ser superada.

Petersen identifica ainda três perfis de comportamento em indivíduos dentro de uma geração. Sua descrição desses tipos merece ser literalmente transcrita[58]. O primeiro tipo é o "diretivo", que

> [...] só alcança o desenvolvimento completo de sua peculiaridade, o incremento das suas disposições, a transformação de formas velhas e a criação de novas, graças a fatores que lhe favorecem a formação, como também consegue, pela sua unidade compacta, atrair a si a outra parte da geração, com disposições tipicamente diferentes.

Em seguida, o "dirigido" é descrito como o segundo tipo,

> [...] que, mediante a sua adaptação, reforça a superioridade do primeiro tipo e, mediante a sua mudança, completa a impressão de unidade de geração que se torna visível de fora para dentro.

---

58 Emil Ermatinger *et al. apud* Massaud Moisés, *op. cit.*, p. 203-9.

O terceiro tipo, o "oprimido", é descrito como aquele

> [...] que não pode fazer-se valer conservando a sua própria peculiaridade e se encontra, portanto, forçado a eleger entre caminhar por vias abandonadas, harmonicamente com sua índole, negar a sua própria peculiaridade ao marchar em compasso com a moda, desempenhando, por isso, um papel subordinado, ou esperar obstinadamente a ressonância que no futuro há de ter o que lhe é peculiar, fechando-se asperamente em sua solidão.

Karl Mannheim (1893-1947)

A teoria sobre o fenômeno social das gerações formulada pelo sociólogo alemão Karl Mannheim[59] constituiu-se num dos mais importantes marcos nesse tipo de estudo. Partindo de um enfoque histórico e sociológico, sua teoria é considerada a mais elaborada sobre o tema e, portanto, referência obrigatória para os pesquisadores. Com o fim das teorizações metafísicas de Pinder, Ortega e Marías sobre um suposto ritmo, algo como pulsações históricas demarcando o surgimento e o término das gerações, Mannheim empreende uma abordagem científica mais sofisticada. Assim como Dilthey, ele acredita em um período de formação, que é o da adolescência, como sendo a base sobre a qual se dá o processo de consolidação do perfil das emergentes gerações na fase da vida adulta.[60]

Segundo Weller[61], Mannheim distingue duas correntes principais de pensamento a respeito da ideia de geração: a positivista e a histórico-romântica. Em relação à primeira, ele critica principalmente Comte, por reduzir as características geracionais a um determinismo biológico – dependente, por isso, do tempo cronológico – e por considerar a juventude necessariamente turbulenta e a velhice obrigatoriamente conservadora. Ao contrário, Mannheim considera a subjetividade, a dimensão existencial e a de um tempo interno não mensurável como parâmetros mais apropriados para se pensar a questão das gerações. Mannheim toma por referência a interpretação histórico-romântica alemã, que vê como mais apropriada para analisar o dinamismo da realidade social. Ele, portanto, opõe-se ao modo

---

59 Karl Mannheim, O problema das gerações, em: Marialice Foracchi (org.), *Karl Mannheim: sociologia*, São Paulo: Ática, 1982, p. 67-95.
60 Hans Jaeger, *op. cit.*, p. 277-8.
61 Wivian Weller, A atualidade do conceito de gerações de Karl Mannheim (*on-line*), *Revista Sociedade e Estado*, v. 25, *op. cit.*

excessivamente racionalista de conceber o indivíduo e o mundo, ideologia que tende a resultar em reducionismos positivistas.

Para Feixa e Leccardi[62], Mannheim representa um divisor de águas na história do conceito de geração, ao buscar um caminho alternativo entre a abordagem positivista e biológica e o enfoque romântico-histórico. Segundo esses autores, Mannheim considera que as gerações resultam de descontinuidades históricas, ou seja, de transformações sociais. Assim, o que caracteriza uma geração não é tanto a idade cronológica comum de seus membros, mas sim aquilo que é compartilhado da realidade social. Tal compartilhamento é formado por dois fatores decisivos: um diz respeito aos acontecimentos que rompem a continuidade histórica, demarcando um "antes" e um "depois" da vida comunitária; o outro está relacionado ao fato de que essas rupturas são vividas principalmente por jovens, cujo processo de socialização ainda não se concluiu, de tal forma que a interpretação da realidade social não se encontra enrijecida, mas sim aberta a novas experiências. A contribuição teórica de diversos autores, sobretudo de Ortega y Gasset e de Karl Mannheim, pode ser considerada decisiva para o estudo das gerações porque nos fornece a noção de "sujeito coletivo" com uma visão particular de mundo, capaz de (ou inclinado a) agir por conta própria e em nome de seus interesses particulares.

Segundo Mannheim, as gerações, tais quais as classes sociais, ocupam uma posição ou um lugar determinado na estrutura social (*Lagerung*). No caso das gerações, seu lugar é determinado pela contemporaneidade das datas de nascimento (*Generationslagerung*). Nesse primeiro nível, são apenas formações que guardam a potencialidade para posteriores desenvolvimentos, mas cujos membros não apresentam ainda uma clara consciência geracional, configuração análoga à diferença existente entre os conceitos marxistas de "situação de classe social" e "consciência de classe social".

A propósito, um interessante desafio para os pesquisadores seria o de detectar em que momento os membros de uma geração adquirem a consciência de que têm sentimentos, ideias e objetivos de vida semelhantes aos de seus pares e, ainda, pensar em decorrência de que condições internas e externas ao grupo se dá essa revelação. Afinal, a questão aqui é: como se forma a consciência geracional? Talvez tal consciência comece a se desenhar na adolescência, pela crescente importância que tem a turma para os indivíduos que ingressam nessa fase da vida.

---

62 Carles Feixa; Carmen Leccardi, *op. cit.*, p. 186.

Em que pese a profundidade da teoria de Mannheim e seu empenho em caracterizar o que vem a ser uma geração, comparando-a, dentro de certos limites, à noção de classe social, é preciso entender que, enquanto a classe social é, de alguma forma, determinada pelas relações materiais estabelecidas entre as pessoas, a noção de geração apresenta um caráter mais fluido, mutável e provisório. Igualmente problemática é a compreensão da relação entre geração e classe social, pois não existe uma lei universal que governe a relação entre geração e participação de classe. Três tipos de relação causal podem ser imaginados: ambas, geração e classe, reforçam-se mutuamente; ou, ao contrário, cada uma delas tem um efeito enfraquecedor sobre a outra; ou, ainda, não há relação entre as duas. Essas são questões a serem mais bem pesquisadas[63].

Apesar das dificuldades para uma compreensão mais exata a respeito da natureza e dos efeitos sociais produzidos por uma geração, a hipótese de que expressivos eventos históricos tendem a levar a experiências formativas específicas durante a adolescência e que, por sua vez, estas conformam comunidades geracionais (de acordo com a postulação de Mannheim) é uma hipótese que pode ser vista como sólida e produtiva.

Para Jaeger[64], diferenças geracionais não são como diferenças de classe, pois estas são expressões de uma clivagem profunda na sociedade. As variações de atitudes e comportamentos de gerações são provavelmente mais diferenças de opinião com base nas circunstâncias existentes. Essa interpretação é apoiada pelo fato de que contrastes geracionais podem ser de qualquer tipo e que eles têm maior probabilidade de encontrar expressão em áreas de pouca consequência social, como na moda ou nas artes. De acordo com a visão de Mannheim, quebras geracionais pronunciadas que podem afetar toda uma sociedade geralmente só ocorrem após eventos históricos decisivos, como guerras, revoluções e crises econômicas de grandes proporções.

As gerações são coletividades mutáveis, sem uma identidade clara e organizada, além de heterogêneas internamente, constituídas por

---

63 Lembremos que as gerações estão representadas nas diversas classes sociais. Assim, por exemplo, jovens e velhos da classe média terão visões de mundo diferentes, em alguns aspectos, das de jovens e velhos pertencentes a classes socioeconômicas constituídas por pessoas mais pobres. Embora não deixe de haver muito em comum na visão da realidade social por parte das gerações, a despeito de sua posição social.

64 Hans Jaeger, *op. cit.*, p. 273-92.

meio de interações com as várias dimensões da realidade social[65]. Embora a geração tenha um óbvio substrato biológico que determina a idade cronológica de cada um de nós, a compreensão mais profunda da ideia de geração não pode se reduzir à dimensão fisiológica que determina o nascimento, o crescimento, o envelhecimento e a morte do indivíduo. A força da cultura aí se manifesta, moldando valores, atitudes e comportamentos de cada um.

Esse salto de consciência de pertencimento a uma geração, como aponta Forquin (2003)[66], tem o poder de unificar jovens camponeses e jovens urbanos e escolarizados em decorrência de um grande e dramático evento, como uma guerra. Portanto, ao acionamento de algum disparador social, seja político, econômico ou cultural, é possível uma transformação desse conjunto de pessoas de idade próxima em um grupo concreto, capaz de algum tipo de manifestação e de intervenção na sociedade, motivadas por determinados objetivos comuns e pela percepção e pelo sentimento de um destino comum. Essa unidade constitui-se de seu conjunto de preferências, gostos e tendências, assim como de sua identificação de estilos de vida, isto é, de suas formas de pensar, sentir e agir, fenômeno que se aproxima da noção de *habitus* formulada por Pierre Bourdieu[67].

Na visão de Mannheim, a partir da formação desses grupos concretos, podem surgir subgrupos ou, para usar o termo empregado pelo autor, "unidades de geração" (*Generationseiheiten*), possuidoras de ideologias mais claras, formando organizações bem estruturadas e com forte identidade entre seus membros, premissas para o despertar de uma autoconsciência geracional.

Mas é preciso salientar a diversidade de características que ocorrem entre as unidades de geração. Tomemos como exemplo o comportamento de vários grupos que compunham a jovem geração dos anos 1960 no Brasil. Havia os pertencentes à chamada jovem guarda, identificados com as baladas e *rocks* românticos de Roberto Carlos e sua turma. Outros eram adeptos da onda do "iê, iê, iê", criada pelas bandas de *rock* norte-americanas e inglesas, com destaque para Beatles e Rolling Stones. Nessa mesma época, outra parcela da juventude apreciava a chamada bossa nova, nascida no seio da classe

---

65 José Maurício Domingues, Gerações, modernidade e subjetividade coletiva (*on-line*), *Tempo Social: Revista de Sociologia da USP*, São Paulo: v. 14, n. 1, maio 2002, p. 67-89.

66 Jean-Claude Forquin, Relações entre gerações e processos educativos: transmissões e transformações, em: *Congresso Internacional Coeducação de Gerações*, São Paulo: Sesc São Paulo, out. 2003.

67 Pierre Bourdieu, *Questões de sociologia*, Lisboa: Fim de Século, 2004, p. 33.

média da zona sul do Rio de Janeiro. Certamente, havia jovens que se identificavam simultaneamente com vários estilos musicais, mas essa divisão de interesses parece-nos ilustrar bem a ideia mannheimiana de unidades dentro de uma mesma geração.

Ainda em referência a esse período, nos anos 1960 e 1970, além daqueles grupos formados devido à preferência musical e sem grande interesse pela política, havia no Brasil outros grupos de jovens. Eram aqueles que compunham organizações de estudantes secundaristas e universitários, constituindo o chamado movimento estudantil, de nítida ideologia de esquerda e fortemente engajados na luta contra a ditadura militar da época. Alguns desses grupos, mais extremistas, recorreram às armas para esse enfrentamento com as forças repressivas do governo. Com referência ao gosto musical, esses jovens, como esperado, curtiam as ditas músicas de protesto ou de contestação política de compositores como Geraldo Vandré, Gonzaguinha, Chico Buarque, Caetano Veloso, Gilberto Gil, entre outros.

Cumpre ressaltar que essas diversas unidades geracionais podem apresentar conflitos de interesse entre si, chegando mesmo a embates violentos. Nesse período, havia uma pequena parte de estudantes universitários de extrema direita que apoiava o regime militar brasileiro, fato que, por claras e irreconciliáveis diferenças ideológicas, provocou confrontos violentos entre jovens dessa geração. Outro exemplo de conflitos entre grupos de uma mesma geração, mas em décadas mais recentes, têm sido os confrontos, inclusive físicos, entre os neofascistas "carecas" e os esquerdistas "*punks*", que ocorrem na cidade de São Paulo, em outros centros urbanos do Brasil e em outras partes do mundo.

Na mesma linha de contestação ao *status quo* daqueles anos de massivas contestações, mas com diferente estratégia e objetivo, o movimento *hippie* pregava a negação da sociedade de consumo e a volta a uma vida simples e mais integrada à natureza, além de uma acentuada liberalidade de costumes no campo tanto da sexualidade quanto do consumo de drogas, inclusive alucinógenas.

Embora o movimento estudantil dos anos de ditadura tenha se caracterizado por uma ação mais organizada e direta no campo da política e fosse formado principalmente por jovens da classe média universitária, a constituição de uma geração e sua influência cultural não dependem necessariamente da escolaridade ou do nível de informação de seus membros. Os movimentos *funk, punk, hip hop* etc., constituídos principalmente por jovens de baixa escolaridade, baixo nível socioeconômico e residentes na periferia das grandes cidades brasileiras, têm tido considerável influência na cultura contemporânea.

Portanto, se considerarmos de modo genérico o que é uma geração, podemos dizer que é o conjunto das pessoas que nasceram numa mesma época e que, por isso, vivenciaram os mesmos acontecimentos sociais. Mas nem sempre as visões sobre os mesmos fatos são idênticas, pois as pessoas são expostas a diferentes influências culturais. Voltando ao professor de história da arte Wilhelm Pinder, ele, ao analisar as características de gerações de artistas, chama esse fenômeno de "a não contemporaneidade dos contemporâneos", para se referir às diferenças no modo de interpretação da realidade entre as unidades geracionais. Independentemente da idade cronológica, há um largo espectro de visões de mundo, que vai da mais conservadora à mais liberal.

Essas diferentes interpretações da realidade por parte de uma geração podem ser constatadas ao analisarmos como alguns grandes eventos traumáticos são capazes de gerar mais consequências históricas do que outros. Como exemplo desse fenômeno, constatamos o considerável impacto cultural do Holocausto na política global, enquanto outros eventos de equivalente dimensão, como o massacre de centenas de milhares de chineses pelo Exército japonês, no mesmo período, não trouxeram idêntica repercussão cultural em nível planetário. Há uma diferença entre os acontecimentos e as representações desses mesmos acontecimentos que parece determinar a importância histórica de seus efeitos traumáticos. O protagonismo de determinada geração depende de sua posição no processo cultural de uma dada sociedade, na medida em que esta lhe forneça oportunidades e recursos suficientes para seu protagonismo. Como exemplo, podermos citar a geração dos chamados *baby boomers*; nela, uma parcela de seus membros pôde desfrutar do crescimento econômico do pós-guerra, nos anos 1950, contando com o desenvolvimento das políticas educacionais e de bem-estar social. O que produz a importância de uma determinada geração na História, portanto, é uma conjunção de fatores, como recursos sociais e contingências culturais[68].

Mannheim, na construção de sua pioneira teoria geracional durante os anos 1920, analisou principalmente a juventude por sua potencialidade transformadora, por seu caráter contestador, por seu inconformismo e inventividade. Lembremo-nos da grande comoção causada pela alta mortalidade de jovens soldados europeus durante a Primeira Guerra Mundial, fator de destaque social e de impacto sobre a juventude sobrevivente (um fenômeno parecido se deu com as consequências da Guerra do Vietnã durante os anos 1960). Os jovens

---

68 June Edmunds; Bryan Turner, Global generations: social change in the twentieth century, *The British Journal of Sociology*, v. 56, n. 4, 2005, p. 561.

prosseguem chamando nossa atenção pelas características que possuem. No entanto, a partir das décadas mais recentes, como resultado do expressivo aumento da longevidade e do consequente envelhecimento das populações, os velhos vêm ganhando visibilidade com seu protagonismo no encaminhamento de suas reivindicações de direitos sociais. Nesse novo contexto, os idosos abrem novas possibilidades de relacionamento com a juventude – o que pondero em outro estudo[69].

Shmuel Noah Eisenstadt (1923-2010)

Uma significativa contribuição ao estudo das gerações nos foi legada por Shmuel Eisenstadt em sua obra *De geração a geração*[70]. Trata-se de um estudo robusto sobre modalidades de grupos etários em três tipos de sociedades: primitivas, históricas e modernas. Nele, logo de partida, o autor destaca que o fator idade é uma das mais básicas características humanas e responsável pelo destino de cada um de nós. Acompanhando a ideia de vários pensadores, ele pondera ainda que, enquanto os determinantes biológicos têm um caráter universal na configuração do perfil de um grupo etário, os traços mais específicos de uma geração são produtos culturais, portanto, distintos de uma sociedade para outra.

Eisenstadt nos lembra de que, embora haja considerável diversidade nas características geracionais entre diferentes culturas, não se conhece sociedade alguma que não estabeleça diferenças de valores e comportamentos entre seus grupos etários. Todas elas buscam estabelecer um perfil de geração. O autor, no entanto, chama nossa atenção para as qualificações quase que universalizadas atribuídas a determinadas gerações, e dá como exemplos, por um lado, a noção de força e vigor como apanágios da juventude e, por outro, a sabedoria como atributo próprio da velhice. Tais definições, a seu ver, devem ser compreendidas mais como expressões simbólicas, generalizantes e ideológicas que, na transmissão das tradições, atendem a necessidade de reafirmar os valores que são entendidos como relevantes para a coletividade.

Outra característica básica das expectativas sociais sobre cada geração, no entender de Eisenstadt, é a complementariedade das contribuições sociais por parte de cada grupo etário, tendo em vista o que se espera de cada um. Sendo assim, só podemos entender uma geração pelo seu contraste com as outras. Essa compreensão depende das relações que são estabelecidas entre as gerações e, também, de um *conti-*

---

69 José Carlos Ferrigno, *op. cit*, 2013, p. 65-87.
70 Shmuel Noah Eisenstadt, *De geração a geração*, São Paulo: Perspectiva, 1976.

nuum das fases da vida. Espera-se que, por exemplo, o voluntarismo do jovem, que traz a expectativa de positivas mudanças, ceda, quando necessário, à prudência do velho, que é considerada uma virtude de notória relevância para a estabilidade social.

Eisenstadt nos oferece outro importante aporte a essa discussão, quando, ao comparar diversos tipos de sociedades, assevera que, naquelas em que prevalece um forte autoritarismo por parte dos membros mais velhos das famílias, dificultando, portanto, um maior protagonismo da juventude, observa-se uma probabilidade maior de eclosão de movimentos juvenis de contestação. Lembremos que, nos anos 1960, o conflito de gerações não se apresentava apenas nas ruas, mas era, segundo diversos estudiosos, igualmente intenso no âmbito familiar. Com efeito, as famílias daqueles anos eram mais repressivas do que as de anos mais recentes.

Pierpaolo Donati (1946-)

O contemporâneo Pierpaolo Donati, considerado um dos principais expoentes da sociologia relacional, traz um novo olhar para as relações sociais, de um modo geral, e para as relações intergeracionais especificamente, sobretudo na família. Suas originais elaborações teóricas merecem uma atenção mais detalhada.

Para ele, na pós-modernidade, "os jovens não se sentem pertencendo a uma geração". Para o autor, essa constatação nos obriga a pensar sobre o que constitui a geração, tanto na família quanto na sociedade[71]. Em seu ponto de vista, a questão das gerações, nos anos 1950, remetia ao conflito geracional na família; nos anos 1960, as considerações voltavam-se aos conflitos no âmbito da esfera pública, com uma consequente diminuição da importância da família; e, a partir dos anos 1970, a concepção de gerações vinculou-se à sua comunicabilidade ou capacidade de transmitir a linguagem e os estilos de vida. Nos anos 1980, diz o autor, percebeu-se que havia um equívoco sobre o conceito de geração, já que teria se tornado apenas um instrumento de cálculos estatísticos de gastos e consumos da seguridade social. Por esse motivo, ele considera que o conceito perdeu seu sentido de "geratividade" ou de transmissibilidade de conhecimentos entre gerações e, portanto, reitera a necessidade de repensarmos seu significado.

Donati reconhece o mérito das elaborações teóricas de Mannheim, especialmente o de sustentar um discurso sociológico na dimensão

---

71 Pierpaolo Donati, Familias y generaciones (*on-line*), *Desacatos: Revista de Ciencias Sociales*, n. 2, 2014, p. 27-49.

temporal, mas também o de considerar a relação entre o biológico e o social; no entanto, ele critica Mannheim por seu pressuposto de que as gerações apenas existem como tal se, e na medida em que, a sociedade coloca os indivíduos em determinadas posições sociais (*soziale Lagerung*) precisas com base na idade. Tal suposição de caráter estrutural, a seu ver, é vaga demais e pressupõe a possibilidade de que essa determinação da posição social do indivíduo somente seja possível em sociedades extremamente "ordenadas" [*sic.*], o que não é o caso da sociedade em que vivemos. Portanto, ele afirma ser muito vago o conceito de "posição social".

Segundo Donati, esse conceito mannheimiano apresenta a mesma obsolescência que o conceito marxista de classe social: assim como, para Marx, existe uma estrutura econômica que determina a estrutura das classes sociais, para Mannheim, existe uma estrutura de ordem social que posiciona as pessoas com base em sua idade cronológica.

A crítica de Donati à concepção geracional mannheimiana prossegue com o apoio às colocações de Gill Jones[72], que adverte que um conceito sociológico de geração não pode se referir apenas a indivíduos (ou agregados de indivíduos) como tal, mas deve levar em conta o contexto familiar dessas pessoas. Segundo Gill Jones, é preciso considerar os efeitos das variáveis familiares no tempo individual. Jones se pergunta: quão longitudinal[73] pode ser um estudo de coortes quando a ênfase está nos indivíduos e o estudo é incapaz de assimilar o contexto temporal das instituições sociais, nas quais os membros individuais da coorte vivem e negociam seus cursos de vida?

Para Donati, apenas uma sociologia relacional pode responder a essa pergunta, observando que as gerações são envolvidas em relações constituídas por vínculos familiares e institucionais (no trabalho, na escola etc.), o que configura uma trama complexa de redes relacionais.

O autor considera limitado o conceito de geração de Mannheim e de todos os outros autores que, como vimos, *grosso modo*, definem geração como um grupo de pessoas de idade semelhante que compartilham valores próximos em determinado momento histórico. Para

---

72 Gill Jones, The Cohort in Time and Space: Conceptual Issues and Practical Considerations, *Bulletin de Méthologie Sociologique*, n. 30, mar. 1991, p. 44-54.

73 Lembrando que, enquanto as investigações transversais comparam dados de diferentes grupos etários retratando um fenômeno momentâneo, isto é, circunscrito a um período relativamente curto, as pesquisas longitudinais são aquelas em que os sujeitos são acompanhados ao longo de vários anos, sendo periodicamente entrevistados. No caso das pesquisas geracionais, trata-se de uma metodologia que pode levantar preciosas informações, por exemplo, uma maior compreensão de como os indivíduos vão se comportando ao longo da vida como membros de sucessivas gerações. Todavia, infelizmente esse tipo de pesquisa é raro por ser oneroso e de complexa operacionalização.

ele, tais grupos devem ser mais propriamente denominados como coortes. Donati entende que o conceito de geração deve referir-se à descendência familiar, isto é, à sucessão entre pais e filhos, própria da dinâmica da família, e isso porque tal entendimento reforça a ideia de geratividade.

Donati, baseando-se em Philippe Ariès[74], destaca três ideias desse autor. A primeira é a de que, nas sociedades primitivas e tradicionais, não se pode falar de geração em sentido estrito, mas sim de coortes ou grupos de idade. A segunda consideração de Ariès, apoiada por Donati, é a de que, em termos de transmissão cultural da família sobre seus descendentes, existe a possibilidade de enfraquecimento do valor das transmissões das tradições. Foi o que ocorreu no período dos anos 1940 e 1950, pois, desde a geração anterior, a dos anos 1910 e 1920, ocorria, conforme Donati observa, uma desvalorização no repasse das tradições. Em terceiro lugar, ele concorda com Ariès quando este mostra que a ideia de geração está fortemente vinculada à atuação da família nuclear moderna na socialização das crianças. Até o século XVIII, a criança era socializada na comunidade e na linhagem, em um mundo estático, pouco sensível às influências externas, no qual a transmissão cultural era de longo prazo e a geração não era uma medida de mudança social. Donati igualmente concorda com Ariès quando este deduz que, quanto mais a família é influente sobre seus filhos, tanto mais atuantes serão as gerações em termos de mudanças sociais. Em contrapartida, quanto mais débil é o papel familiar, mais modesto será o protagonismo das novas gerações sobre a ordem social. Portanto, como resultado dessas considerações, vemos que gerações, em sentido próprio, não podem ser definidas sem que se leve em conta as relações familiares.

Para reforçar sua argumentação, Donati recorre a Claudine Attias-Donfut[75], que constata uma confusão persistente no uso do termo "geração", que mistura o senso de coorte e o de filiação. Por isso, ela se inclina para a solução de limitar o uso do termo "geração" ao seu sentido de afiliação e usar o termo "coorte" para designar um grupo de pessoas da mesma idade.

Segundo Donati, também Bengtson e Achenbaum[76] consideram mais apropriado reservar o termo "coorte" para grupos sociais de mesma idade, utilizando a denominação "geração" para identificar a

---

74 Philippe Ariès, Generaciones, *Enciclopedia Einaudi*, v. 4, Turim: Einaudi, 1989, p. 557-63.
75 Claudine Attias-Donfut, *Générations et âges de la vie*, Paris: PUF, 1991.
76 V. L. Bengtson e W. A. Achenbaum *apud* Pierpaolo Donati, *op. cit.*

ordem de descendência de acordo com a classificação dos indivíduos dentro de suas famílias. No entanto, Donati pondera que, embora represente um avanço na compreensão do que seja uma geração, tais entendimentos limitam muito à família a ideia de geração. Segundo ele, é preciso levar em conta as influências da sociedade e do Estado sobre as relações familiares, determinando comportamentos, papéis, direitos e deveres dos membros do núcleo familiar, de acordo com sua idade.

O autor considera que a maioria ou a quase totalidade das pesquisas sobre gerações tem sido feita com os grupos etários no contexto da sociedade, com um enfoque histórico e literário, não considerando devidamente a influência do grupo familiar. Perdeu-se, em sua visão, o sentido socioantropológico de tais investigações científicas. Em vez disso, as gerações passaram a ser prioritariamente entendidas como conjuntos de indivíduos que experimentam determinados eventos históricos significativos.

Portanto, tendo em vista a insuficiência dos conceitos considerados até aqui, fica claro que é necessária uma outra linha interpretativa. Um termo que seja mais consistente do que o demográfico (coorte) e menos exigente que o de classe ou de movimento social. Por isso, Donati propõe um enfoque relacional, pensar as gerações em um sentido relacional.

Para compreender esse enfoque, é necessário lembrar que, nas sociedades primitivas ou tradicionais, há uma reprodução mais ou menos rígida da ordem social dos mais velhos para os mais novos, tanto na família quanto nos grupos etários presentes nas estruturas externas à família. Para Donati, posteriormente passa a haver um maior afastamento da família nuclear em relação ao grupo maior de parentesco – a chamada parentela ou família extensa. Há também mudanças na relação dessa parentela com a ordem social. Em que pese a manutenção das relações, com a diminuição da influência das famílias de origem sobre os casais, as novas gerações passam a se identificar não mais com a parentela, mas com sua posição dentro da família nuclear. Mais recentemente, o Estado tem aumentado seu controle social, incluindo nesse processo um controle mais ativo sobre as relações intergeracionais. As gerações passam a ser cada vez mais definidas e classificadas pela esfera pública.

Como consequência, Donati explica que, na perspectiva da sociologia relacional, deve-se considerar as gerações, ao mesmo tempo, quanto à sua posição no grupo familiar e quanto à sua posição na sociedade. Acrescenta ainda que, para alcançar uma maior precisão conceitual nestes tempos pós-modernos, é preciso subdividir os vários grupos etários. Em suas próprias palavras:

> Na perspectiva da sociologia relacional, a geração é o conjunto de pessoas que compartilham uma relação, que liga sua colocação na descendência própria da esfera familiar-parental (isto é: filho, pai, avô etc.) com a posição definida na esfera da sociedade, e isso com base na "idade social" (de acordo com os grupos de idade: jovens, adultos, idosos etc.). Devemos falar de filhos jovens, de filhos adultos, de filhos idosos, assim como de pais jovens, de pais adultos, de pais idosos. Devemos falar de avós jovens, de avós adultos, de avós idosos. Essas são as "novas gerações", que se escondem por trás do "complicado entrelaçamento" de gerações que foi criado por nossa sociedade pela primeira vez na história.[77]

O autor dá um exemplo dessa necessidade de se observar o conjunto das várias relações que são mantidas pelos indivíduos e, consequentemente, de se considerar tanto a posição familiar quanto a posição social do indivíduo para situá-lo como pertencente a uma geração. Esse exemplo remete a uma comparação entre um homem de 20 e outro de 40 anos de idade. Há inegáveis diferenças entre um e outro do ponto de vista biológico, mas, do ponto de vista de suas experiências sociais, também, como bem aponta Mannheim. Caso a pessoa de 20 anos já seja pai, e a outra, de 40 anos, ainda não, em que medida, do ponto de vista social, podemos falar das características da geração dos que têm 20 anos e da geração daqueles que alcançaram os 40 anos de idade? Portanto, uma vez que os papéis na família são diferentes, em alguma medida as peculiaridades entre pessoas do grupo etário de 20 anos ou de 40 anos também são diferentes – mas parece que tais diferenças não têm sido consideradas pela maioria dos estudiosos do assunto.

Logo, Donati conclui: "Geração é a relação, o elo entre a descendência familiar e a idade social". Ele ressalta o caráter híbrido da geração que nasce tanto dentro quanto fora da família. E acredita que se deve considerar como se conectam as redes de relações intra e extrafamiliares. Na perspectiva de uma sociologia relacional, é importante considerar as novas relações entre a dimensão familiar e a dimensão social, mas também as novas relações que se estabelecem entre pais e filhos. Se, por um lado, a família é essencial na transmissão da cultura, por meio das figuras paterna e materna, por outro, os filhos interpretam as informações que lhes chegam e reagem a elas de diferentes formas, com base em suas próprias impressões de mundo e em suas vivências de modo geral. Podemos, no extremo, lembrar que, com o

---

77 Pierpaolo Donati, *op. cit.*, p. II (tradução minha).

aumento da longevidade e a fragilidade decorrente da velhice avançada, a perda de autonomia e de independência faz com que os filhos passem a cuidar de seus pais; ainda que não os tratem como filhos – é claro, pois isso seria infantilizá-los –, o fato é que, nesse caso, inegavelmente os papéis de quem cuida e de quem é cuidado se invertem.

Para melhor compreensão das relações intergeracionais e para torná-las mais produtivas e solidárias, fala-se em um "novo pacto geracional"; mas Donati se pergunta qual teria sido o "velho pacto geracional"? Será que, de fato, houve algum? Ele pondera que, para o estabelecimento de um pacto entre pais e filhos, estes têm de ter suficiente idade, ou seja, maturidade, pois, nessas negociações, é preciso que haja uma equivalência de condições intelectuais e emocionais que só o amadurecimento pode proporcionar. Enquanto na família a relação é de pessoa para pessoa (entre pais e filhos principalmente), na esfera pública o debate e o entendimento se dão entre grupos de idade[78], portanto, acordos coletivos. Esse pacto pode se debruçar, por exemplo, sobre a questão da repartição de recursos governamentais entre as gerações. Mas quem deve participar dessa discussão para a elaboração de um pacto? Ao que parece, as legislações têm sido produzidas sem a participação das próprias gerações que são, afinal, as diretamente interessadas. As gerações não estão aí devidamente representadas.

No passado, em sociedades mais simples, as relações entre a família e a comunidade eram mais diretas e harmoniosas. Por outro lado, nas sociedades contemporâneas, a efetivação de pactos intergeracionais tornou-se mais problemática. A comunicação entre as relações familiares e as relações dos grupos etários na sociedade tornou-se mais complexa e mais difícil, em decorrência das especificidades e das demandas diferentes.

Donati considera que, nos anos mais recentes, desenvolveu-se mais fortemente uma sociologia do curso de vida individual, em detrimento de uma sociologia da vida familiar. Tal fenômeno se deve a uma prevalência da ideia de fragmentação da família e ao surgimento de suas novas composições. É preciso conhecer melhor o ciclo da vida familiar para compreender o universo geracional. O curso de vida individual tem se modificado radicalmente nas últimas décadas pelo advento de diversos fenômenos, tais como: o expressivo aumento da longevidade; a escolarização precoce das crianças; o prolongamento da educação a partir da adolescência até a idade adulta;

---

78 Por grupos de idade, refiro-me às gerações organizadas coletivamente. Uma negociação na esfera pública poderia se dar entre uma associação ou movimento de jovens e uma associação ou movimento de pessoas idosas, por exemplo.

a ausência de ritos de passagem; o desaparecimento de uma idade para casar; a dificuldade de planejamento profissional e a escassez de oferta de trabalho para os jovens; e o atraso para o ingresso em uma sociedade cada vez mais competitiva que, dessa forma, oferece mais dificuldades do que ajuda. Esse novo cenário social tem enfraquecido a influência familiar (ou seja, a de pais e avós) sobre os jovens e gerado um consequente fortalecimento das influências externas sobre eles, como as da escola, da internet, da televisão, das redes virtuais e dos companheiros de mesma geração.

Donati crê que esteja havendo uma importante mudança dos mapas simbólicos e cognitivos das novas gerações, não mais caracterizados por uma narrativa histórica com começo, meio e fim, mas agora constituídos principalmente por imagens fugazes, *flashes* de acontecimentos destituídos de uma temporalidade, algo que ele define como *"una película sin trama"*[79]. Dessa perspectiva de realidade, constatamos a utilização, por parte da juventude, de um vocabulário empobrecido, quase telegráfico, nas comunicações, sobretudo no espaço das redes sociais, e o intenso uso dos chamados *videogames*, nos quais a história é pobre, mas rica de imagens que se sucedem rapidamente.

Inspirados pelas reflexões de Donati, podemos considerar que o curso de vida familiar tem início com a constituição do casal, que pode ou não formalizar uma união pelo casamento oficial ou pela chamada união estável. Mas o que se vê mais frequentemente nos dias atuais são "uniões instáveis", de caráter provisório, o que pressupõe uma preocupação maior com a individualidade do que com o estabelecimento de um vínculo afetivo e a formação de uma sólida parceria. Enquanto as pessoas vivem mais, as famílias contemporâneas têm uma duração mais limitada, em parte por serem constituídas mais tardiamente e em parte pelo aumento do número de separações e divórcios.

Podemos falar também de um ciclo de vida geracional, isto é, que as gerações têm um começo, um meio e um fim? Sim, realmente as gerações seguem uma dinâmica própria, porque fazem novas escolhas e procuram adaptar-se ao surgimento de novas exigências e demandas sociais. Tais escolhas não se reduzem às faixas etárias mais jovens, já que se fazem presentes entre as mais velhas. Os idosos vêm se adaptando às mudanças sociais com novos estilos de vida, tornando-se mais ativos e participativos.

O fato é que o período de aprendizagem das crianças dentro da família abreviou-se. A influência dos mais velhos tem uma duração mais curta. O tempo em que uma geração influencia a posterior é menor, e

---

79 Pierpaolo Donati, *op. cit.*

o conteúdo que é transmitido tende a tornar-se mais precocemente obsoleto em decorrência da velocidade das transformações. A família, no entanto, segue sendo muito relevante para a formação do ser humano, sobretudo em seus primeiros anos. Ela constitui-se numa importante mediadora entre o curso de vida individual e o curso de vida de uma geração. Para Donati, a perda da influência familiar provoca prejuízos, o que ele denomina uma "regressão cultural".

O entrelaçamento das três dimensões da vida humana, individual, familiar e social, é exemplificado pelo autor quando, ao se perguntar à qual das dimensões pertence a pós-adolescência, responde que ela pertence às três. Sintetizando e finalizando seu pensamento: os três ciclos estão inter-relacionados e se condicionam mutuamente.

Margaret Mead (1901-1978)

A antropóloga Margaret Mead, ao estudar os processos educativos entre gerações em sociedades primitivas e desenvolvidas, distingue três tipos de cultura[80], as quais denomina: 1) cultura pós-figurativa – em que as crianças aprendem principalmente com seus antecessores, pais, avós, adultos em geral; 2) cultura cofigurativa – na qual as crianças e os adultos aprendem prioritariamente com seus pares, isto é, crianças entre elas, adolescentes entre eles etc.; um processo, portanto, de coeducação intrageracional, ou seja, que se dá no seio da própria geração do indivíduo; 3) cultura prefigurativa – em que os adultos podem aprender ativamente com crianças e adolescentes.

Nesse sentido, temos visto o quanto (e cada vez mais) os mais velhos, hoje em dia, aprendem com os mais novos. Claro está que, em maior ou menor grau, cada uma dessas modalidades está presente em todas as culturas; aqui, porém, estamos considerando em que condições uma delas tende a preponderar. Cada um desses modelos de transmissão de conhecimentos depende das características de cada sociedade, tanto de um ponto de vista estrutural quanto conjuntural. Vejamos, então, cada uma delas mais de perto em suas características mais gerais.

Culturas pós-figurativas

Típicas de sociedades primitivas, são geralmente isoladas, constituídas por pequenos agrupamentos sob intensa influência de mitos e crenças animistas que infundem autoridade às suas tradições. As culturas pós-figurativas caracterizam sociedades de lentas mudanças.

---

80 Margaret Mead, *op. cit.*, p. 31-119.

Nelas, a expectativa dos avós é a de que seus netos tenham o mesmo futuro que eles tiveram. Portanto, o passado desses avós será reprisado no futuro de seus netos. Esse modelo de relação entre as gerações é próprio de sociedades sem escrita que dependem, assim, da transmissão oral de conhecimentos de uma à outra geração. Nelas, as tradições permanecem gravadas na memória dos mais velhos, e, por isso, da orientação destes depende o cumprimento dos rituais e costumes da comunidade. Nesse caso, os velhos constituem-se em agentes de preservação da memória cultural de seus povos.

Mead esclarece que as relações intergeracionais em uma sociedade pós-figurativa, ainda que estáveis, não são necessariamente suaves. Em algumas culturas, segundo ela, a infância pode ser vivida como angustiante, e os jovens podem viver com medo de seus parentes que, seguindo a tradição, realizam para eles rituais que os aterrorizam. Porém, essas mesmas crianças quando se tornam adultos têm a expectativa de que seus irmãos e irmãs submetam seus filhos ao mesmo tratamento cerimonial que tanto os atemorizou na infância. Nessas sociedades, a ideia em jogo é a de fortalecer a personalidade dos futuros adultos, tornando-os pessoas corajosas por meio de experiências dolorosas.

A partir de suas observações do comportamento de sociedades primitivas, Mead ressalta que, mesmo nessas sociedades pós-figurativas, os jovens podem introduzir algumas mudanças nos costumes. Em geral, as mudanças promovidas pelas novas gerações são pequenas e transitórias – por exemplo, no modo de se vestir ou na maneira de se expressar ou de brincar –, e são aceitas pelos mais velhos por vê-las como modismos que não alterarão de modo significativo a ordem das coisas. Por conseguinte, são mudanças de comportamento que não põem em risco a autoridade dos adultos e o respeito às tradições.

Culturas cofigurativas

As grandes civilizações, dotadas de tecnologias mais avançadas e que, por isso, exigem atualizações mais frequentes, apresentam características cofigurativas, porque necessitam mais intensamente da troca de conhecimentos entre coetâneos, ou seja, entre indivíduos de idade semelhante, portanto, da mesma geração. Esses intercâmbios também podem ser estendidos a membros das gerações mais próximas. Essas comunicações ocorrem em grupos especializados, como grupos de estudantes, de pesquisadores e de profissionais em geral. Obviamente, não há sociedade na qual se prescinda totalmente de um processo educativo pós-figurativo, pois sempre haverá, mesmo que de modo mais discreto, o papel decisivo dos mais velhos na transmissão de conhecimentos, principalmente durante a infância no âmbito da família e da escola. Porém, ao mesmo tempo, há nas culturas cofigurativas uma expectativa compartilhada de que os membros da nova geração venham a modelar seu próprio comportamento sob a influência de seus pares – fato notório sobretudo entre adolescentes –, de tal modo que seu comportamento seja diferente daquele de seus pais e avós. Assim, cada indivíduo, conforme incorpora com sucesso um novo estilo, torna-se, em certa medida, o propagador de um modelo a ser seguido pelos seus congêneres. A cultura cofigurativa assenta-se sobre a premissa de que, numa sociedade complexa, os jovens têm de aprender coisas que seus pais não lhes podem ensinar, pois não as conhecem, simplesmente porque são experiências que nunca tiveram.

O sistema cofigurativo pode ter início como decorrência de impactantes acontecimentos sociais, como: a) a dizimação de uma grande parcela da população idosa, por uma epidemia ou por outra razão qualquer; b) o desenvolvimento de tecnologias estranhas aos mais velhos; c) processos migratórios para povoados onde os imigrantes mais velhos sejam sempre vistos como estrangeiros e, por isso, desvalorizados. Esse fato leva os imigrantes jovens a se identificar com os jovens já estabelecidos na comunidade e a aprender com eles novos comportamentos. Da mesma forma, também os da geração mais velha têm de se esforçar para, entre seus pares, auxiliando-se mutuamente, adaptarem-se ao novo ambiente; d) a conquista de um povo por outro povo, situação em que os jovens são requisitados para ensinar o idioma e os costumes dos conquistadores aos conquistados; ou, ainda, processos revolucionários internos nos quais são incrementados novos e diferentes estilos de vida para os jovens, disso resultando seu empoderamento e consequente aumento de sua influência no meio social[81].

Mead observa que, além, desses fatores elencados, alguns comportamentos tradicionais podem favorecer o desenvolvimento de relações cofigurativas. Exemplo disso é o costume de famílias que enviam seus filhos a colégios internos com o objetivo de que eles conquistem independência e uma formação específica. Nesse caso, a nova rede de relações, constituída pelos alunos da institui-

---

[81] Podemos nos lembrar da Revolução Cultural imposta por Mao Tsé Tung na China, que levou muitos jovens a se rebelarem contra opositores do regime, incluindo aí até seus próprios pais, a ponto, aliás, de denunciá-los por traição aos supostos ideais revolucionários. Num caso assim, a despeito do protagonismo juvenil, o poder, de fato, encontra-se nas mãos das gerações mais velhas, que o exerce de modo ditatorial.

ção, constrói um ambiente coeducativo entre os jovens que tende a diminuir a autoridade paterna, a ponto de, por vezes, provocar conflitos e mesmo distanciamento afetivo.

Embora as gerações mais velhas aceitem as mudanças provocadas pela tecnologia num contexto de impactantes acontecimentos históricos e num mundo cada vez mais interconectado, os mais velhos tentam preservar certas crenças e valores e repassá-los a seus descendentes. Eles aceitam as diferenças geracionais, mas evitam pensar em uma nova ordenação social. Nas palavras de Mead, os adultos tentam manter uma sociedade onde haja *change within changelessness*, ou seja, "alguma mudança dentro de uma falta de mudança". A simples admissão de que os valores da geração jovem podem ser diferentes daqueles dos mais velhos é vista como uma ameaça aos valores morais, patrióticos e religiosos, que são defendidos com zelo e sem a admissão de contestações.

A geração mais velha admite que ainda existe um acordo geral sobre o que é bom, verdadeiro e belo e que a natureza humana internaliza esses valores com sua capacidade de sentir, perceber, pensar e agir. Essas crenças, no entanto, no entendimento de Mead, são incompatíveis com as descobertas da antropologia, que têm documentado amplamente o fato de que inovações na tecnologia e no formato das instituições inevitavelmente acarretam alterações na cultura. É surpreendente, completa a autora, ver como uma crença na mudança pode ser prontamente integrada à crença na imutabilidade das coisas, mesmo quando se tem acesso a volumosos registros históricos que demonstram que a História consiste não apenas em expectativas desejáveis, mas em fatos verificáveis.

Culturas prefigurativas
Atualmente, mesmo com toda a exuberância das mudanças que a revolução nas comunicações tem provocado em termos de globalização de comportamentos, percebe-se uma resistência a aceitar o surgimento de novos mecanismos de transmissão cultural que difiram fundamentalmente daqueles que caracterizam as culturas pós-figurativas e cofigurativas com as quais a humanidade está familiarizada há milênios. Se, em uma conjuntura de educação cofigurativa, como vimos, já há resistência a mudanças por parte das velhas gerações, em uma cultura prefigurativa essa resistência pode ser bem mais intensa e visível[82].

---

82 Tive a oportunidade de constatar, em entrevistas que realizei junto a pessoas idosas, como essa resistência à qual Mead se refere se concretiza na descrença de alguns idosos por mim inquiridos quanto ao que haviam aprendido no contato com jovens, de que tivessem realmente algo a aprender com as gerações mais novas.

Mas em que difere uma cultura cofigurativa de uma prefigurativa que está se estabelecendo? Para Mead, as crianças de hoje enfrentam um futuro mais incerto e menos conhecido do que em qualquer outro momento da história humana, e, por isso, o que ocorre agora não pode ser tratado, como temos feito, como uma mudança de protagonismos de geração dentro dos modelos de relações intergeracionais já experimentados por culturas relativamente estáveis e controladas pelos mais velhos.

Fortemente impactada pelos acontecimentos dos anos 1960 (marcados pelos movimentos políticos e culturais promovidos pela juventude dessa década singular), Mead considerava que havia um novo esquema de transmissão intergeracional em curso, e chamou esse novo modelo cultural de prefiguração. Nesse contexto, a seu ver, cada vez mais claro, os jovens vinham adquirindo um crescente protagonismo, mas não um protagonismo necessariamente outorgado, estimulado ou manipulado pelas velhas gerações como manobra para buscar seus próprios interesses. Até porque os mais velhos se viram surpreendidos e atônitos pela revolução científica e tecnológica – que naquela década apenas começava e que atualmente apresenta um crescimento exponencial.

Mead percebia que, para o enfrentamento dos novos desafios, como a luta contra as discriminações de gênero, de raça e de idade e, principalmente, a luta pela preservação ambiental do planeta, a juventude estava (e está, eu diria, com cada vez mais força) muito atenta e preocupada[83]. No auge da Guerra do Vietnã, Mead ressaltou a revolta daqueles jovens dos anos 1960 com o lado violento da natureza humana e observou que eles não podiam conciliar os esforços dos mais velhos em preservar a vida de seus filhos com a sua prontidão em concordar com a aniquilação dos filhos de vietnamitas, vítimas das terríveis bombas de napalm.

Mesmo não compreendendo o passado de seus pais e as decorrentes motivações e razões das velhas gerações, mesmo não possuindo clareza de que modo e para qual direção seguir, os jovens sabiam que era imperioso descobrir novos caminhos. Para muitos estudiosos, eram essas as impressões que se tinha da juventude dessa época, momento em que o chamado conflito de gerações ganhou grande destaque na mídia, dentro e fora do âmbito familiar.

---

83 A propósito, temos assistido às ações de Greta Thunberg, jovem ativista sueca que surpreendeu o mundo. A partir de 2018, aos 16 anos de idade, passou a mobilizar milhões de jovens de todo o mundo para lutar contra as políticas que têm provocado nefastas mudanças climáticas decorrentes do crescente aquecimento global.

Para lidar com um mundo de rápidas mudanças, os jovens estão mais bem preparados, segundo Mead, ao passo que os mais velhos já não têm por que passar certos conhecimentos que não são mais úteis para as novas gerações. Radicalizando seu raciocínio, Mead considera que, na medida em que os velhos jamais experimentarão o que experimentam os jovens de hoje, e que estes, por sua vez, jamais experimentarão o que os idosos experimentaram, no presente momento histórico em que vivemos, não temos descendentes, e nossos filhos não possuem ancestrais.

Nesse novo contexto planetário, assistimos a outro modelo cultural nas relações entre gerações; algo diferente da passagem da cultura pós-figurativa para a cofigurativa está acontecendo. Isso porque, naquela transição, os jovens introduziram mudanças a partir de um mundo conhecido e herdado de seus pais. Agora, com tantas e aceleradas transformações, a situação se mostra diversa. Nesse novo estilo prefigurativo, será a criança, e não o pai e o avô, que representará o que está por vir. Em vez do ancião que, nas culturas pós-figurativas, representava o passado e o futuro em toda sua grandeza e continuidade, será a criança por nascer, já concebida, mas ainda no útero, que se tornará o símbolo de como a vida humana será. Mas essa criança, adverte Mead, precisará de muitos cuidados por parte dos adultos, que devem ser criativos, inovadores e dedicados, qualidades que vão muito além das que oferecemos hoje. Toda a dedicação será pouca a esses futuros humanos. Será necessário um forte compromisso por parte das gerações mais velhas, pois as crianças terão de descobrir muitas coisas por si mesmas, em um mundo que nós não conseguimos visualizar como será no médio e, sobretudo, no longo prazo.

No passado, segundo Mead, nas culturas cofigurativas, os mais velhos foram gradualmente impedidos de limitar o futuro de seus filhos. Atualmente, o desenvolvimento de culturas prefigurativas dependerá de um diálogo contínuo em que os jovens, livres para agir por sua própria iniciativa, possam conduzir os mais velhos na direção do desconhecido. Desse modo, a geração mais velha terá acesso ao novo conhecimento, sem o qual os planejamentos não poderão ser feitos. Mas apenas com a participação direta dos jovens, que possuem esse conhecimento, será possível construir um futuro viável.

Nos anos 1960, Mead observou que, em vez de conduzir a juventude a uma revolta com o objetivo de recuperar um utópico sonho da geração mais velha, como os maoístas estavam fazendo na China, o que se deveria fazer era aprender junto aos jovens como dar os próximos passos rumo a uma sociedade melhor que a nossa[84].

De certo modo, acompanhando a ideia de Mead de que, em virtude da aceleração das mudanças sociais, o futuro pode apresentar dificuldades para os mais velhos orientarem as gerações mais jovens, Bauman nos diz:

> **Tornou-se visível e até evidente que (pelo menos desde o início da modernidade e por toda a sua duração) as classes de idade que chegavam ao mundo em diferentes etapas do processo de contínua transformação apresentavam uma tendência a diferir profundamente no modo de avaliar as condições de vida que compartilhavam. As crianças em geral nascem num mundo muito diferente daquele da infância de seus pais, e que estes aprenderam e se acostumaram a ver como padrão de "normalidade"; os filhos jamais poderão visitar esse mundo que deixou de existir com a juventude dos pais.[85]**

As postulações instigantes de Margaret Mead, escritas nos anos 1960, soam como premonitórias das profundas mudanças sociais decorrentes da velocidade do desenvolvimento tecnológico a que assistimos nesse início do século XXI. Nos próximos anos veremos se, realmente, a juventude atual tem esse algo a mais por ela descrito. Há estudiosos que não veem os jovens desta década de 2020 tão protagonistas como Mead os via então; ao contrário, há quem os veja como menos propositivos e menos rebeldes se comparados com os jovens dos anos 1960. Estudos que veremos mais adiante, sobre a chamada geração Z, ressaltam a impressão de que os jovens de nossos dias estão mais acomodados e dependentes de seus pais. Afinal, fica a questão de saber como exatamente todas essas transformações, sobretudo nas comunicações, influenciarão o comportamento das futuras gerações.

---

84 Em relação a essa importante observação de Margaret Mead, vem à minha lembrança o trágico episódio do massacre de centenas de jovens na Praça da Paz Celestial (que amarga ironia o nome dessa praça!), ocorrido na China em 1989. Não houve uma sistemática doutrinação pura e simples, como aquela feita por Mao nos anos 1960, mas sim um terrível genocídio contra jovens que reivindicavam a democratização do país. Massacre promovido pelo governo de Deng Xiaoping, que se apresentava como alguém supostamente mais propenso a promover reformas e abrir o país para o mundo.

85 Zygmunt Bauman, *Cartas do mundo líquido moderno*, Rio de Janeiro: Zahar, 2011, p. 19.

Como vimos nessa breve análise da trajetória conceitual sobre as gerações na modernidade, os franceses, durante o século XIX, foram os que deram início aos estudos sobre o fenômeno das gerações. Na sequência, na primeira metade do século XX, o filósofo espanhol José Ortega y Gasset e os alemães Wilhelm Pinder e Karl Mannheim, para mencionar os mais conhecidos e significativos, constituíram a galeria dos principais pensadores das gerações. Esses autores situam-se em dois momentos históricos que apresentam notável quantidade de estudos sobre o tema: os períodos que se seguiram às duas grandes guerras mundiais. Nas primeiras décadas do século XX, constatamos a prevalência das contribuições alemãs em número e importância dos trabalhos. Já o período a partir dos anos 1940 apresenta um amplo espectro de pesquisas em vários países, cuja natureza claramente substitui um viés preponderantemente teórico por um tratamento mais empírico, partindo mais acentuadamente da observação de períodos distintos no tempo e seus fenômenos geracionais concretos.

A noção de geração é, sem dúvida, fundamental como organizadora da vida social. Normas e expectativas de conduta são estabelecidas para as diversas gerações. Cada cultura espera determinados comportamentos, tidos como adequados a crianças, adolescentes, adultos jovens e adultos idosos. No passado, em sociedades de lentas mudanças, tais valores se mostravam mais estáveis. Já numa sociedade tão estratificada e complexa como esta em que vivemos, há uma tendência maior à formação de grupos constituídos por regras próprias. Esses grupos formam-se por afinidades de ideias e por interesses comuns a seus membros. Condições de vida comuns aos participantes, como ideologia, etnia, gênero, religião ou idade, produzem a conexão de todos entre si.

O estudo das gerações deve considerar vários aspectos, como a influência das atitudes e dos comportamentos de seus membros, ou pares, na configuração geral das características assumidas pelo grupo etário. A dinâmica das relações internas aos grupos etários necessariamente envolve o tipo de liderança e as relações de poder ali estabelecidas. Outro fenômeno relevante para a pesquisa é o de como se dá a influência mútua entre gerações, tanto em esquemas de cooperação (e até mesmo de uma coeducação) quanto em situações de conflitos de interesse mais ou menos explícitos.

Faz-se necessário registrar ainda a importante contribuição de Claudine Attias-Donfut, que assim sintetizou as quatro definições mais comuns de geração: a) genealógica: formada a partir da relação de filiação e de um grupo de pessoas classificadas de acordo com essa relação; b) histórica: circunscrita ao período histórico correspondente à duração da renovação dos homens na vida pública e medida pelo espaço de tempo que separa a idade do pai da idade do filho; c) demográfica: caracterizada pelo grupo de pessoas com aproximadamente a mesma idade, ou seja, uma coorte no sentido demográfico; d) sociológica: constituída pelo grupo de pessoas com aproximadamente a mesma idade, cujo principal critério de identificação reside nas experiências históricas comuns das quais deriva uma visão igualmente comum de mundo (de acordo com o postulado de Karl Mannheim).

A CONTRIBUIÇÃO DA HISTÓRIA DAS ARTES PARA O CONCEITO DE GERAÇÃO

Concluindo este tópico, destacamos o relevante aporte à construção do conceito de geração por parte dos teóricos no campo das artes, sobretudo da literatura, mas também da música e da pintura. Vários críticos têm analisado obras de intelectuais provenientes de diferentes campos do conhecimento, considerando as características do momento histórico em que foram produzidas. Esses autores analisaram as obras de gerações de artistas em relação às influências culturais de suas épocas, buscando o que há de comum nessas produções em cada etapa da História.

Especificamente na área literária, além de Wilhelm Dilthey, Wilhelm Pinder e Julius Petersen, que vimos neste capítulo, há também brasileiros, como Pedro Lyra[86] e a dupla Paulo Cretella Sobrinho e Irineu Strenger[87], que analisaram as características das gerações de escritores brasileiros. Além dos autores aqui apresentados, ainda no campo literário, recomendamos a consulta ao verbete "geração" no dicionário elaborado pelo professor Massaud Moisés, que nos apresenta vários outros autores cujas obras de algum modo tocam nesse tema[88].

Em que pese a complexidade conceitual do termo "'geração", que, por vezes, pode dificultar sua aplicabilidade, corroboramos o pensamento de Helenice Rodrigues da Silva sobre a importância desse conceito quando ela diz que "a noção de geração pode se revelar um instrumento conceitual importante para desvendar a história das

---

[86] Pedro Lyra, *Sincretismo: a poesia da geração 60 – introdução e antologia*, Rio de Janeiro: Topbooks, 1995.
[87] Paulo Cretella Sobrinho; Irineu Strenger, *Sociologia das gerações*, São Paulo: Livraria Martins Fontes, 1952.
[88] Massaud Moisés, *op. cit.*

representações coletivas, ou seja, a paisagem intelectual e moral de uma época, os sistemas de valores e as sensibilidades coletivas"[89].

Conforme vimos até aqui, o conceito de geração apresenta certa fluidez e contornos pouco definidos e, portanto, uma complexa delimitação semântica, como corretamente aponta Motta[90]. Neste tópico, a intenção foi a de dar a conhecer o pensamento de alguns dos mais destacados autores que se debruçaram sobre o tema das gerações. Isso sem a pretensão de esgotar um assunto que se mostra tão amplo e multifacetado, mas justamente para mostrar essa variedade de conceituações sobre o tema. De cada um dos teóricos apresentados, poderiam ser selecionadas outras partes relevantes de suas produções. Essa continuidade poderá ser empreendida, é claro, por novos interessados nas questões geracionais, buscando, inclusive, outros pesquisadores que aqui não foram mostrados. Se este livro ensejar essa motivação, o levantamento aqui realizado terá cumprido sua meta.

---

[89] Helenice Rodrigues da Silva, *Fragmentos da história intelectual: entre questionamentos e perspectivas*, São Paulo: Papirus, 2002.
[90] Alda Britto da Motta, A atualidade do conceito de geração (*on-line*), *Revista Sociedade e Estado*, v. 25, n. 2, maio-ago. 2010.

2
Demarcações geracionais: aspectos e desafios

AS UTILIZAÇÕES MAIS COMUNS DO TERMO "GERAÇÃO" ATUALMENTE

Considerando as reflexões dos diversos autores apresentados, percebemos que o termo "geração" tem tido vários sentidos e, também, diversas aplicações. Quanto a estas, Aber e Attias-Donfut[1] distinguem as mais comuns.

Um primeiro uso do termo tem sido feito para se referir a coortes, isto é, a grupos de indivíduos nascidos em um mesmo período e que viveram determinadas experiências comuns. Como exemplos, podemos citar expressões como: a geração da Primeira Grande Guerra; a turma de formandos de direito de 1990; os chamados *baby boomer* dos anos 1950; os *hippies* dos anos 1960; os *yuppies* dos anos 1980 etc.

Uma segunda utilização do termo geração é relativa aos estudos sobre a família, para a designação da posição e da função dos membros (pais, filhos, avós, irmãos) que compõem o grupo familiar nuclear, assim como sobre a família extensa (ou parentela), a linhagem mais ampla ou mesmo o clã. Como vimos, já nos tempos bíblicos, as referências sobre as gerações se davam em relação às sucessões e transmissões geracionais na família.

Um terceiro uso da palavra geração é como medida de tempo. Nesse caso, como representação do número de anos entre a idade dos pais e a dos filhos. Esse conceito de geração é encontrado na maioria das culturas e, também, nos textos bíblicos. Trata-se de uma medida imprecisa em relação à duração de uma geração, que pode variar de dez a mais de quarenta anos. Cumpre notar que, com a aceleração das transformações sociais das últimas décadas, fala-se do surgimento de

---

[1] Sara Aber; Claudine Attias-Donfut, *The Myth of generational conflict: the family and state in ageing societies*, Nova York: Routledge, 2000, p. 2-4.

uma nova geração a cada dez anos e especula-se que esse intervalo tende a ser cada vez mais curto!

O conceito desenvolvido por Karl Mannheim, que abordamos anteriormente, relaciona o processo de formação de gerações a mudanças sociais. Nessa quarta modalidade de aplicação, as gerações são diferenciadas pelas experiências históricas que compartilharam, resultando em uma visão comum do mundo, da realidade social e, também, de si mesma ao constituírem uma identidade geracional.

Por fim, o quinto uso do termo geração se dá em sua relação com as políticas públicas para as distintas idades, definidas de acordo com o exercício dos papéis de estudante, trabalhador ou aposentado. Desse modo, as gerações são identificadas pela situação escolar, participação ou não no mercado de trabalho, contribuições ao sistema de seguridade social e por meio dos benefícios que dele recebem. No entanto, nos dias atuais, constatamos que as idades tidas como próprias para o estudo e para trabalho tornaram-se muito relativas. Há jovens que começam cedo a trabalhar e há idosos ainda estudando.

GERAÇÃO E IDENTIDADE SOCIAL

Mais recentemente, passados cinquenta anos da elaboração da teoria que Karl Mannheim nos legou, Philip Abrams[2], nos anos 1980, aprofundou e expandiu a noção histórico-social de geração ao relacioná-la à identidade. Abrams procurou compreender a relação entre tempo individual e tempo social. Para ele, tanto a ideia de individualidade quanto a de sociedade são construídas pela História. Por isso, é imperioso estudar seus mútuos vínculos e verificar de que maneira, com o passar do tempo, vão se dando tais transformações. Abrams, então, promove uma aproximação entre os conceitos de geração e de identidade, considerando esta última como sendo algo a ser compreendido por meio de um enfoque histórico. Nessa perspectiva, ele não concorda com a definição de identidade como um fenômeno tão somente psicológico ou sociolinguístico.

Para Abrams, identidade é a resultante da ligação entre a história do sujeito e a história social. Consequentemente, gerações ocupam o espaço onde habitam dois tempos diferentes, mas em sincronia – o do curso da vida e o da experiência histórica. Diz ele que a questão das gerações é uma questão de mútua influência entre o calendário do ciclo vital do indivíduo e o calendário das experiências históricas vividas pela coletividade. Abrams recorda a frase de Erik Erikson: "A

---

2 Philip Abrams, *Historical Sociology*, Nova York: Cornell University Press, 1982, p. 227-66.

juventude de hoje não é a juventude de vinte anos atrás"[3]; com isso, tenta deixar claro que valores e comportamentos de uma dada geração são diferentes em diferentes momentos históricos, e novas histórias de vida vão sendo produzidas. Dessa fusão de tempos, o do indivíduo e o social, surge uma geração. Para Abrams, assim como para Mannheim, as gerações não possuem uma duração fixa, seja ela de quinze ou de trinta anos (conforme vimos nas interpretações tanto por parte de pensadores antigos quanto modernos): suas delimitações e sua duração são fluidas.

Se a ideia de geração guarda proximidade com a noção de identidade social, devemos primeiramente tentar entender como a identidade é produzida, como ela se desenvolve e qual é sua natureza. Em outro trabalho, teço algumas reflexões a respeito de identidade etária ou identidade geracional, buscando especificidades na identidade do jovem e na do velho[4].

Quando falamos sobre identidade, remetemo-nos a questionamentos acerca de um determinado caráter filosófico e psicológico a respeito de quem somos, isto é, de quais são nossas características, singularidades, idiossincrasias, que nos distinguem como indivíduos e, também, como membros de determinados grupos sociais. No primeiro caso, falamos de uma identidade pessoal; no segundo, de uma identidade social. A identificação a grupos sociais mais próximos ou mais distantes, pequenos ou abrangentes, constrói nossa identidade, seja ela profissional, estudantil, política, cultural, étnica, racial, religiosa, de classe social, de gênero ou etária. A identidade social é expressa por meio dos sentimentos de pertencimento a um determinado grupo, ou seja, ela determina a força e a extensão dos vínculos que mantemos em nossas relações de associativismo.

A identidade, assim como a questão da geração, é, sem dúvida, uma questão moderna. Como vimos, o estudo das gerações só começa a se delinear no século XIX e adquire mais solidez no século seguinte. Na modernidade tardia, ou pós-modernidade (como preferem certos autores), tem sido dito que as gerações sofrem o impacto de uma identidade social mais intensamente mutante, provisória e fragmentada, como nunca antes vista. A identidade como algo estático ou que se modifica muito lentamente, algo que enfatiza o que permanece,

---

3 Erik Erikson *apud* Philip Abrams, *op. cit.*, p. 240.
4 José Carlos Ferrigno, A identidade do jovem e do velho: questões contemporâneas, em: José Carlos Ferrigno *et al.*, *Velhices: reflexões contemporâneas*, São Paulo: Sesc; PUC-SP, 2006, p. 11-23.

algo que sugere uma "mesmidade"[5] ou fixidez, pertence a um passado, característico das sociedades de lentas mudanças. Em um mundo acelerado, esse conceito adquire uma natureza móvel, dinâmica.

Em relação ao que se pode entender por identidade, e principalmente a como essa concepção tem se modificado com o advento da modernidade, Stuart Hall[6] distingue três concepções de identidade que resultam de diferentes momentos históricos: a identidade do sujeito do Iluminismo, a do sujeito sociológico e a do sujeito pós-moderno.

O sujeito do Iluminismo é descrito como aquele indivíduo centrado, unificado, racional, consciente, possuindo em seu "centro" um núcleo interior que surge com o nascimento e que se desenvolve ao longo da vida, mantendo, no entanto, uma essência. Trata-se, pois, de uma concepção de identidade pouco influenciada por forças sociais.

Com a crescente complexidade da sociedade moderna, e acompanhando seu desenvolvimento, a identidade do sujeito sociológico torna-se também mais complexa, expandindo-se. Há, aqui, uma percepção cada vez mais nítida da modulação da identidade, forjada pelas interações interpessoais como mediadoras dos repasses dos valores culturais. Embora tenha, nessa concepção, uma essência interior permanente, na visão dos chamados interacionistas ela é formada e modificada em combinação com fatores externos.

No entanto, a partir das influências conjunturais das décadas mais recentes, o sujeito torna-se fragmentado, não tendo um centro ou um "eu" unificador. Em vez disso, possui uma multiplicidade de identidades, por vezes contraditórias. O sujeito pós-moderno é o resultado desse processo de descentramento: um ser desprovido de uma identidade fixa ou permanente. Não uma, mas sim várias identidades sem um centro coordenador são produzidas e vivenciadas conforme a circunstância. Portanto, temos aí um ser mutante, que reflete as rápidas transformações neste período de globalização e aceleração de novos costumes. Para Hall, a sensação de que temos uma identidade permanente desde o nascimento até a morte é fruto de uma narrativa fantasiosa e conveniente que produzimos para nós mesmos.

Como sintoma desses nossos acelerados tempos, as teorizações sobre a identidade enfatizam o que muda, isto é, ressaltam as mudanças ocorridas ao longo de histórias de vida individuais e cole-

---

5 Curiosamente, em português, a expressão "mesmidade" denota aquilo que tem a característica de permanecer sempre o mesmo e também nos passa, quando falamos de identidade, a sensação de se manter em uma "mesma idade". Coisas do idioma.
6 Stuart Hall, *A identidade cultural na pós-modernidade*, Rio de Janeiro: DP&A, 2011, p. 10-22.

tivas, destacando a possibilidade de uma metamorfose na percepção da realidade social, rumo ao desenvolvimento de uma consciência crítica mais ampla, superando, entre outras, a alienação derivada do conformismo político[7].

Um interessante aspecto da pós-modernidade é mostrado por Frable[8] num trabalho em que analisa diferentes linhas de pesquisa sobre identidade racial, étnica, sexual e de classes. Ao abordar especificamente a questão da etnia, a autora se refere ao fenômeno do multiculturalismo, típico de nossos dias, ocorrido em culturas de imigrantes. Nelas surge o chamado *"cultural melting pot"*, ou "caldeirão de misturas culturais", no qual identidades étnicas se perdem ou se alteram substancialmente.

Ainda sobre as questões contemporâneas de identidades psicossociais, podemos mencionar outros problemas de identidade do imigrante relacionados ao chamado "choque cultural". Lembremos o interessante fenômeno que pode ser descrito como uma rejeição à nova cultura por parte da primeira geração de imigrantes, principalmente aqueles na condição de refugiados, geralmente vítimas de dificuldades de adaptação ao novo "hábitat". Já com a segunda geração, tende a ocorrer uma assimilação intensa do estilo de vida dos habitantes nascidos e criados no território, fato que requer que o imigrante se esqueça, ao menos em parte, de suas origens. E, subsequentemente, há casos em que jovens da terceira geração se sentem motivados a resgatar as raízes culturais de seus avós, comportamento que pode promover uma aproximação intergeracional. Esse fenômeno de intergeracionalidade entre imigrantes nos auxilia na análise da formação da identidade psicossocial própria a cada faixa etária.

O TEMPO E AS GERAÇÕES

Quando pensamos sobre as sucessivas etapas de nossas vidas e sobre a sucessão das gerações ao longo da História, inevitavelmente pensamos sobre a passagem do tempo. A existência é vista como um ciclo que cumpre várias fases através do tempo, sendo essas fases também subdivididas. Sêneca, na carta ao amigo Lucílio, intitulada "Sobre a brevidade da vida", reflete sobre a enigmática relatividade da duração percebida do tempo vivido, inclusive em razão da idade de quem o observa e, em seu caso, do ponto de vista de alguém já envelhecido:

---

7 A. C. Ciampa, *A estória do Severino e a história da Severina: um ensaio de psicologia social*, São Paulo: Brasiliense, 1987, p. 141-6.
8 Deborah E. S. Frable, Gender, Racial, Ethnic, Sexual and Class Identities, *Annual Review of Psychology*, v. 48, fev. 1997, p. 139-62.

> Há pouco tempo, eu era menino sentado na escola do filósofo Sotione; há pouco tempo, comecei a discutir causas; há pouco tempo, resolvi não discuti-las mais; há pouco tempo já não posso mais fazê-lo. Infinita é a velocidade do tempo, a qual parece maior quando olhamos para trás. Pois aos atentos ao presente engana, porque é a passagem de sua fuga precipitada. Queres a causa disso? Todo o tempo transcorrido está no mesmo lugar; o vemos simultaneamente, está tudo junto. Todas as coisas caem no mesmo buraco. E, além disso, não podem existir grandes intervalos em uma coisa que, na sua completude, é breve. O que vivemos é um instante, menos que um instante, porém, a natureza dividiu essa coisa mínima para dar aparência de duração a esse pequeno espaço de tempo. De uma parte, fez a infância, de outra, a meninice, depois a adolescência, o declínio da adolescência à velhice e, por fim, a própria velhice. Em algo tão estreito, quantos degraus há! [...] Não me parece que no passado o tempo fosse tão veloz. Agora, a sua rapidez me parece incrível[9], seja porque percebo que o fim se aproxima, seja porque comecei a observar e fazer as contas das minhas perdas.[10]

Sem dúvida, o tempo é uma das mais misteriosas dimensões da vida humana. Santo Agostinho, em suas *Confissões*, já comentava esse mistério.

> Que é, pois, o tempo? Quem poderia explicá-lo de maneira breve e fácil? Quem pode concebê-lo, mesmo no pensamento, com bastante clareza para exprimir a ideia com palavras? E, no entanto, haverá noção mais familiar e mais conhecida usada em nossas conversações? Quando falamos dele, certamente compreendemos o que dizemos; o mesmo acontece quando ouvimos alguém falar do tempo. Que é, pois, o tempo? Se ninguém me pergunta, eu sei; mas se quiser explicar a quem indaga, já não sei. Contudo, afirmo com certeza e sei que, se nada passasse, não haveria tempo passado; que se não houvesse os acontecimentos, não haveria tempo futuro; e que se nada existisse agora, não haveria tempo presente. Como então podem existir esses dois tempos, o passado e o futuro, se

---

9   Se a Sêneca já impressionava a rapidez da passagem do tempo, imaginem o que ele pensaria agora em um tempo de tantas e aceleradas mudanças!
10 Lucius Annaeus Sêneca, Capítulo XLIX – Da brevidade da vida, em: *Aprendendo a viver, op. cit.*, p. 21.

> o passado já não existe e se o futuro ainda não chegou? Quanto ao presente, se continuasse sempre presente e não passasse ao pretérito, não seria tempo, mas eternidade. Portanto, se o presente, para ser tempo, deve tornar-se passado, como podemos afirmar que existe, se sua razão de ser é aquela pela qual deixará de existir? Por isso, o que nos permite afirmar que o tempo existe é a sua tendência para não existir.[11]

Em algum momento, todos nós nos interrogamos a esse respeito, mas seu conceito é complexo. O que é o tempo? Quais são suas características? Passado, presente e futuro articulam-se a todo instante em nossa mente, determinando nossa posição no mundo e, com ela, modulando nossos comportamentos, relações, sentimentos, pensamentos, percepções, sensações e atividades, mesmo que disso tudo, frequentemente, não tenhamos uma consciência clara.

Em nosso dia a dia, necessitamos medir o tempo a fim de controlar a duração de nossas tarefas, e assim obter o resultado esperado no prazo certo. E esse controle, num mundo cada vez mais acelerado, tem de ser cada vez mais preciso. Tanto é assim que a ciência tem desenvolvido instrumentos de medição cada vez mais exatos, como o chamado relógio atômico, que utiliza as oscilações do átomo de césio. Tal qual um relógio de pêndulo, ondas eletromagnéticas provocam oscilações no átomo, e, a cada 9.192.631.770 oscilações, temos a medida de um segundo. Sua precisão é impressionante: atrasa apenas um segundo num período estimado de 65 mil anos. Por outro lado, sabemos que a medição do tempo cronológico era, entre os povos antigos, e é, entre alguns povos atualmente esparsos em alguns pontos do planeta, feita pela observação da natureza, com o tempo sendo medido pelas fases da lua ou pelas estações do ano, para, por exemplo, otimizar a produção agrícola, determinando o momento mais adequado de plantar e de colher.

A cronologização mais precisa da própria vida é, sem dúvida, um fenômeno moderno. No mundo globalizado, uma criança pequena é capaz de nos mostrar com seus dedinhos que possui dois anos de idade. Nessa metrificação da existência, segundo o nosso Estatuto da Criança e do Adolescente, os menores de 12 anos são considerados crianças, ao passo que, de acordo com o Estatuto da Pessoa Idosa, um indivíduo é considerado idoso a partir dos 60 anos de idade. Mas ainda existem em algumas regiões do planeta culturas não "globalizadas". Em certas comunidades da África, nem mesmo os adultos possuem uma ideia

---

[11] Santo Agostinho, Capítulo XIV – O que é o tempo?, em: *Confissões*, São Paulo: Nova Cultural, 2000, p. 120

exata de quantos anos têm. A imprecisão da noção de idade e de sua mensuração fica ainda mais visível em sociedades nas quais as classes de idade são pouco significativas e a gerontocracia é pouco marcante[12]. Evidentemente, não devemos ver esses povos etnocentricamente como um exemplo de "atraso cultural", até porque, provavelmente, com exceção daqueles que entram em contato com o chamado mundo "civilizado", eles não sentem necessidade dessa medição do tempo tão precisa. Coletividades humanas podem optar por ser regidas por lógicas diversas das nossas em relação a formas de organização social, as quais seria importante que aprendêssemos a respeitar.

Em relação à *noção do tempo* na criança, vale observar que, além do fator cultural, outra determinação muito relevante influencia a percepção temporal infantil: o estágio de desenvolvimento psicobiológico do ser humano. Há a dependência de uma maturação neurológica, que vai se realizando mediante os estímulos fornecidos pelas primeiras experiências da criança. Jean Piaget nos apresenta essa interessante questão quando reflete sobre a noção de idade na criança[13]. Ele investiga se a criança forma desde pequena uma representação do envelhecimento como uma marcha contínua no tempo e se ela vê esse tempo como sendo comum a todos os indivíduos; ele verifica que crianças pequenas mostram dificuldade de distinguir a diferença de idade de adultos, achando, por exemplo, que sua mãe tem a mesma idade que sua avó. Piaget investiga a relação entre idade e tamanho e se, aos olhos de uma criança, alguém mais jovem é capaz de alcançar no tempo um amigo mais velho. Uma das crianças entrevistadas mantém o seguinte diálogo com o pesquisador:

> – Quantos anos você tem? – Quatro anos. – Você tem irmãos? – Um irmão mais velho. – Você nasceu antes ou depois dele? – Antes. – E quem é o mais velho? – O meu irmão, porque ele é maior. – Quando ele era pequeno, quantos anos ele tinha mais do que você? – Dois anos. – E agora? – Quatro anos. – A diferença, então, pode mudar? – Sim, se eu comer muito eu passo na frente dele. – Como a gente sabe que uma pessoa é mais velha? – Porque ela é maior. – Quem é mais velho, seu pai ou seu avô. – Todos os dois. – Por quê? – Porque os dois são grandes.[14]

---

12 Claudine Attias-Donfut, *op. cit.*, 1988, p. 95.
13 Jean Piaget, *A noção do tempo na criança*, Rio de Janeiro: Record, [s.d.], p. 227-62.
14 É por essas e por outras elaborações infantis que é muito divertido conversar com crianças pequenas!

Como resultado de suas pesquisas, Piaget nos diz:

> Uma coisa em particular chama a atenção: é o caráter essencialmente estático e quase descontínuo da noção que a criança tem da idade. O tempo vivido não é um fluxo perpétuo e contínuo: é uma mudança que tende para certos estados, e cessa de escoar-se quando estes são alcançados. É assim que, para as crianças, envelhecer é crescer: ao termo do crescimento, o tempo como que cessa, para eles, de operar.[15]

Pelo exposto em relação à abordagem piagetiana, cremos que fica um importante lembrete para o profissional da área da intergeracionalidade: atentar para o estágio do amadurecimento psiconeurológico durante os primeiros anos da vida humana, para a promoção de interações bem-sucedidas da criança com as demais gerações.

Em relação à percepção da passagem do tempo, sabemos que ela é necessária para que haja a consciência geracional. Sendo assim, a partir de que momento passamos a perceber mais claramente que pertencemos a uma determinada geração? Talvez sobretudo a partir da adolescência (como pensaram alguns autores mencionados anteriormente), fase em que há o início de um envolvimento maior com os eventos da comunidade e, em decorrência, a chance de um engajamento social e político[16]; momento, portanto, de tomada de posição frente ao conjunto das gerações que compõem o tecido social. Imersa na maior parte do tempo no espaço doméstico, a criança não visualiza nitidamente as demais gerações, apenas se diferencia dos adultos de modo geral, tomando seus pais como principal referência de pessoas mais velhas.

Se, por um lado, a consciência de nossa geração, assim como a que temos, ou podemos ter, das outras, é produzida pelo aumento das interações sociais, por outro, é importante levar em conta a influência do desenvolvimento das faculdades cognitivas na passagem da infância para a adolescência. Segundo Piaget, o surgimento do pensamento formal, constituído no florescimento da adolescência, permite o desenvolvimento da noção abstrata de tempo. Essa noção fornece as ferramentas cognitivas para uma pessoa conceber sua própria duração no transcorrer do tempo por meio das relações com o outro:

---

15 Jean Piaget, *op. cit.*, p. 228.
16 Sabemos que o grau de politização da juventude, assim como o de toda a sociedade, depende de determinadas condições históricas. Por isso, é possível constatar períodos em que os jovens são mais protagonistas dos acontecimentos culturais e políticos, enquanto, em outros, mostram-se mais indiferentes.

> O acabamento operatório das noções relativas ao tempo interior supõe tanto a colocação em relação ao tempo próprio com o tempo do outro e com o tempo físico em um sistema de reciprocidades que ultrapassa o egocentrismo, quanto a colocação em relação do presente com o passado num sistema reversível que ultrapassa o imediato.[17]

Os antigos gregos possuíam uma ideia mais ampla a respeito do fenômeno temporal. Além do conceito de tempo cronológico, *cronos*, sequencial e quantitativo, possuíam a ideia de um tempo que chamaram *kairós*, tempo das oportunidades e momento certo para realizações, um tempo do presente, subjetivo e mediado pelas emoções e, por isso, de duração variável de acordo com nosso humor e motivação. Podemos constatar o quanto o tempo demora a passar quando estamos pessimistas ou desmotivados com alguma coisa. Inversamente, quando nos encontramos profundamente interessados por uma tarefa ou conversa, não sentimos as horas passarem.

Além de *cronos* e *kairós*, apenas para registro, temos também o tempo geológico, que estuda as eras, caracterizadas pelas importantes transformações geológicas pelas quais têm passado o planeta Terra e outros objetos do cosmos ao longo de bilhões de anos.

Mas há um tempo que aqui nos interessa mais de perto, porque nos possibilita uma compreensão do fenômeno geracional: o chamado tempo histórico. Embora seja impreciso e, portanto, pouco previsível, ele é decisivo para as relações sociais, pois é balizado por relevantes acontecimentos que tendem a marcar profundamente as sociedades, como guerras, revoluções, ditaduras, conquistas democráticas e as consequentes mudanças de valores e comportamentos, como vimos de modo emblemático nos anos 1960. Mudanças que têm como agentes grupos humanos que provocam transformações sociais e, ao mesmo tempo, são transformados por elas. Vimos que, na evolução dos estudos sobre as gerações, vários autores consideram que grandes eventos históricos provocam consideráveis impactos na configuração das gerações; também observamos que as interpretações sobre esses mesmos acontecimentos podem variar de uma geração para outra em decorrência das experiências próprias vividas pelos diversos grupos etários.

A relação entre tempo e geração enseja várias indagações, entre as quais perguntas sobre como cada geração vivencia o passado, o presente e o futuro. Ao que parece, quando criança, tendemos a viver

---

17 Jean Piaget, *op. cit.*, p. 299.

mais intensamente o presente, talvez porque, nessa fase, o mundo nos apresenta muitas novidades e ficamos muito entretidos com elas. Na fase adulta, muitos de nós perdemos, ao menos em parte, essa curiosidade, e acabamos por "olhar sem ver" o que se passa ao nosso redor[18]. Além disso, na vida adulta, somos responsáveis por nós mesmos e por outros. Cuidamos de nós e cuidamos de outras pessoas. Enfrentamos muitas obrigações de família e de trabalho e, assim, dispensamos mais atenção aos planos para um futuro, seja ele mais imediato ou mais longínquo, do que ao que acontece no presente.

Por sua vez, na velhice, projetos de longo prazo já não fazem sentido e, nessa fase de aposentadoria, há mais tempo livre. Essa conjunção de fatores pode ser vantajosa para os aposentados de condição socioeconômica satisfatória, pois têm mais chances de viver por mais tempo e com saúde. Por isso, eles podem, à semelhança dos jovens de hoje, viver com intensidade o presente e desenvolver projetos que gerem satisfação, sem a necessidade de planejamentos de longo prazo, mesmo porque naturalmente seu horizonte é mais curto.

Envolvendo-se mais fortemente com o "aqui e o agora", os idosos, graças ao maior tempo livre do trabalho, têm a oportunidade de se relacionarem de modo mais lúdico e afetivo com as crianças, seres que não costumam se preocupar com seu futuro. Por isso, a relação entre avós e netos pode ser muito espontânea e gratificante para ambas as gerações. Tive tal impressão em minhas atividades profissionais ao observar a interação entre idosos e crianças em situações de lazer e, sobretudo, no exercício de atividades culturais do programa intergeracional que tive a oportunidade de coordenar. Algumas dessas imagens ficaram marcadas em minha memória, como a de um senhor bem velho e de um adolescente em um curso de fotografia, ambos profundamente concentrados no exame de uma câmera fotográfica, conversando animadamente sobre o que achavam daquele equipamento; uma cena singela na qual se percebia o quanto estavam vivendo intensamente aquele momento. Tanto os idosos como as crianças que entrevistei em minhas pesquisas, quando perguntadas sobre como se sentiram ao se relacionarem com pessoas de outras gerações, reiteradas vezes disseram-me que não perceberam nenhuma diferença, ou seja, não atentaram para esse fato, já que, despreocupadas, sua atenção estava imersa na atividade. A idade, nessas

---

18 Lembrando que vivemos, como foi observado na introdução deste livro, numa sociedade que nos dispersa, pela grande quantidade de informação que nos alveja cotidianamente, principalmente aquelas que nos convidam a um ininterrupto e automático consumo de mercadorias e serviços.

circunstâncias, não se constitui numa barreira para o estabelecimento de uma boa relação. Em tais momentos "mágicos", há apenas (e não é pouco) o encontro de pessoas desejosas de interação, momentos propícios para o florescimento da amizade e do companheirismo.

Tornar-se consciente de nossa própria geração, isto é, apropriar-se dessa identidade, depende da consciência que temos das demais gerações na família e na sociedade. Implica considerarmos não apenas aquelas que estão presentes, mas também aquelas que já se foram, nossos ascendentes mais antigos. Ao nos tornarmos mais conhecedores de nossa árvore genealógica, isto é, de onde viemos, possivelmente conseguiremos desenvolver também a consciência de nossa finitude e da incessante renovação da vida, por meio da sequência de nascimentos e mortes, da sucessão das gerações. Essa é uma conquista importante em tempos de negação da morte, fenômeno próprio da modernidade, que nos vende a ilusão de que o ser humano é a culminância da evolução biológica e que tudo podemos, escamoteando, assim, nossas fragilidades. A morte, como sabemos, é o grande tabu da sociedade contemporânea, como bem demonstraram autores de clássicos sobre o assunto, como Phillipe Ariès[19] e Elisabeth Kübler-Ross[20].

AS FASES DA VIDA NA HISTÓRIA E OS RITOS DE PASSAGEM

Como foi dito, durante a Idade Média houve um longo interregno na reflexão sobre o significado de geração, até porque não havia muita preocupação com a idade das pessoas para a designação de ocupação, *status*, papéis sociais, deveres e obrigações. Não havia um estatuto acabado de condutas entendidas como próprias desta ou daquela idade. Nos dias de hoje, logo ao nascermos, ganhamos uma certidão de nascimento que comprova nossa existência, e que contém a hora e o dia em que viemos ao mundo. Temos que ter determinada idade para nos matricular em determinado ano escolar, para servir no Exército, para iniciar uma vida de trabalho, para se casar e para se aposentar. Temos que comprovar todas essas informações por meio de uma documentação registrada e legitimada em cartórios abertos à consulta pública. Documentos não nos faltam, ao contrário: além da certidão de nascimento, acumulamos carteira de identidade, passaporte, licença para dirigir, título de eleitor, entre outros. Todos esses documentos

---

19 Philippe Ariès, *A história da morte no Ocidente: da Idade Média aos nossos dias*, Rio de Janeiro: Ediouro, 2003.
20 Elisabeth Kübler-Ross, *Sobre a morte e o morrer*, São Paulo: Martins Fontes, 1981.

são devidamente numerados, assim como nossos endereços de residência e de trabalho. Sem todos esses registros, somos considerados indigentes, verdadeiros párias, sem valor social.

Após um intervalo de muitos séculos medievais – portanto, entre o fim da Antiguidade e o advento da Era Moderna –, as reflexões sobre o estudo das gerações vêm ganhando força, impulsionadas pela necessidade de uma ordem social que exige um controle mais preciso sobre as pessoas. Como vimos, filósofos, sociólogos e historiadores puseram-se a estudá-las a partir de meados do século XIX. No século XX, especialistas de outras áreas do conhecimento passaram também a contribuir para uma maior compreensão do tema, sobretudo antropólogos, psicólogos e psicanalistas, buscando compreender o comportamento dos indivíduos de acordo com sua idade, assim como as relações que se estabelecem entre mais velhos e mais novos no âmbito de grupos sociais menores, como família, trabalho, escola e demais espaços sociais.

A antropologia, além de iluminar nossos conhecimentos sobre o sentido das gerações em nossa sociedade, oferece uma contribuição importante, que vem do cotejamento de costumes característicos de diferentes culturas, possibilitando, assim, observar tanto a diversidade de normas e expectativas aplicadas às várias fases do ciclo vital quanto os ritos de passagem de uma à outra etapa.

A vida humana pode ser considerada como tendo seu início com a fecundação do óvulo, seguindo etapas de desenvolvimento ainda durante a permanência intrauterina e, após o nascimento, prosseguindo nas fases da infância, adolescência, juventude ou idade adulta jovem, meia-idade e velhice[21]. A cada uma dessas fases as diversas sociedades atribuem significados e características, estabelecendo normas e expectativas de comportamentos. Tais ritualizações mostram-se essenciais para a organização social e indispensáveis para que os indivíduos se sintam reconhecidos e aceitos pela comunidade, ocupando nelas uma determinada posição. Sem dúvida, a idade dos indivíduos é uma das bases essenciais para a atribuição de *status* e uma das dimensões essenciais que regulam a interação social.

Para além das especificidades fisiológicas que marcam as fases da vida, a antropologia tem descrito, ampla e detalhadamente, como ocorrem e qual a importância nas culturas humanas de rituais das

---

21 De modo não intencional, a maioria das pessoas, incluindo especialistas, ao nomearem as gerações em sua sequência natural, assim o fazem: "criança", "adolescente", "adulto" e "idoso", como se o idoso pertencesse a outra categoria etária que não a de adulto também, ou seja, a de um adulto idoso.

mais diversas naturezas, como os de conversão religiosa ou aqueles ligados às estações do ano e a situações climáticas, nos quais são feitas aos deuses solicitações, entre outras, de chuvas que propiciem uma boa safra de alimentos e, também, ritualizações que servem para marcar o fim de uma etapa da vida e o início de outra.

Comparada às sociedades antigas ou de tradição oral, essa em que vivemos apresenta escassos ritos e de pouca exuberância, pois eles se mostram esvaziados de seus valores de origem. Atualmente, por exemplo, o ritual do batismo é, por vezes, realizado em famílias não muito envolvidas com a religião. O outrora prestigiado baile das debutantes de quinze anos, originalmente destinado a apresentar à sociedade moças casadoiras, hoje perdeu força, pois as mulheres se casam bem mais tarde, muitas nem se casam, de modo que esse evento perdeu seu sentido original. Mesmo as cerimônias de formatura escolar têm menos brilho e são opcionais, inclusive por seus custos financeiros. Da mesma forma, rituais de casamento são simplificados ou nem ocorrem, passando os casais apenas a viver juntos. A entrada na fase da aposentadoria, quando comemorada, é marcada por uma breve festinha feita pelos colegas da empresa e tem, por vezes, um sabor amargo para quem se retira do mundo do trabalho, antevendo um futuro difícil[22].

Na sociedade atual, várias demarcações temporais, a despeito das legislações existentes, tornam-se imprecisas. Todos nós temos tido a oportunidade de constatar o prolongamento considerável da dependência dos adolescentes para com suas famílias de origem. Em incontáveis famílias, sobretudo nas classes altas e nas médias, há os "eternos estudantes"; em outras, encontramos a chamada geração nem-nem, daqueles que nem estudam, nem trabalham.

No entanto, podemos nos perguntar: a permanência na casa dos pais, por si só, define uma situação de dependência dos jovens? Não necessariamente, como nos informa Elsa Ramos[23] ao mostrar que, nas relações de coabitação dos filhos adultos com seus pais, pode haver por parte destes o reconhecimento da autonomia dos filhos, apesar da dependência; isso se dá a partir da aceitação por parte dos filhos

---

22 Por falar em rituais de passagem, para uma melhor adaptação à próxima etapa da vida, embora importantes, os chamados Programas de Preparação para a Aposentadoria, a despeito de sua eficácia, alcançam uma parcela muito pequena de trabalhadores. Infelizmente, pouquíssimas empresas e instituições tomam esse tipo de iniciativa, que pode fazer muita diferença para o bem-estar do aposentado.

23 Elsa Ramos, As negociações no espaço doméstico: construir a "boa distância" entre pais e jovens adultos "coabitantes", em: Myriam Lins de Barros (org.), *Família e gerações*, Rio de Janeiro: FGV, 2006, p. 39-65.

das regras parentais em relação, por exemplo, a horários, ritmos e arrumação da casa, condição para uma boa convivência. No processo de negociações e contrapartidas, ter o próprio quarto representa um importante refúgio, algo como "a casa do jovem na casa de seus pais". Aliás, sempre que possível, dadas as condições econômicas, muitos pais apoiam a ideia de que seus filhos tenham um quarto próprio como um estímulo à sua autonomia, pois, cuidando do quarto (dentro das expectativas dos pais para evitar conflitos), indiretamente aprendem a cuidar de si. O estabelecimento de acordos entre pais e filhos sobre as regras de como administrar os espaços domésticos é decisivo para se aferir o grau de autonomia dos filhos adultos. Mais adiante, prosseguiremos analisando o comportamento dos jovens atuais e de outros períodos no que concerne à questão da dependência/autonomia em relação a seus pais.

Por outro lado, é possível imaginar situações nas quais a passagem de uma etapa a outra do ciclo de vida possa se dar de forma abrupta. Por exemplo, quando filhos se tornam arrimos de família por necessidade repentina, como no caso de um jovem ou uma jovem que tem de buscar emprego em decorrência do falecimento de seu pai ou de sua mãe. Há, é claro, casos em que tal condição se dá de modo previsível em decorrência da pobreza; filhos e filhas que desde cedo são importantes arrimos financeiros de seus pais e, por isso, não podem se dar ao luxo de não trabalhar.

O fato é que, independentemente dos eventos que servem como marcadores sociais de passagem de um período a outro, a vida é composta de fases nas quais a herança genética, em diferentes proporções e dependendo da etapa, combina-se com fatores culturais para determinar o perfil geracional em dado momento histórico.

O EMBAÇAMENTO DAS FRONTEIRAS ENTRE AS IDADES

Em relação à ideia de que a pós-modernidade fragmenta, separa e volatiliza os fenômenos sociais, conforme comentado na introdução deste trabalho, podemos nos indagar sobre o quanto a modernidade já vinha promovendo essa fragmentação, sobretudo por meio do racionalismo científico e de seu espírito analítico, desde, ao menos, a segunda metade do século XIX. Fragmentação dos fenômenos sociais que a modernidade concretiza ao classificar o ciclo da vida em suas diversas fases, problematizando e provendo a cada uma um estatuto, um rol de expectativas e normas de comportamento entendidas como adequadas para a infância, adolescência, maturidade e velhice.

A partir dessa constatação, uma questão interessante é: até que ponto a delimitação de fronteiras etárias tem contribuído para distanciar as gerações ao criar espaços sociais específicos para cada uma delas, empobrecendo a vida comunitária?

No entanto, atualmente, podemos estar vivendo simultaneamente um movimento inverso, em que parece possível perceber certa aproximação dos perfis das gerações, talvez em razão, entre outros fatores, de uma presença social mais vigorosa de um contingente maior de pessoas idosas, ativas e participativas, que busca se atualizar a fim de entender melhor esses novos tempos. Se, por um lado, há um poderoso mercado consumidor interessado nesse novo estilo de viver a velhice, por outro, esse maior protagonismo tende a tornar mais positiva a imagem da velhice, sobretudo junto às novas gerações.

Estudiosos falam de uma dificuldade prática para uma delimitação cronológica mais precisa das gerações, que atribuem a essa suposta e progressiva indiferenciação no estilo de vida de mais velhos e mais novos, considerando, por exemplo, a semelhança de vestuário, de vocabulário e, também, de papéis assumidos na vida pública e privada. Constatamos que a idade de ser pai ou mãe, assim como a idade de estudo e de trabalho, tem sido cada vez mais fluida e variável. Jovens pobres param precocemente de estudar para trabalhar, enquanto muitos idosos, principalmente os de classe média, voltam a estudar, porque almejam uma atualização de conhecimentos para melhor se posicionarem num mundo de rápidas mudanças.

Essa espécie de descronologização da vida, essa "confusão de identidades geracionais", gera perguntas como: "com a idade que tenho, sou considerado velho ou novo?". Notemos que tal indefinição de limites pode se dar tanto no mundo real quanto no mundo virtual. No relativo anonimato da internet, aliás, é onde é possível conquistar maior liberdade para a criação de personagens, *alter egos* ou avatares[24], enfim, novas identidades com as mais diversas intenções, que podem fazer, por exemplo, um velho se passar por um jovem ou um jovem tentar parecer mais velho.

Mas uma indiferenciação das gerações, decerto, tem seus limites. Uma criança jamais será totalmente igual a um adulto. Como, então, delimitar em que ponto começa e em que ponto termina uma geração? Que critério utilizar? O mais óbvio é o da data de nascimento ou, em outras palavras, a idade de cada indivíduo. Como já vimos, as gera-

---

24 O termo "avatar" ganhou recentemente um novo significado: representação de si mesmo, geralmente em meios virtuais, para mostrar um tipo de personificação, uma autoimagem.

ções não podem ser delimitadas por rígidas faixas etárias que vão de tantos a tantos anos de idade, já que o amadurecimento e o envelhecimento do corpo e da mente são fenômenos individuais. Essa questão nos remete a vários questionamentos. Quando e como se alcança a idade adulta? Quando tem início a velhice? O que diferencia uma criança de um adolescente? Mesmo que o processo de crescimento e envelhecimento seja individual, é preciso algum grau de padronização de faixas etárias. Para isso servem as convenções ou acordos sociais, necessários para o estabelecimento de políticas públicas.

Conforme vimos, na Idade Média não havia uma noção precisa do que é uma geração. Obviamente, o que ocorre agora não significa um retorno à vida medieval, apenas quer dizer que complexas determinações econômicas e sociais têm estabelecido novos hábitos que tendem a diminuir as diferenças entre os estatutos etários. Todavia, mesmo que deixássemos de lado os critérios cronológico e biológico na conceituação das gerações e adotássemos os vieses histórico e social, considerando os valores e comportamentos comuns compartilhados em determinado grupo de indivíduos de idades próximas, teríamos dificuldade no estabelecimento de tais limites. Esse tipo de questionamento está, muitas vezes, no centro das controvérsias acadêmicas sobre a natureza das variações geracionais e, também, tem ecoado no campo da sociologia da criança e da juventude.

O conceito de geração não está desvinculado das divisões repetidas vezes marcadas nas pesquisas e que se arriscam a definir o que é infância, qual a delimitação entre infância e juventude e quando um sujeito jovem pode ser considerado adulto. Essas aferições acarretam uma série de discordâncias quanto aos parâmetros históricos e biológicos que balizam os sujeitos como crianças ou como jovens. Pode-se inferir que as categorias "criança" e "jovem" são parte de uma construção em contextos sociais específicos. Por isso, há dificuldade em organizá-las a partir de um recorte unicamente etário.

Por muito tempo, o estudo das gerações não foi considerado como muito importante para a compreensão dos fenômenos sociais e até mesmo para a constituição das estruturas e do funcionamento da sociedade. Apesar da relevância do conceito de gerações no senso comum ou na compreensão leiga da mudança cultural, o estudo das gerações não desempenhou, ao menos até o momento, um papel muito significativo no desenvolvimento das teorias no campo das ciências humanas. Todavia, com os desenvolvimentos sociais recentes, combinados com o desgaste da teoria da luta de classes sociais como motor da História, o papel das gerações passou a ganhar relevância como um dos fatores que impulsionam mudanças culturais e políticas.

É de grande importância compreender o fenômeno social das gerações para se conhecer de modo mais preciso como se estrutura a sociedade e, de modo mais específico, entender como são constituídos os movimentos sociais. Sua importância torna-se ainda mais evidente em um momento histórico como o que estamos vivendo, caracterizado por aceleradas mudanças culturais e tecnológicas.

As mudanças atuais, tão visíveis e importantes, podem parecer apenas o retrato da condição humana: a de um ser em permanente mudança, uma regra na história do *Homo sapiens*. É a partir daí que se pode argumentar que as transformações sociais do período que estamos vivendo nada têm de extraordinário. No entanto, nota-se certa descontinuidade da experiência das gerações em relação a esses eventos em decorrência da velocidade das mudanças, descontinuidade essa que se aplica igualmente a todas as categorias de idade. Nessas circunstâncias, definir fronteiras entre gerações pode ser difícil e até mesmo arbitrário.

O ritmo de mudança tende a ser muito rápido, e a velocidade dos novos fenômenos que explodem na consciência pública faz com que envelheçam, morram e desapareçam muito rapidamente, antes que a experiência tenha tempo para se estabelecer, sedimentar e cristalizar em atitudes duradouras ou modelos de comportamento aptos a ser classificados como características duráveis do espírito da época, como características únicas e permanentes de uma geração.

Temos como igualmente importante considerar o ponto de vista de cada um de nós quanto a que geração pensamos pertencer. Claro está que essa autorrepresentação é produzida a partir das informações que recebemos daqueles com os quais nos relacionamos e, também, pelas redes sociais e pela grande mídia em seus diversos veículos. Mas, além dessas fontes, podemos observar também fenômenos psíquicos que contribuem para a constituição de nossas subjetividades. Por exemplo: nosso envelhecimento é frequentemente mais notado pelo outro do que por nós mesmos, ainda que tenhamos espelhos em nossas casas. A partir de certo momento, a forma com que somos tratados se modifica. Passamos a ser chamados de "senhor" ou de "senhora", de "tio" ou de "tia" e, subsequentemente, com o avanço da idade, de "vô" ou de "vó".

Afinal, por que demoramos a nos perceber envelhecidos? Uma das razões plausíveis é a imagem social negativa da velhice, conceituada como algo feio e decadente, que introjetamos e que nos faz resistir à ideia de que envelhecemos. Mas há também o relato da sensação, no depoimento de várias pessoas (algumas das quais entrevistei para minhas pesquisas), de que "por dentro" não se sentem velhos; ao contrário, repetem exaustivamente que possuem "espírito jovem". Outros vão além, dizendo não sentir que possuem uma idade avançada, ao menos até o momento em que, de alguma forma, são informados disso pelos outros, em decorrência de certo tipo de tratamento social, ou, ainda, quando sentem no corpo e na mente o peso dos anos. A esse respeito, pensemos na natureza atemporal do inconsciente, segundo a concepção freudiana, ou seja, a ideia de que nele não há uma percepção da passagem do tempo. Sob esse prisma, até que ponto nossa subjetividade pode, de fato, sofrer essa influência e apresentar essa sensação mais íntima de atemporalidade? Tais questionamentos de ordem psicológica, além das determinações históricas e sociais, acrescentam ainda mais algumas dificuldades para uma delimitação mais precisa das gerações ao longo do ciclo vital e, ao mesmo tempo, constituem mais uma frente muito promissora de pesquisas.

3
Teorias do desenvolvimento humano ao longo do ciclo vital

Desde os albores do século XX, paralelamente aos estudos históricos e sociológicos sobre as gerações, outras ciências, como a psicologia, a psicanálise, a antropologia e a pedagogia, entre outras, vêm elaborando teorias relativas às diversas fases da vida. O desafio aqui é o de detectar as transformações do ser humano que vão além daquelas evidentes em sua aparência física, ou seja, entender quais são e como se dão as mudanças psíquicas na fase infantil, na adolescência, na vida adulta jovem e na fase do adulto idoso. Esse esforço implica em saber como ocorrem a aquisição de conhecimentos e o desenvolvimento de habilidades. Significa, ainda, compreender como cada um tem a percepção de si, do outro, do mundo, isto é, como a pessoa constrói as representações tanto das pessoas de sua geração quanto daquelas das demais gerações. Outra frente de investigações é saber como cada indivíduo mais velho percebe as várias visões de si e da realidade social que foi desenvolvendo à medida que passava de uma para outra geração. Em suma, referimo-nos aqui ao desafio das ciências sociais de entender como a realidade vivida é apreendida ao longo da vida humana e de que modo o tipo de apreensão determina valores, atitudes e comportamentos concretos. Afinal, tais teorizações buscam compreender os fenômenos cognitivos e afetivos do ser humano ao longo de seu amadurecimento psicológico.

O poder preditivo das teorias do desenvolvimento, isto é, a previsão de como evoluem as capacidades do ser humano, é de inegável importância para profissionais que lidam com educação, assistência psicológica ou social junto a crianças, adolescentes, adultos jovens e adultos idosos. Àqueles que se propõem a realizar o trabalho intergeracional esses conhecimentos são preciosos na elaboração de políticas e programas de aproximação das gerações, orientando o profissional quanto ao modo mais eficaz de fomentar o diálogo e a cooperação entre elas.

Os autores são muitos, mas, neste trabalho, fazemos apenas uma breve menção de alguns teóricos do desenvolvimento humano mais conhecidos e especificamente daqueles que se afiguram mais diretamente de interesse do trabalho intergeracional. O objetivo é ilustrar como a contribuição dessas teorias tem ajudado no entendimento do fenômeno geracional. Por isso, os autores escolhidos de alguma maneira abordam as relações entre pessoas de diferentes idades. Vejamos, pois, alguns autores que sobre essa questão se debruçaram.

Erik Erikson (1902-1994)

Nesse campo de estudos, um nome muito reconhecido é o de Erik Erikson. Com base em sua formação psicanalítica, ele se notabilizou por seus estudos sobre os vários estágios do desenvolvimento psíquico. Embora alicerçado na teoria freudiana, buscou, todavia, estabelecer uma permanente conexão das transformações psíquicas com várias visões sobre as influências sociais e culturais na constituição do ser humano. Em seu livro *Infância e sociedade*, no capítulo 7, intitulado "As oito idades do homem", Erikson, ao relatar os desafios colocados ao ser humano ao longo dessas oito fases do ciclo vital[25], discute as possíveis crises emocionais que podem afetar de diferentes modos a identidade e a personalidade.

Enquanto a maioria dos autores de teorias do desenvolvimento estudou apenas o período infantil[26], Erikson analisou o ciclo vital completo, desde a mais tenra infância até a velhice avançada. Para cada uma das etapas, o autor detalha as características psíquicas que estão em jogo naquele momento. Há em cada uma delas um binômio que representa o sucesso ou o fracasso de uma determinada missão ou tarefa inerente ao desenvolvimento humano. Trata-se, portanto, de um desafio que está ali posto para que se atinja a meta estabelecida para aquela fase.

Considerando que o detalhamento teórico dessas várias abordagens sobre o desenvolvimento humano extrapola os limites deste trabalho, assinalamos, de modo sintético e em linhas gerais, os aspectos que se afiguram relevantes para o estudo da intergeracionalidade. Essa intenção, portanto, volta-se para a contribuição de Erikson ao descrever sucintamente os estágios do desenvolvimento humano nos pontos que nos auxiliam nessa direção.

---

25 Erik Erikson, *Infância e sociedade*, 2. ed., Rio de Janeiro: Zahar, 1976, p. 227-53.
26 As teorizações sobre o período da infância são fortemente inspiradas pelas chamadas fases oral, anal, genital e de latência formuladas por Freud em sua teoria da sexualidade. Merece destaque também o trabalho de Melanie Klein sobre o desenvolvimento emocional dos bebês.

Erikson não especifica precisamente uma faixa etária para cada fase do ciclo vital, exatamente porque tais fronteiras etárias não são precisas. Acompanhemos um resumo do que ele diz a respeito de cada estágio.

1) Confiança *versus* desconfiança básica

Essa é a primeira fase de nossas vidas, quando ainda somos bebês e paulatinamente vamos nos dando conta das sensações agradáveis e desagradáveis provenientes do nosso corpo. Expressiva parte das sensações vem do exterior por meio da oralidade, como a sensação de saciedade resultante da amamentação, que traz conforto, proporciona autoconfiança e, também, confiança naquilo que nos chega de fora. Já a fome e as cólicas intestinais geram medo, raiva, desconfiança. Uma relação próxima e carinhosa estabelecida por quem nos cuida e nos conforta, em geral um papel exercido por nossas mães, é fundamental para que nessa fase prevaleça um sentimento de que somos aceitos e amados, evitando, assim, futuros distúrbios psíquicos ainda na infância ou na fase adulta, como estados esquizoides e depressivos[27]. Assim, confiar implica um ato de fé e de esperança no futuro, fornecendo um sentido à existência.

2) Autonomia *versus* vergonha e dúvida

Nessa etapa, a criança expande seu domínio sobre o próprio corpo, adquirindo controle fisiológico (principalmente sobre seus esfíncteres, na chamada fase anal freudiana) graças ao aumento da força muscular, como a de retenção, expulsão e preensão. Um melhor equilíbrio corporal é outra conquista significativa. Esse progresso permite alcançar mais autonomia e, assim, explorar melhor o mundo ao redor. Segundo Erikson, caso a criança fracasse nesse intento, poderão sobrevir sentimentos de vergonha e dúvida: vergonha, na medida em que se submete ao olhar do outro, podendo ser alvo de reprovação; dúvida, porque pode vir a questionar suas possibilidades de autonomia, sobretudo quanto ao desempenho em suas funções corporais.

3) Iniciativa *versus* culpa

Sentindo-se mais segura, mais arguta em seu raciocínio, a criança possui mais energia e está mais propensa a buscar novas experiências;

---

[27] Claro está que tais enfermidades podem se manifestar com diferentes graus de gravidade e resultar de inúmeras causas, tanto de ordem genética quanto psicossocial.

sente prazer em ser ativa, deambulando com desenvoltura; alcança a satisfação em conquistar bons resultados nas atividades nas quais se envolve. À sua autonomia (relativa, é claro) soma-se agora sua capacidade de empreender. Para Erikson, enquanto a autonomia se caracteriza por preservar certa distância de possíveis rivais, ou seja, resguardar-se da intromissão e da concorrência de irmãos mais novos, a iniciativa refere-se a uma antecipação à rivalidade de irmãos mais velhos e do próprio pai na busca por uma maior atenção materna. Lembremos que nessa fase afloram novas fantasias e sensações de prazer, tipificando a fase genital freudiana. Na mente infantil, essas iniciativas que implicam em disputas e eventualmente exageros causadores de danos a outros podem resultar em sentimento de culpa, em autopunição, em autorrepressão e no temor de castração, em vista do surgimento da noção de moralidade e do tabu do incesto consequente à constituição do superego. Segundo Erikson, essa fase é muito rica de possibilidades, pois a criança está ávida por aprender, construir, planejar e por trabalhar em grupo.

4) Produtividade[28] *versus* inferioridade

Temos aqui o período da idade escolar. Erikson considera essa fase socialmente muito importante. A criança amplia seus horizontes e, além de aumentar sua rede de amigos e colegas de sua idade, desenvolve relações com outros adultos, os seus professores. Nesse novo ambiente, aprende as leis mais amplas da sociedade. Mas, nessa fase, o desafio central é o desenvolvimento de habilidades com o uso das ferramentas que lhe são fornecidas pela escola a fim de expandir suas capacidades cognitivas. O prazer não lhe sobrevém tanto de suas sensações corporais e da funcionalidade de seus membros, provém mais de sua capacidade de concentração nas tarefas e, consequentemente, de produzir coisas; enfim, de sua capacidade de trabalho. O risco dessa etapa é que, diante da derrota em relação aos desafios apresentados, a criança passe a se sentir inferiorizada frente aos colegas. À família cabe prepará-la para esse momento de ingresso na escola, e a esta cabe cumprir seu objetivo de criar condições favoráveis ao desenvolvimento dos alunos. Diferentemente dos estágios anteriores, aqui não há exacerbação de impulsos destrutivos; por isso, Freud denominou esse momento

---

28 No original, é utilizada a expressão "*industry*" e, nas traduções para o português, "indústria". Mas, em inglês, esse termo, além de significar "indústria", também significa ação, trabalho ou produtividade. Por isso, a opção por esse último termo, que nos parece expressar melhor a ideia do autor.

como um período de latência, um momento de bonança antes da tormenta que caracterizará a puberdade, quando, por conta da produção hormonal, emergirão fortes manifestações da genitalidade.

5) Identidade *versus* confusão de papel

Com o advento da puberdade, todas as conquistas das etapas anteriores e suas correspondentes certezas tendem a ser agora discutíveis em sua efetividade como decorrência de um crescimento corporal acelerado, acompanhado de significativas mudanças hormonais que resultam na maturação genital. O desafio é o da integração do ego por meio da elaboração de uma ideologia, um sistema de crenças coerente e unificado. Em outras palavras, trata-se de uma busca de identidade. Esse momento tende a ser instável. Por isso, o perigo desse estágio, de acordo com Erikson, é o possível isolamento, a confusão de papéis, de função social, de posição no mundo. A aceitação e o pertencimento a uma turma de adolescentes tornam-se muito importantes. Mas a necessidade de afirmação dentro do grupo pode ensejar atitudes preconceituosas e mesmo agressivas para com quem não é do clã e é visto como diferente. Erikson vê essa intolerância como um mecanismo de defesa contra a confusão de identidade. Nessa decisiva fase de transição, o desafio é transitar, do modo menos traumático possível, de uma moral aprendida na infância para uma ética a ser desenvolvida na idade adulta. Lembremos que, segundo vários autores que vimos até aqui, a adolescência é o período crucial para a consolidação de uma identidade social.

6) Intimidade *versus* isolamento

Aqui, encontramo-nos na fase do adulto jovem. Conquistada uma identidade, é desejável que haja segurança e disposição para compartilhá-la com outras pessoas, estabelecendo relações de amizade e relações amorosas mais amadurecidas. Para tanto, é necessária uma força ética para se manter uma fidelidade nessas relações, mesmo quando a situação impõe sacrifícios, renúncias e compromissos importantes. É preciso aceitar o outro, respeitando as diferenças, para uma vida de qualidade tanto na esfera afetiva quanto no mundo do trabalho. O que deve ser evitado, portanto, é o afastamento, o distanciamento social, o isolamento. Nas relações conjugais, Erikson aponta a possibilidade de uma solidão ou um isolamento a dois, quando não se dá o florescimento da intimidade.

7) Generatividade *versus* estagnação

Generatividade é aqui entendida como uma disponibilidade, uma capacidade de doação de conhecimentos e de experiências de vida. Para tanto, é necessária disposição para o encontro, para estabelecimentos de relações, supostamente alcançada no estágio anterior. Para Erikson, a evolução de nossa espécie se deu na direção de um poder cada vez mais desenvolvido de ensinar e aprender. Esse é o estágio do ser humano maduro; podemos dizer que é daquele que, na escala de Erikson, está na chamada meia-idade, fase dos "quarentões" e dos "cinquentões", na transição para a velhice. O conceito de generatividade consubstancia seu principal compromisso: o de repassar às novas gerações o que se aprendeu com a vida, fornecendo a elas uma orientação, uma opção de caminho. Essas novas gerações podem ser constituídas pelos próprios filhos, por filhos de outros familiares ou de amigos, por alunos, ou seja, por crianças e jovens em geral com os quais se mantém contato. Uma falha do adulto em relação a essa etapa, uma dificuldade de exercer a generatividade, resulta em sensações de estagnação e de improdutividade e em sentimentos de falta de utilidade social. Erikson faz uma interessante observação em seus comentários a respeito deste estágio. Ele diz que presencia certo "modismo" em insistir na dependência das crianças em relação aos adultos, mas estes também precisam dos mais jovens para estimulá-los. Enfim, é o que temos comentado em todo este livro: a importância do convívio intergeracional, lembrando também que nessa convivência é esperada uma coeducação de gerações, na qual os jovens podem oferecer uma motivação e um sentido de vida aos mais velhos.

8) Integridade do ego *versus* desesperança

Esse estágio corresponde ao período da velhice. Segundo a teoria de Erikson, durante todo o percurso das fases do ciclo de vida, ocorre o desenvolvimento do ego, de forma positiva ou não. Nas palavras do autor, na melhor das hipóteses, isto é, dentro de uma situação ideal, alcançaremos a integridade do ego. Tal integração pressupõe que ao longo de nossa existência tenhamos nos dedicado a cuidar de nós mesmos, de pessoas e de nossos compromissos, adaptando-nos aos triunfos e desilusões inerentes a esses fundamentais desafios. Significa um estado que produz um sentido para a vida e a sensação de que vale a pena vivê-la. Isso tudo em clima de amor não narcisista, de aceitação de si e do mundo. Uma condição na qual a morte perde seu caráter doloroso, segundo Erikson. De modo oposto, a falta de uma integração do ego se reflete no temor da morte. A desesperança é o resultado do sentimento de que o tempo, já curto, não possibilita o começo de uma vida diferente. Erikson recupera a ideia que elaborou sobre a primeira fase da vida: a confiança do bebê como a certeza na integridade do outro, ou seja, da mãe, do cuidador, enfim, do mundo externo, que lhe dá segurança emocional. A partir daí, Erikson, relacionando a integridade adulta e a confiança infantil, conclui: "as crianças sadias não temerão a vida se seus antepassados tiverem integridade bastante para não temer a morte", ou seja, se essas gerações mais velhas conseguiram envelhecer de modo exitoso.

9) A velhice avançada

Em 1982, Erikson publica o livro *O ciclo de vida completo*, revisando e atualizando sua teoria. Após a morte de Erikson (1994), Joan Erikson, sua esposa e colaboradora, republica essa obra acrescentando as derradeiras reflexões do marido e, também, suas próprias análises sobre o nono estágio da vida, referente à velhice avançada, ou seja, o das pessoas que atingem os 80 anos ou até mesmo ultrapassam os 90 anos de idade[29].

Nessa obra, o casal nonagenário adiciona às teorizações o registro de suas impressões sobre esse novo estágio de suas vidas. Joan relata que, durante a meia-idade e a primeira fase da velhice, vivenciaram a generatividade, produzindo bastante e pouco preocupados com o "fim da estrada". Mas, sobre esse novo momento, ela reconhece mudanças importantes: "Aos noventa anos, o panorama mudou; a visão à frente se tornou limitada e vaga. A porta da morte, que sempre soubemos ser esperável, mas que nunca tinha nos perturbado, agora parecia estar bem próxima".

Joan, então, retoma as considerações sobre o oitavo estágio e reflete sobre o significado da ideia de integridade e sabedoria vinculando esses conceitos não tanto às informações acumuladas graças aos estudos, mas sim à capacidade de ver e ouvir o que se passa à nossa volta, à competência, portanto, de se manter atento à realidade e ao momento presente, de modo íntegro, por inteiro. Joan Erikson analisa a dura realidade da decadência física característica do envelhecimento somada à falta de respeito e de acolhimento aos idosos pela sociedade. Mesmo aqueles que têm poder aquisitivo para ser mais bem-cuidados em sua saúde ressentem-se da falta de um tratamento mais humano.

Finalizando suas reflexões sobre o último estágio da vida, Joan comenta a ideia de "gerotranscendência" apresentada por Lars

---

29 Erik Erikson, *O ciclo de vida completo*, Porto Alegre: Artmed, 1998.

Tornstam[30]. Para Tornstam, a gerotranscendência é uma condição de sabedoria, um estado de espírito que pessoas de idade bem avançada podem atingir e que se caracteriza por certo desapego de coisas materiais; que implica no desenvolvimento de uma espiritualidade na qual há um decréscimo da preocupação consigo mesmo e um aumento da atenção ao outro. Um estado de identificação com a natureza e com algo maior, como uma comunhão cósmica. Uma redefinição do Eu, um desengajamento do mundo[31], mas não por imposição social, e sim por opção, e uma serena aceitação da morte[32].

John Bowlby (1907-1990)
Influenciado pela experiência de uma infância distante de sua mãe, ainda que sob os cuidados constantes de uma babá, John Bowlby dedicou sua vida profissional como psiquiatra e psicanalista ao estudo dos impactos emocionais provocados nos primeiros anos de vida pela separação e o distanciamento entre mães e filhos ou, de modo mais amplo, entre crianças e seus cuidadores diretos. A partir das observações sobre as várias reações possíveis por parte das crianças frente aos tipos de cuidados a elas dispensados e sobre o alcance de tais consequências ao longo da vida, Bowlby elabora a teoria do apego[33], de natureza relacional e intergeracional. Essa elaboração baseia-se nas contribuições da psicologia do desenvolvimento, da biologia, da psicanálise, da etologia e das ciências da cognição. Como resultado de seus estudos, Bowlby constata os efeitos deletérios

---

30 Lars Tornstam, Gerotranscendence: a theoretical and empirical exploration, em: L. E. Thomas; S. A. Eisenhandler (org.), *Aging and the religious dimensions*, Westport, CT: Greenwood Publishing Group, 1993.
31 Em 1961, ainda no início das teorizações na área da gerontologia, foi formulada uma das primeiras teorias do envelhecimento, conhecida como teoria do desengajamento, que defendia a ideia de que na velhice haveria uma tendência natural ao afastamento da vida social. Desde então, essa teoria enfrentou fortes críticas. A referência a ela é: Elaine Cumming; William Earl Henry, *Growing Old*, Nova York: Basic Books, 1961. A proposta de Erikson é diferente; a seu ver, tal afastamento teria lugar apenas em uma velhice bem avançada, após um longo período de velhice ativa.
32 Uma resenha das ideias de Tornstam pode ser encontrada no *site Reason and Meaning*. Disponível em: https://reasonandmeaning.com/2017/08/07/summary-of-lars-tornstam-on-gerotranscendence, acesso em: 12 jun. 2024.
33 John Bowlby, *La pérdida afectiva: tristeza y depresión*, Buenos Aires: Paidós, 1983, p. 59-64.

sobre o psiquismo provenientes das fragilidades ou até mesmo das rupturas de vínculos em tais relações[34].

Bowlby constrói então modelos de relação de apego, uma categorização baseada na conformação da personalidade que, sem desconsiderar as influências de herança genética, resulta do tipo de atenção recebida pela criança por parte de seus cuidadores no período precoce da infância.

Os desdobramentos das investigações com base na teoria do apego têm explorado diversos aspectos dessa questão. Numa dessas vertentes, busca-se compreender os efeitos produzidos nas experiências de apego na infância das pessoas observando o modo de criar e educar que elas, por sua vez, tendo atingido a idade adulta, empregam com os próprios filhos. Portanto, busca-se entender como se dá a reprodução de tais relações de cuidado ao outro nas várias fases do ciclo vital, da infância à maturidade. Outra interessante área de pesquisa diz respeito à maneira como os modelos de apego são transmitidos de geração a geração.

O importante é reter a ideia de Bowlby de que, dependendo de como a criança for tratada, ela internalizará uma determinada representação mental de si mesma, mais ou menos positiva, que produzirá efeitos em seus relacionamentos pela vida afora. Por isso, é preciso atentar não apenas aos comportamentos da criança, mas buscar inferir o que ela pensa de si mesma ou como ela se vê em relação ao ambiente e aos demais[35]. Esse processo de internalização de experiências de apego e de construção de uma identidade será crucial para o estabelecimento de relações afetivas com parcceiros, familiares, amigos, colegas de escola e trabalho, enfim, com pessoas de sua geração e, também, de outras idades.

Mary Ainsworth[36], baseada no trabalho de Bowlby e em suas próprias observações de interações entre mães e bebês, estabelece uma classificação relativa à qualidade dos cuidados e dos efeitos sobre a personalidade e os comportamentos da criança. As categorias criadas foram assim denominadas: a) padrão seguro; b) padrão ambivalente ou resistente; c) padrão evitativo; e d) padrão desorganizado ou desorientado.

---

34 Juliana Xavier Dalbem; Débora Dalbosco Dell'Agliol, Teoria do apego: bases conceituais e desenvolvimento dos modelos internos de funcionamento (*on-line*), *Arquivos Brasileiros de Psicologia*, v. 57, n. 1, 2005, p. 12-24.
35 Vera Regina Röhnelt Ramires, Cognição social e teoria do apego: possíveis articulações (*on-line*), *Psicologia: reflexão e crítica*, v. 16, n. 2, 2003, p. 403-10.
36 Mary Ainsworth, *Patterns of attachment: a psychological study of the strange situation*, Nova York: Psychology Press; Taylor & Francis Group, 2015.

a. Padrão seguro de relação de apego: esse padrão implica um alicerce sólido que gera na criança uma sensação de segurança e confiança em seu cuidador. Por se sentirem seguras, demonstram iniciativa e independência para explorar seu entorno, abrindo-se para o meio em que estão inseridas, até porque confiam que, se precisarem voltar ao colo materno por qualquer ameaça real ou imaginária, serão acolhidas de modo satisfatório.
b. Padrão ambivalente ou resistente: é o padrão que caracteriza a criança insegura que teme a separação e tem pouca motivação para explorar os objetos do espaço que ocupa se isso a força a certo distanciamento de quem a cuida, pois não fica confortável na proximidade de pessoas desconhecidas. Nessa categoria enquadram-se crianças que, por vezes, se viram apoiadas pelos adultos cuidadores, mas que, em outras ocasiões, receberam deles um atendimento que não correspondeu às suas expectativas e que, por isso, se mostram desconfiadas em relação a eles.
c. Padrão evitativo: a esse grupo pertencem crianças que, mesmo não obtendo um acolhimento satisfatório, exibem certa independência, interagindo com segurança com outras crianças. Por isso, mesmo quando se sentem cansadas ou temerosas, tendem a não buscar contato com seus cuidadores. Esse comportamento provavelmente se explique pela sensação de rejeição que tiveram em algum momento da interação mãe-bebê e, por isso, tendem a ocultar suas necessidades.
d. Padrão desorganizado ou desorientado: retrata as crianças que apresentam confusão, desorganização e inconstância na forma de reagir à separação do cuidador e que, em sua presença, se mostram impulsivas e agressivas; esse padrão caracteriza o comportamento de crianças que apresentam um histórico de experiências negativas e mesmo de abusos e maus tratos por parte de quem cabe dar a elas conforto e proteção. Filhos de pais alcoólatras ou com problemas psiquiátricos, como bipolaridade, por exemplo, tendem a apresentar esse padrão desorganizado em sua relação de apego.

Não há, até o momento, uma precisão preditiva quanto à manutenção em outras fases da existência de tais padrões nas relações de apego, contidas na teoria de Bowlby. No entanto, a teoria do apego nos traz significativos esclarecimentos sobre como se constroem e se vivenciam os vínculos amorosos e de amizade a partir de experiências precoces. Sem dúvida, sabemos que as experiências infantis podem ter importantes desdobramentos na adolescência e na vida adulta. Por isso, os mesmos padrões de reação na infância podem se repetir em outras fases do ciclo vital. Sabemos também que, independentemente da idade que temos, todos nós precisamos da compreensão do outro a respeito de nossas necessidades e desejos. Por isso, pessoas adultas, em momentos de fragilidade emocional, podem necessitar de um "colo", de um amparo, de um gesto de solidariedade.

Vale reiterar que as informações provenientes da teoria do apego são preciosas para o profissional da intergeracionalidade, que pode buscar nelas estratégias eficazes para seu trabalho de aproximação amistosa e produtiva entre as diversas gerações com as quais trabalha. Ao ter acesso a esse conhecimento, ele pode conhecê-las melhor, alcançando uma escuta mais qualificada das histórias de vida de pessoas interessadas em atividades intergeracionais.

Lev Semionovitch Vigotski (1896-1934)

Vigotski desenvolveu uma profunda e original teorização da interação entre linguagem e pensamento. Estudou a natureza do desenvolvimento infantil e o papel da educação nesse processo. Dedicou-se às relações que se estabelecem entre as influências (informações e estímulos advindos do mundo exterior) e os processos cognitivos da criança desde sua fase de bebê. As ideias de Vigotski são de suma importância para a compreensão de como se dá a aprendizagem infantil, tema fundamental para a psicologia do desenvolvimento e para a pedagogia. Esse autor abriu, assim, novos e revolucionários caminhos rumo a um expressivo aperfeiçoamento dos sistemas educacionais. Ele elaborou uma teoria histórico-cultural dos fenômenos psicológicos que abrange a socialização humana, a interação social com seus signos e instrumentos e sua influência sobre nossas capacidades mentais superiores. A teoria de Vigotski é, portanto, uma teoria sócio-histórico-cultural do desenvolvimento das funções mentais superiores[37].

Vigotski considera que a espécie humana possui uma sociabilidade constitutiva, inata e, portanto, primária. Por isso, o ser humano não apenas recebe passivamente os estímulos que lhe chegam, mas os elabora e, assim, desde seus primeiros meses de vida, utiliza funções cognitivas que lhe permitem reconhecer rostos e vozes humanas, entre outros sons e imagens. Esse fenômeno é possível porque nossas potencialidades psíquicas já se manifestam de modo precoce e com um desenvolvimento acelerado. Pesquisadores como John Bowlby,

---

37 Ivan Ivic, *Lev Semionovitch Vigotski*, Recife: Fundação Joaquim Nabuco; Massangana, 2010.

com sua teoria do apego[38], demonstram empiricamente que o desenvolvimento social da primeira infância corrobora a tese vigotskiana da sociabilidade primária e precoce.

A teoria de Vigotski é bastante ampla e complexa, mas, do ponto de vista das relações intergeracionais, aqui nos interessa mais propriamente ressaltar a importância por ele dada à inserção cultural da criança, promovida pelos adultos por meio de suas relações com o mundo nos vários espaços sociais, como a família primeiramente e, em seguida, a escola.

As chamadas *interações assimétricas*, conforme Vigotski as denominou, contribuem de modo decisivo para o desenvolvimento da criança, particularmente na primeira infância. Elas são intergeracionais e constituídas pelas relações estabelecidas entre a criança, particularmente em seus primeiros anos, e os adultos, portadores de todas as heranças da cultura. Funções psíquicas superiores, como atenção voluntária, memória lógica, pensamento verbal e conceitual, emoções complexas, entre outras, não poderiam emergir e se constituir no processo de desenvolvimento infantil sem o aporte construtivo das interações sociais.

A influência da cultura mediada pela ação dos adultos junto à criança, de acordo com Vigotski, opera a "transformação de fenômenos interpsíquicos em fenômenos intrapsíquicos". Em suas palavras:

> Todas as funções psicointelectuais superiores aparecem duas vezes ao longo do desenvolvimento da criança: a primeira, nas atividades coletivas/sociais, ou seja, como funções interpsíquicas; e a segunda, nas atividades individuais, como propriedades internas do pensamento da criança, ou seja, como funções intrapsíquicas.[39]

Vigotski elabora a ideia de "zona de desenvolvimento proximal" para reforçar a importância da influência das interações sociais. Essa zona é definida pela diferença, expressa em unidades de tempo, entre a *performance* da criança quando trabalha por conta própria e o seu desempenho quando trabalha com o auxílio de um adulto. Para ilustrar esse conceito, imaginemos o resultado comparado de duas crianças que, em testes de escala psicométrica, correspondessem à idade de 9 anos. A primeira criança, sem assistência de um adulto, chegou a um resultado correspondente ao de uma criança de 10 anos idade, e a segunda, com

---

38 J. Bowlby, *Attachment*, Harmondsworth: Penguin Books, 1971.
39 Lev S. Vigotski, Infancia y Aprendizaje, *Journal for the Study of Education and Development*, n. 27-28, 1984, p. 105-16 (tradução minha).

assistência, ao de uma criança de 13 anos de idade. Portanto, a zona proximal da primeira seria de um ano, e da segunda, de quatro anos.

Essa diferença de desempenho possibilita a superação de um antigo dilema educacional: é preciso esperar que a criança atinja um determinado nível de desenvolvimento específico para dar início à escolarização ou deve-se encaminhá-la para uma educação que lhe permita atingir tal nível de desenvolvimento? Coerentemente com suas conclusões a respeito da influência das interações sociais, Vigotski indica que o caminho mais produtivo é o de propiciar o contato da criança com novas aprendizagens, mediadas pelos adultos, dentro de sua zona de desenvolvimento proximal. Dessa forma, poderá adquirir mais conhecimentos do que se não pudesse contar com essa assessoria.

A implicação principal das contribuições vigotskianas para a questão da intergeracionalidade encontra-se na reiteração da importância das relações entre crianças e adultos no processo educativo. Além das relações entre pais e filhos e entre alunos e professores, os idosos, nesse quadro, podem desempenhar um papel muito significativo, como bem demonstram o convívio entre avós e netos no contexto familiar ou a interação bem-sucedida entre crianças e velhos em programas intergeracionais em ambientes como creches, centros culturais e instituições de longa permanência.

Façamos menção aqui à obra de Meier e Garcia[40], que versa a respeito da contribuição de Reuven Feuerstein, importante seguidor das ideias de Vigotski e que elaborou um significativo conceito de mediação da aprendizagem, contido em sua teoria da Experiência de Aprendizagem Mediada (EAM), por meio da qual, além de sua aplicação escolar mais especificamente, temos, numa visão mais ampla, a possibilidade de que todo um universo cultural possa ser transmitido de uma geração para outra. Trata-se de mais uma ferramenta de trabalho para o professor, mas, também, para o profissional que conduz atividades intergeracionais, um incentivo às trocas de conhecimentos entre adultos, crianças e adolescentes.

Paul Baltes (1939-2006)

Enquanto uma parte dos especialistas do desenvolvimento se debruçou prioritariamente sobre os primeiros anos de vida do ser humano, outros, como o psicólogo alemão Paul Baltes, notabilizaram-se por suas pesquisas acerca dos efeitos do envelhecimento sobre as funções cogni-

---

40 M. Meier; S. Garcia, *Mediação da aprendizagem: contribuições de Feuerstein e de Vygotsky*, Curitiba: Edição do Autor, 2007.

tivas, como inteligência e memória. A partir de seus experimentos, ele demonstrou que, enquanto algumas funções declinam, outras podem melhorar, como aquelas que são decisivas para a conquista da sabedoria.

Aliás, Baltes nos legou uma produtiva operacionalização do conceito de sabedoria, iluminando a compreensão dessa virtude tão propalada, mas de definição frequentemente muito vaga e subjetiva. Baltes afirma que a sabedoria não é propriedade exclusiva dos velhos, pois encontrou jovens que forneceram respostas sábias a alguns dilemas e desafios próprios de situações complexas do cotidiano propostas nas pesquisas que aplicou. Mas, logicamente, os idosos têm mais probabilidade de alcançar níveis superiores de sabedoria, dadas suas experiências de vida, desde que, é claro, tenham procurado e conseguido aprender com elas. Como sabemos, a sabedoria de vida não é algo dado simplesmente pela idade avançada, mas sim uma conquista das pessoas que se dedicaram a um trabalho de autoconhecimento e de conhecimento do outro, que pressupõe o desenvolvimento, entre outras virtudes, da empatia e da compaixão.

A contribuição de Baltes ao campo das relações intergeracionais se dá pelo esclarecimento que sua teoria possibilitou ao aprofundar o conhecimento do psiquismo do idoso, mostrando com rigor científico as possibilidades e as limitações decorrentes do envelhecimento. Baltes revela mecanismos psíquicos que compensam, ao menos durante a primeira fase da velhice, as perdas que o processo de envelhecimento biológico inexoravelmente impõe. A partir de suas descobertas, é possível combater uma série de mistificações contidas em estereótipos que ou subestimam o velho ao vê-lo como um ser decadente ou, inversamente, o supervalorizam como se, tão somente com a longevidade conquistada, fosse possível alcançar um virtuoso modo de ser.

Ao contrário do que se supunha, o desenvolvimento da inteligência humana não corresponde a uma curva normal, ou seja, um percurso no qual, após um progressivo aumento, chega-se a um platô e, em seguida, a um declínio constante e irreversível. Atualmente, considera-se que várias das nossas faculdades mentais podem prosseguir se desenvolvendo até o fim da vida. Baltes, em sintonia com essa visão da ciência, considera que ganhos e perdas de capacidades cognitivas ocorrem ao longo de nossa existência.

Segundo ele, os fatores que favorecem a obtenção de ganhos ou perdas não se apresentam em semelhantes proporções nas várias etapas do ciclo vital[41]. A fim de equilibrar essa relação e para maximizar ganhos e minimizar perdas, Baltes elaborou, com base na plasticidade mental de que somos dotados, sua "teoria de seleção, otimização e compensação" relativa aos nossos processos cognitivos.

Por seleção, Baltes refere-se à escolha de alternativas em um universo mais restrito de possibilidades, privilegiando o que é prioritário em determinada situação. Já a ideia de otimização vincula-se à de obtenção e manutenção de meios visando ao alcance da melhor *performance* possível. Por sua vez, o mecanismo da compensação pode ser efetivado mediante estratégias como: realizar mais lentamente uma tarefa, garantindo sua qualidade; utilizar determinados lembretes para evitar o esquecimento de certos compromissos; e fazer uso de dispositivos, como aparelhos auditivos, andadores etc., preservando (ou ao menos atenuando a perda de) independência e autonomia numa determinada profissão ou nas atividades da vida diária[42].

Vale ressaltar que, para Baltes, além da importância do fator genético, o grau de escolarização e a vivência cultural do indivíduo constituem determinantes cruciais para um envelhecimento bem-sucedido, porque compensam parcialmente os desgastes que o tempo impõe sobre nossas estruturas neuronais. Assim, um envelhecimento bem-sucedido, ou seja, saudável e produtivo, qualifica as relações do idoso com sua família e com sua comunidade. Os esclarecimentos das reais condições consequentes ao envelhecimento colaboram para o aperfeiçoamento dos profissionais da intergeracionalidade no estabelecimento de melhores estratégias para um produtivo entrosamento do idoso com as gerações mais jovens.

Célestin Freinet (1896-1966)

O educador Célestin Freinet desenvolveu sua teoria pedagógica animado por um espírito libertário, em oposição, portanto, à educação tradicional, conservadora e impositiva de sua época. Suas assim chamadas "invariantes pedagógicas" enfatizam sua convicção no respeito à criança, considerando-a um ser de direitos iguais aos dos adultos,

---

41 Paul Baltes, Theoretical propositions of life-span developmental psychology: on the dynamics between growth and decline (*on-line*), *Developmental Psychology*, v. 23, n. 5, 1987, p. 611-26.
42 Anita Liberalesso Neri, O legado de Paul B. Baltes à Psicologia do desenvolvimento e do envelhecimento (*on-line*), *Temas em Psicologia*, Ribeirão Preto, v. 14, n. 1, jun. 2006, p. 17-34.

devendo, pois, ser tratada de modo democrático, tanto na escola quanto na sociedade[43]. Eis algumas dessas "invariantes":

- A criança é da mesma natureza que o adulto.
- Ser maior não significa necessariamente estar acima dos outros.
- A criança e o adulto não gostam de imposições autoritárias.
- A criança e o adulto não gostam de uma disciplina rígida, quando isto significa obedecer passivamente a uma ordem externa.
- A democracia de amanhã prepara-se pela democracia na escola. Um regime autoritário na escola não é capaz de formar cidadãos democratas.
- Uma das primeiras condições da renovação da escola é o respeito à criança e, por sua vez, a criança ter respeito aos seus professores; só assim é possível educar dentro da dignidade.

Em minha experiência profissional no acompanhamento de atividades intergeracionais, pude elencar algumas condições que considerei facilitadoras (o que será analisado mais adiante) do desenvolvimento de laços afetivos entre crianças e idosos, assim como entre alunos e professores e demais relacionamentos entre gerações. Uma delas refere-se ao respeito e ao igualitarismo que devem permear tais relações, atestando a validade das colocações de Freinet que acabamos de ver. Penso que essa seja uma observação importante, dada a tendência dos adultos em, de alguma forma, aberta ou dissimulada, agir de modo autoritário em relação aos jovens. Relações igualitárias são relações de confiança que ensejam o florescimento da amizade, sentimento dos mais nobres do ser humano. Dessa menção ao educador Célestin Freinet, a intenção aqui foi ressaltar sua visão relativa à ética da relação do adulto junto à criança e ao jovem.

John Dewey (1859-1952)
Dotado de sólida formação filosófica, área em que atuou como professor em várias universidades norte-americanas, como a de Chicago e a de Columbia, Dewey foi um forte crítico de uma filosofia distanciada da realidade social. Ele buscou desenvolver uma filosofia pragmática que unisse a teoria ao cotidiano das relações sociais. Seu pragmatismo ganhou autenticidade porque foi coerentemente

---

[43] Célestin Freinet, *Para uma escola do povo: guia prático para a organização material, técnica e pedagógica da escola popular*, Lisboa: Editorial Presença, 1969, p. 167.

acompanhado por seu próprio comportamento como intelectual e militante político[44].

Dewey questionava uma filosofia que vicejava desde o século XVII que, por seu caráter dualista, opunha mente e mundo, pensamento e ação. Tal dualismo epistemológico era, para ele, um fator que trazia problemas para as práticas educativas, segundo cânones da educação conservadora de sua época.

Grande parte de sua produção teórica foi dedicada à educação, embora não fosse pedagogo por formação. Assim como outros filósofos, Dewey também entendeu que há uma firme conexão entre a necessidade humana de filosofar e a de se educar. Seus trabalhos sobre educação tinham por finalidade, sobretudo, estudar quais seriam as consequências de sua visão instrumentalista para a pedagogia, com a perspectiva de comprovar sua validade mediante a experimentação na prática do ensino infantil. A ideia central de sua teoria, pioneira e inspiradora para vários educadores que o sucederam, é a de que o ensino deve ser centrado na criança, considerando seu próprio desenvolvimento cognitivo e suas próprias experiências.

Dewey acompanhava atentamente o crescimento de seus filhos. Essas observações permitiram-lhe entender que não há diferença substancial na forma de assimilação da experiência por parte de crianças e por parte de adultos. Em qualquer idade somos igualmente ativos, pois aprendemos enfrentando os desafios e problemas que surgem no decorrer das atividades que nos despertam e nos motivam, tanto na escola quanto em outros espaços sociais.

Outra ideia importante de Dewey é a de que a criança não ingressa na escola como uma *tábula rasa*, ou seja, como um "livro em branco" no qual cabe aos professores apenas escrever. Ao contrário, leva com ela seus interesses e experiências desenvolvidas em sua casa, com seus familiares e seus amigos, matéria-prima que o professor irá trabalhar. Segundo Dewey, quando a criança chega à classe, "já é intensamente ativa, e a incumbência da educação consiste em assumir a atividade e orientá-la"[45]. No início de sua escolaridade, a criança apresenta, nas palavras de Dewey, "quatro impulsos inatos – o de comunicar, o de construir, o de indagar e o de expressar-se de forma mais precisa" –, que constituem "os recursos naturais, o capital para investir, de cujo exercício depende o crescimento ativo da criança"[46].

---

44 Robert B. Westbrook; Anísio Teixeira, *John Dewey*, Recife: Fundação Joaquim Nabuco; Massangana, 2010.
45 John Dewey, *A escola e a sociedade: a criança e o currículo*, Lisboa: Relógio d'Água Editores, 2002, p. 42.
46 *Ibidem*, p. 46.

Dewey tinha como opositores às suas ideias os tradicionalistas da educação, que priorizavam o repasse, digamos, "automático", gradual e disciplinado dos conhecimentos conquistados pela humanidade e, por isso, achavam a educação centrada na criança algo caótico e uma espécie de renúncia dos adultos à autoridade que deveriam ter sobre os alunos. Na opinião de Dewey, a maior parte dos estabelecimentos de ensino se colocava a serviço da reprodução do *status quo*, e não como um veículo de transformação da sociedade, estando, pois, a escola em função da organização social dominante.

Se Dewey, por um lado, contestava os conservadores, por outro, também não deixava de manifestar sua discordância com os chamados educadores "românticos" que, com uma visão oposta àqueles e sob uma abordagem espontaneísta do processo educativo, simplesmente recomendavam que as crianças construíssem os conhecimentos das coisas por si sós, seguindo suas inclinações naturais. Dewey enfatizou o crucial papel dos adultos na educação formal e informal, por meio de modelos positivos de comportamento, municiando as crianças de condições para lidar com os desafios da vida cotidiana.

Buscando a integração entre a mente que planeja e a mão que executa, Dewey propunha um trabalho que não fosse alienado e alienante, como ele observava nas fábricas. Estimulava também a integração entre os indivíduos por meio da cooperação em trabalhos de equipe. Segundo ele, educação é vida, e não preparação para a vida.

Em síntese, a escola de John Dewey tinha como missão preparar as novas gerações para o aperfeiçoamento da democracia. No Brasil, Dewey inspirou grandes educadores como Anísio Teixeira na expansão da escola pública baseada em ensino moderno e libertário que se convencionou chamar de Escola Nova.

Nesse tópico, tencionou-se apresentar uma breve amostra de autores que se preocuparam em problematizar e compreender o percurso dos seres humanos ao longo das fases que compõem o chamado ciclo vital. Certamente, há vários outros importantes investigadores igualmente interessados no estudo desse tão instigante fenômeno, que é a forma como se dá o nosso desenvolvimento intelectual, afetivo e social na passagem do tempo, e de como pode ele ser conduzido pela educação de crianças e adultos, inclusive aqueles de idade avançada. Aqui não se pretende o esgotamento de tão vasto tema, mas apenas despertar o interesse por esse assunto, que consideramos de suma importância para a formação de profissionais da intergeracionalidade.

4
O convívio das gerações na família

O tema família, assim como outros temas intergeracionais, é abordado em várias partes deste livro. De fato, os vários aspectos da intergeracionalidade interpenetram-se. Mas sua importância determina um olhar mais acurado sobre esse grupo social fundamental em nossas vidas. Sua relevância para a sobrevivência e o desenvolvimento da espécie humana é inconteste. Nossa história pessoal tem início em nossas famílias. Em sua chegada ao mundo, o "bicho-homem", entre todas as outras espécies, é o que mais se encontra num completo estado de dependência, carecendo de cuidados básicos por um longo tempo.

Na relação com os pais ou seus substitutos, tais cuidados idealmente devem promover a formação de vínculos afetivos fundamentais para a segurança emocional da criança. Mas, simultaneamente, nessa relação há também o propósito de estimular a independência e autonomia dos filhos, no sentido de que essas qualificações alcancem sua plenitude na vida adulta. A necessidade, por um lado, de construção de laços afetivos e, por outro, de independência tende a gerar uma situação contraditória, com potencial para a ocorrência do conflito entre gerações[47]. A despeito de possíveis situações conflituosas e da existência de muitas famílias problemáticas, a ocorrência de comportamentos solidários, seja na forma de cuidados, seja na forma de ajuda financeira, é mais frequente na família do que em qualquer outro grupo social no qual venhamos a nos inserir ao longo da vida.

Várias pesquisas têm mostrado que a família é apontada pela maioria das pessoas como o item mais importante de suas vidas. Considerando a relevância que a família tem na biografia de cada um, seu estudo poderia ser mais amplamente empreendido. Constata-se que não é essa a realidade mesmo em universidades tradicionais, inclu-

---

47 Delia Goldfarb; Ruth Lopes, Avosidade: a família e a transmissão psíquica entre gerações, em: Elizabete Viana de Freitas *et al.*, *Tratado de geriatria e gerontologia*, 2. ed., Rio de Janeiro: Guanabara Koogan, 2006, p. 1374-82.

sive de países desenvolvidos, como é o caso do Reino Unido, onde, segundo Jon Bernardes, seria esperado que a disciplina acadêmica sobre o tema fosse uma das mais valorizadas[48]. Esse autor, aliás, considera as ciências sociais notavelmente conservadoras em relação às questões familiares por não considerarem devidamente as implicações das novas composições do núcleo familiar.

Na introdução desta obra, vimos que filósofos, sociólogos e historiadores têm percebido, nas últimas décadas, significativas mudanças nas relações sociais, sugerindo que estamos vivendo em uma nova era, que alguns chamam de pós-modernidade, e outros, de modernidade tardia: um momento que apresenta uma considerável pluralidade de alterações na forma e no *modus vivendi* familiar. A partir dessa constatação, podemos pensar em quais têm sido os efeitos do estilo de vida e dos valores pós-modernos sobre o convívio familiar.

Um aspecto que nos chama a atenção é o de que, embora a família apresente atualmente as mais diversas composições quanto ao número e, também, quanto ao gênero e à idade de seus componentes, a representação mais constante dela, para a maioria das pessoas, é a da família nuclear, composta por pai, mãe e alguns poucos filhos. Papéis exclusivos de homens e exclusivos de mulheres, assim como das crianças, muitas vezes são justificados por tradições religiosas mais conservadoras e etnocêntricas, que tomam como padrão de normalidade a família cristã, ocidental, nuclear e urbana. Supostas fundamentações biológicas universalizantes, tomando como referência o mundo animal, fornecem as bases para teorizações pseudocientíficas sobre papéis de gênero, por exemplo, tentando justificar uma "natural" submissão da mulher, entre outras postulações conservadoras.

O fato é que, curiosamente, segundo Jon Bernardes, várias pesquisas demonstram que a família nuclear não é estatisticamente representativa desse tipo de agrupamento humano. Longe disso. Ele cita, entre outras investigações semelhantes, a de Westwood[49], que constatou em sua pesquisa que a família nuclear, em sentido estrito, correspondia a apenas cinco por cento das famílias britânicas.

Comumente, famílias monoparentais, famílias formadas por casais homoafetivos ou, ainda, com outras formações possíveis não estão, ao menos até o presente momento histórico, suficientemente internalizadas no imaginário das pessoas quando pensam no assunto. No entanto, um levantamento realizado na França, segundo Elisabeth

---

48 Jon Bernardes, *Family studies: an introduction*, Londres: Routledge, 1997, p. 1-13.
49 S. Westwood *apud* Jon Bernardes, *op. cit.*, p. 9.

Roudinesco[50], dá conta de que, entre 1990 e 2000, o número de lares monoparentais passou de 1,2 milhão para 1,7 milhão. Outra revelação é que 16% das famílias francesas são monoparentais. Em Paris, existem mais pessoas morando sós do que acompanhadas. A ideia tradicional de família ainda se encontra fortemente enraizada por influência da religião e da moralidade associada a ela, sobretudo nas mentes de pessoas com menos oportunidades de acesso à escolarização e à informação para o desenvolvimento de um maior senso crítico da realidade social. Por outro lado, é claro que, sozinha, a escolarização não se mostra suficiente para a aquisição de uma visão mais racional da sociedade.

Vemos que, para se contrapor à naturalização da família nuclear, as ciências sociais devem evidenciar a riqueza da diversidade que o grupo familiar apresenta em diferentes culturas. Os estudos sobre família podem se desenvolver sob aspectos como classe social, gênero, casamentos, viuvez, divórcios, trabalho, educação formal, aposentadorias, queda de natalidade, aumento da longevidade etc., junto com os valores e as consequências vinculados a cada um deles. Desse modo, a visão idealizada da família nuclear como a "família normal e exemplar" perderá força em favor de uma visão mais liberal quanto ao direito de cada um escolher que tipo de família deseja formar e em prol de uma sociedade pluralista, que respeita a diversidade, postura que, a despeito dos muitos obstáculos, tem assumido em nossos dias uma amplitude e uma força jamais experimentadas na História.

As novas composições familiares têm derivado de uma maior flexibilidade de valores morais na maioria dos países, concretizada por meio de uma educação dos filhos menos repressiva, de uma aceitação mais ampla das diferenças de gênero e de identidade sexual e, ainda, pelo empoderamento das mulheres e dos homossexuais. Casais homoafetivos têm conquistado o direito ao casamento, à adoção de filhos, à pensão e à herança por morte do companheiro ou companheira com o apoio de diversos setores da sociedade e, inclusive, por força de lei[51]. Do ponto de vista da motivação para a obtenção de tais direitos, Roudinesco[52] considera tais conquistas como a expressão de um "desejo de família" por parte dos homossexuais, ou seja, de um desejo de "normalização", algo que nos anos 1970 seria encarado como uma espécie de capitulação da luta – apregoada por intelectuais como Foucault, Deleuze e Guattari, entre outros – por uma ruptura

---

50 Elisabeth Roudinesco, *A família em desordem*, Rio de Janeiro: Zahar, 2003, p. 197-8.
51 Recentemente, o papa Francisco aprovou a oficialização de união estável ou casamento para casais homossexuais, apesar da forte oposição de parte da Igreja católica.
52 Elisabeth Roudinesco, *op. cit.*, p. 7-12.

das normas opressivas da conservadora família patriarcal e burguesa, a mesma que oprimiu fortemente a homossexualidade, vista como doença ou desvio de caráter. O fato é que, como foi dito, a conquista de direitos traz reconhecimento social acompanhado de vantagens financeiras, como no caso de direito à pensão e à herança do parceiro ou parceira. O aumento do número de famílias homoafetivas tem se dado em decorrência de uma progressiva flexibilização de costumes, ainda que sujeito a retrocessos aqui e ali.

Essas novidades na configuração familiar trazem novas nuances para as relações intergeracionais e, portanto, novas frentes de pesquisa, como, por exemplo, o estudo do relacionamento do casal homossexual com seus filhos. Entre outras questões, será interessante estudar como se dão as funções de mãe e de pai quando os pais são de mesmo gênero, para verificar se a família heterossexual é uma referência para essa divisão de papéis ou se são inventadas novas formas de relacionamento.

A RELAÇÃO ENTRE PAIS E FILHOS

As relações entre pais e filhos têm sido exaustivamente estudadas pelas ciências humanas nos múltiplos aspectos que esse tema comporta. Temos abordagens antropológicas, psicológicas, psicanalíticas, pedagógicas, históricas e jurídicas, entre outras, para cada fase do ciclo vital tanto dos pais quanto dos filhos. Seguindo uma ordem cronológica das etapas da vida, há inicialmente a relação dos pais com seus bebês, passando para a relação dos pais com as crianças em suas sucessivas fases, chegando à sua relação com os filhos adolescentes, prosseguindo, por esse caminho, até a relação dos pais idosos com seus filhos adultos e culminando com a relação destes últimos, já idosos, com seus pais em uma idade ainda mais avançada. Com o aumento expressivo da longevidade humana, nas décadas mais recentes temos visto progenitores de 80 ou até 90 anos se relacionando com seus filhos já na casa dos 60 ou 70 anos de idade e, muitas vezes, sendo cuidados por estes, em decorrência de uma perda de independência e/ou autonomia. Essa é, portanto, uma nova relação intergeracional no seio familiar, filhos idosos cuidadores de seus pais ainda mais idosos.

Em praticamente todas as culturas, cabe ao pai e à mãe a educação de seus filhos, sobretudo nas fases da infância e da adolescência. Nesse processo educativo, são apresentadas aos filhos as normas de comportamento esperadas pela sociedade, condição que implica em limitações à satisfação dos desejos que devem ser aprendidas pela criança e pelo adolescente. As interdições impostas à criança, função que cabe ao pai na visão psicanalítica, engendram o complexo de Édipo, trama e drama no qual os limites à realização dos desejos infantis, entre os quais a posse da mãe, geram sentimentos hostis e consequentes conflitos com a figura paterna.

No entanto, convém lembrar que essa interpretação freudiana não é unânime, ao menos em relação à sua abrangência. O antropólogo Bronisław Malinowski contestou a universalidade que Freud atribuiu ao complexo de Édipo. Em sua pesquisa sobre a vida dos trobriandeses, povo das Ilhas Trobriand, no oceano Pacífico, Malinowski observou que cabia ao irmão da mãe da criança, ou seja, ao tio materno, a função de educar a nova geração, sendo esse tio, por isso, o pivô de possíveis conflitos de geração. Em comunidades com esse contexto, o pai tende a desenvolver uma relação mais amigável com a criança. Nas palavras desse autor, "os filhos, portanto, procuram no pai somente carinho e uma terna companhia. O irmão da mãe representa o princípio da disciplina, autoridade e poder executivo no interior da família"[53]. Mesmo com a divergência de outros especialistas, Malinowski representa um marco nas críticas à tese de universalidade do complexo de Édipo.

A teoria edipiana adquiriu um especial vigor e uma forte repercussão durante a década de 1960, como decorrência dos movimentos da juventude da época contra seus pais e as instituições de Estado. Como ressalta Gérard Mendel[54], a teoria inaugura uma "sociopsicanálise", associando dados da psicanálise e da sociologia e concedendo um lugar central ao conflito edípico, vinculado à crise das gerações e à consequente "revolta contra o pai", esse pai não apenas como membro poderoso da família, mas também como representação do Estado. Todavia, convém ponderar que, por mais sedutoras que possam ser as aplicações da teoria do complexo de Édipo, sua abrangência não pode ser superestimada, pois não podemos reduzir o conflito entre pais e filhos apenas a esse modelo explicativo. Nem todo conflito entre pais e filhos é um conflito edípico. Do mesmo modo, nem todo conflito social entre gerações pode ser explicado apenas em termos psicanalíticos.

Em nossos dias, a compreensão psicanalítica do conflito entre gerações deriva da ideia de que as relações intergeracionais repetem as cenas das primeiras interações entre pais e filhos, ou seja, entre crianças de tenra idade e seus pais. Segundo a psicanálise, essas interações, contendo conflitos internos implicados no desenvolvimento psicossexual da criança, especialmente o conflito edípico, exercem uma influência

---

53 Bronisław Malinowiski, *Sexo e repressão na sociedade selvagem*, Rio de Janeiro: Vozes, 1973, p. 24.
54 Gérard Mendel *apud* Claudine Attias-Donfut, *op. cit.*, 1988, p. 100-8.

ao longo da vida do sujeito até as fases tardias da vida adulta. Os indivíduos tendem a reproduzir com seus filhos as relações que mantiveram com seus pais. Portanto, as relações edipianas encontram-se imbricadas nos processos de transmissão geracional inconsciente.

De modo geral, mantém-se o fato de que, no processo de educação da criança e do adolescente, a presença de conflitos com os adultos cuidadores mostra-se inevitável, variando apenas os protagonistas que detêm o papel de educadores. Assim, constatamos que a definição de com quem a criança poderá entrar em conflito depende da função que o adulto possui no grupo familiar. Independentemente do estilo, da habilidade e dos valores do adulto encarregado da educação, os conflitos permanecerão, podendo variar de intensidade e de qualidade. Isso depende da educação, mais repressiva ou mais liberal, da relação, adequadamente protetora, superprotetora ou, ao contrário, negligente. Depende, enfim e sobretudo, do grau de afetuosidade que os pais dispensam à criança.

Para refletirmos sobre a relação do pai com seu filho, cumpre recordar que durante séculos – desde a Antiguidade, passando pela Idade Média e, ainda, por um longo período da Era Moderna –, a figura paterna deteve, salvo exceções, poder absoluto sobre sua prole e sobre sua companheira. Mas temos assistido a muitas mudanças nas relações de poder no seio da família, não apenas entre pai e filho, como também entre marido e mulher. Do *pater familias* da antiga Roma, que possuía poder de vida e de morte sobre seus filhos, atravessamos um longo percurso até o pai da atualidade, que busca ser amigo de suas crias, dividindo com sua parceira os cuidados da prole, sem necessariamente deixar de cumprir seu papel de representante e introdutor das normas sociais. Mais recentemente, vimos como tais mudanças, no sentido de uma liberalidade maior, tiveram uma aceleração considerável a partir dos emblemáticos anos 1960, com o destaque dado ao conflito das gerações e a reivindicação de movimentos sociais pelo fim da opressão sobre os jovens.

A convivência de pais e filhos adolescentes é, sem dúvida, desafiadora para muitas famílias, dada a compreensiva instabilidade emocional característica da fase de transição que é a da adolescência, com suas crises de identidade. Mas, nas relações entre gerações na família, também merece destaque aquelas que se dão entre pais e seus jovens filhos adentrando a vida adulta. Muito se comenta atualmente sobre o prolongamento da permanência dos filhos na casa paterna. Podemos levantar várias razões para esse fenômeno, dentre as quais se destaca a dificuldade dos jovens em encontrar trabalho – realidade das últimas décadas não só no Brasil, mas também em muitos países.

A diminuição da oferta de emprego, é claro, decorre de uma economia que não cresce como se espera para absorver a nova geração de mão de obra. E um argumento comum dos empresários que dificulta a obtenção de emprego é o de que necessitam dos serviços de gente com experiência; mas, perguntam os jovens: como obtê-la sem uma oportunidade para ingressar no mercado de trabalho?

Diante desse quadro, temos testemunhado a permanência dos filhos na casa de seus pais até a idade adulta. Nessa espera por uma oportunidade de emprego, uma forma de ocupação do tempo que traz a esperança de adquiri-lo é a continuação dos estudos em cursos de pós-graduação ou até mesmo em novas graduações – algo que pode se tornar uma verdadeira coleção de diplomas. Para os pais, o prosseguimento nos estudos é uma justificativa geralmente bem aceita para essa permanência no ninho parental.

Como se dá essa relação em um contexto de prolongada coabitação com os progenitores? Essa convivência, de modo geral, tende a ser menos turbulenta do que a que pode se dar com os filhos adolescentes. Até porque o esperado é que, por serem mais velhos, os filhos próximos da idade adulta mostrem-se mais dispostos a negociar as regras para um bom convívio no lar[55].

Negociações na intimidade do espaço doméstico mostram-se necessárias neste momento da História, em que não mais dispomos de ritos de passagem suficientemente definidos e chancelados pelo coletivo que nos permitam perceber com clareza o caminho de passagem para vida adulta. Condição social essa que, aliás, tende a gerar insegurança nos pais relativamente à sua autoridade e seu direito em intervir na vida de seus filhos.

Para o jovem, trata-se de um considerável desafio construir uma nova identidade que pressuponha a autonomia como requisito fundamental para o ingresso na vida adulta. Para a transposição bem-sucedida desse umbral, o jovem precisa da aprovação social. Mas, se ele ainda vive na casa dos pais, é destes que deve vir o almejado reconhecimento. Como dissemos, a continuidade nos estudos é um fator de valorização do filho adulto[56] e uma justificativa para sua permanência no lar paterno. Em troca da aceitação das regras da casa, o jovem pode conquistar alguma liberalização delas.

---

55 Elsa Ramos analisa a família na sociedade francesa contemporânea em relação às negociações que são feitas entre pais e filhos adultos, com o objetivo de construir uma boa convivência sob o mesmo teto. Cf. Elsa Ramos, As negociações no espaço doméstico: construir a "boa distância" entre pais e jovens adultos coabitantes, em: Myriam Moraes Lins de Barros (org.), *op. cit.*, 2006, p. 39-65.
56 P. Le Galès *apud* Elsa Ramos, *op. cit.*, p. 39-65.

De modo geral, as regras parentais se dão em torno de aspectos como divisão de territórios comuns e privados, ordem e limpeza das dependências da casa, horários de refeições e de silêncio, visitas de amigos e relações amorosas com namoradas e namorados. Estes relacionamentos podem ter mais chances de serem autorizados principalmente quando são suficientemente estáveis e duradouros. Geralmente, a intimidade amorosa é permitida apenas no quarto do filho ou da filha e a portas fechadas, é claro.

As negociações entre pais e filhos buscam encontrar a "boa distância entre o direito à liberdade individual e a aceitação do grupo familiar, sobretudo a aceitação de quem detém o poder. A busca por esse equilíbrio está presente em todas as relações intergeracionais e, mais do que isso, em todas as relações sociais"[57]. Mais adiante, ao analisar a condição das gerações mais jovens na atualidade, como a chamada geração Z, prosseguiremos nessas ponderações sobre o comportamento da juventude na família e na sociedade.

AVOSIDADE: A RELAÇÃO ENTRE AVÓS E NETOS

O termo "avosidade" é relativamente recente entre nós. Ele é correlato dos termos *"grandparenthood"* e *"abuelidad"*, que têm sido utilizados por estudiosos de língua inglesa e hispânica especializados em envelhecimento. Sabemos que um neologismo não ocorre por acaso, ele aparece quando surge alguma novidade em determinado cenário social. Nesse sentido, o termo avosidade busca dar conta da condição de ser avô ou avó na contemporaneidade, com todas as implicações sociais e psicológicas envolvidas no contexto atual.

Essa novidade possui uma natureza demográfica porque, graças ao expressivo aumento da longevidade humana e, consequentemente, ao maior número de famílias extensas – como as que tínhamos, aliás, num passado não tão distante –, as relações entre avós e netos têm sido mais frequentes no seio familiar, prolongando-se para além da infância desses netos, chegando até a adolescência ou, ainda, mais adiante.

---

57 A busca pelo equilíbrio entre os interesses individuais e o coletivo nos lembra da "metáfora dos porcos-espinhos", criada por Schopenhauer e retomada por Freud, que diz que no inverno os porcos-espinhos tentam se aproximar uns dos outros para se aquecerem, mas essa aproximação, se for excessiva, pode machucar. E o distanciamento demasiado piora a sensação de frio. Então, a saída é encontrar a distância ideal que, por um lado, garanta a intimidade e a independência de cada um e, por outro, possibilite a confortável sensação de calor e de pertencimento e, em consequência, a sensação de aceitação no grupo.

Com a visibilidade aumentada, vem crescendo o interesse da sociedade como um todo por esse tipo de relação. O fenômeno tem provocado um aumento das pesquisas sobre a relação entre avós e netos, o que será comentado em outra parte deste livro, ao apresentarmos um breve panorama dos temas mais frequentes nas pesquisas intergeracionais.

Outro motivo de maior atenção à figura dos avós deve-se às várias posições assumidas por eles no universo das relações familiares. Alguns são provedores porque desfrutam de uma boa condição financeira e podem, por isso, ajudar filhos e netos. Outros são dependentes de auxílio financeiro[58]. Do ponto de vista da saúde, enquanto por um lado há muitos avós saudáveis, mesmo em idades bem avançadas, por outro tem crescido o número de idosos dependentes de cuidados de seus familiares, já que aos anos a mais de vida somam-se, com frequência, incapacitantes problemas de saúde.

A proximidade ou o distanciamento geográfico dos netos é outro fator que facilita ou dificulta o relacionamento. Uma distância que garanta o encontro e o cuidado mútuo e, ao mesmo tempo, preserve a intimidade de ambas as gerações pode se dar em arranjos familiares nos quais o domicílio dos netos é próximo ao dos avós, como, por exemplo, quando ambos estão fixados no mesmo bairro. Sobre esse fator da proximidade, cabe reiterar a importância do crescente aperfeiçoamento da tecnologia digital, permitindo comunicações interpessoais em tempo real entre pessoas separadas por grandes ou pequenas distâncias.

No período de 2020 a 2022, a humanidade viveu a surpreendente pandemia causada pelo vírus Sars-Cov-2, responsável pela síndrome covid-19, enfermidade que obrigou pessoas idosas ao isolamento em suas casas, dada sua maior vulnerabilidade a essa grave doença. Por isso, avós não puderam receber ou visitar seus netos. Afortunadamente, essa distância foi em parte mitigada graças às interações por meio das redes sociais via internet. Evidentemente, o encontro virtual não possibilita os beijos e abraços que exteriorizam toda a ternura que pode estar contida nessa relação, mas ao menos ajuda a diminuir a saudade entre avós e netos.

---

58 Vale lembrar que políticas públicas voltadas a idosos pobres podem ser decisivas para elevar o bem-estar não apenas desses velhos, mas também de seus familiares. O Benefício de Prestação Continuada no valor de um salário-mínimo, destinado a idosos brasileiros a partir de 65 anos de idade e sem renda, tem melhorado a qualidade de vida dessas famílias e elevado, sem dúvida, o *status* desses provedores que antes eram um peso para seus familiares. Outra importante consequência é que a comunidade como um todo tende a ganhar com políticas desse tipo, pois essa injeção de recursos financeiros na família estimula a economia local.

Outra variável decisiva é a de um bom relacionamento por parte dos avós com seus filhos, filhas, noras e genros, pois auxilia a manutenção e o desenvolvimento de uma prazerosa convivência com os netos. A forma de tratamento dada aos netos pode ser alvo de críticas de filhos, genros e noras aos avós; críticas expressas pela popular percepção de que, "enquanto os pais educam, os avós deseducam a criança", por darem a ela "liberdades excessivas", na visão dos pais da criança.

Conflitos tendem a ser mais prováveis com a avó paterna, ou seja, tendo de um lado a mãe ou o pai da criança e, de outro, a mãe deste. Conflitos esses mais intensos do que os que geralmente ocorrem entre a mãe da criança e a avó materna, pois os laços familiares geralmente são mais firmes, de acordo com uma inclinação matrifocal. Constatamos que a matrilinearidade é um fator importante na conformação de comportamentos entre mães e avós[59]. Embora não seja incomum conflitos entre mãe e filha na educação da criança, os desentendimentos entre as duas tendem a ser atenuados dada a importância da experiência da avó na instrução de como a filha deve cuidar da criança, sobretudo na fase de bebê.

A relação entre avós e netos tende a ser menos conflituosa do que a entre pais e filhos. A obrigação de educar, traduzida no dia a dia pela imposição de interdições aos desejos da criança e do adolescente, tende a provocar mais conflitos entre estes e os adultos responsáveis, geralmente os pais, por dizerem "não" a certos comportamentos ou intenções. Ao contrário, avós e netos tendem a se relacionar de modo mais amistoso e até solidário. Pensadora que se notabilizou nos anos 1970 com uma obra pioneira e referencial sobre as condições de vida dos velhos na sociedade da época, Simone de Beauvoir, além de exaltar a afeição presente nesse relacionamento e o quanto ele faz bem aos velhos e às crianças, fala de uma cumplicidade que pode se estabelecer entre netos e avós contra a opressão e o autoritarismo da geração intermediária. Assim se expressa Beauvoir:

> Quando os netos se tornam adolescentes ou adultos, nada, em sua história anterior, pesa nas relações que mantêm com seus avós. Estes últimos encontram, na afeição que os netos lhes manifestam, uma desforra contra a geração intermediária; sentem-se rejuvenescer ao contato de sua juventude. Fora de qualquer ligação familiar, a amizade dos jovens é preciosa para

---

[59] G. Hagestad *apud* Carmen Triadó; M. José Olivares, Las relaciones abuelos-nietos, em: Sacramento Pinazo; Mariano Sánchez Martínez (org.), *Gerontología: actualización, innovación y propuestas*, Madri: Pearson Educación, 2005, p. 259-88.

as pessoas idosas: ela lhes dá a impressão de que esse tempo em que vivem permanece o seu tempo, ela ressuscita sua própria juventude, transportando-os para o infinito do futuro: é a melhor defesa contra a melancolia que ameaça a vida avançada.[60]

Podemos entender que essa opressão decorre do papel que os pais exercem sobre os filhos e até sobre os idosos da família, porque contam com uma chancela social que lhes confere autoridade, principalmente quando detêm o poder econômico sobre os avós de seus filhos. Vendo a questão de outra perspectiva, sabemos que esse poder da "geração do meio" vem acompanhado de responsabilidades e, por vezes, de sobrecarga de preocupações com a administração do espaço doméstico somadas aos problemas específicos na esfera profissional. Por outro lado, claro está que idosos empoderados financeiramente, saudáveis e independentes, vivem em condições mais igualitárias em relação a seus filhos, netos e demais familiares.

Ainda que possa haver uma aliança contra o autoritarismo da geração do meio, podem surgir conflitos entre avós e netos, sobretudo quando estes são adolescentes, com a discordância que pode se dar em relação a condutas na esfera dos costumes, em temas como comportamento sexual e consumo de drogas ou, ainda, em relação a ideologias políticas.

Ao longo desta análise, fica evidente como o tema da avosidade abrange um conjunto de relações marcadas por momentos de amizade e descontração e, também, por circunstâncias em que os avós sentem que têm o compromisso de educar, mesmo que nessa condição de educadores ocorram conflitos. Esse binômio afeto e autoridade, que se expressa na ideia do "morde e assopra", foi tematizado no estudo de Myriam Lins de Barros junto a famílias da classe média do Rio de Janeiro[61].

A classe social, aliás, tende a ser outro fator relevante para determinar a posição e a função dos avós e a qualidade de sua relação com netos e outros membros da família. Principalmente nos lares pobres, avós podem acabar exercendo o papel de mães de seus netos quando a filha é mãe solo ou divorciada, quando tem de trabalhar fora ou tem algum outro tipo de impedimento para cuidar das crianças. Podemos pensar, por exemplo, em situações de doença física ou mental ou até de encarceramento de uma mãe. Por medida legal, presidiárias

---

60 Simone de Beauvoir, *A velhice*, Rio de Janeiro: Nova Fronteira, 1990, p. 532.
61 Myriam Lins de Barros, *Autoridade e afeto: avós, filhos e netos na família brasileira*, Rio de Janeiro: Zahar, 1987.

durante a gravidez e após o parto podem permanecer com seus filhos em instituições prisionais dotadas de berçário e creche, instalações criadas pelo Poder Público como abrigo, mas apenas nos primeiros meses de vida da criança. Em seguida, ela passa a ser cuidada por um familiar, com frequência a avó, ou por um tutor legal[62]. A situação se agrava ainda mais quando, além do distanciamento materno no dia a dia, há também uma ausência, por vezes total e por várias razões, da figura do pai. Nos Estados Unidos, o aumento do consumo de drogas por parte de pais e mães tem obrigado avós a assumirem o estressante papel de cuidadoras dos netos[63].

No Brasil, a situação não é diferente. Muitas avós demonstram um considerável exemplo de superação, nos mais variados casos de dificuldades vividas pela família. Paulo de Salles Oliveira nos revela o quanto avós em situação de pobreza sofrem pela sobrecarga de trabalho intensificada pelo peso da idade. Mas, apesar dos desafios de cuidar da casa e, também, dos netos, ainda encontram forças e motivação para brincar com eles, num clima de muita afetividade. Esforço que é recompensado pelo carinho recebido das crianças e pelo valioso aprendizado transmitido a elas de como enfrentar com resiliência as adversidades ao longo de suas vidas[64].

Por outro lado, em famílias com melhores condições econômicas, as avós, independentemente da qualidade afetiva que mantêm no relacionamento com os netos, possuem sua agenda de compromissos e, por isso, não ficam tão disponíveis para cuidar de netos. Se famílias desse nível social conseguem contratar uma babá para cuidar da criança, nem mesmo a mãe ficará tão sobrecarregada com seus rebentos. Quando essa contratação não é possível, muitas vezes há

---

[62] Lembremos que no Brasil a grande maioria das presidiárias é constituída por mulheres pobres, o que demonstra a importância da variável classe social no caso das avós que assumem o papel de cuidadoras de seus netos no lugar de suas filhas.
[63] Kathleen M. Roe *et al.*, Health of Grandmothers Raising Children of the Crack Cocaine Epidemic (*on-line*), *Medical Care*, v. 34, n. 11, 1996, p. 1072-84.
[64] Paulo de Salles Oliveira, *Vidas compartilhadas: cultura e relações intergeracionais na vida cotidiana*, São Paulo: Cortez, 2011, p. 353-72.

uma negociação entre avó e filha sobre, por exemplo, qual seria, para a avó, o melhor dia da semana para ela ficar com os netos[65].

Mesmo que não tenham a necessidade e responsabilidade de educar os netos, os avós, de modo geral, tendem a oscilar entre uma postura mais ou menos intervencionista em relação à educação deles, ao discordarem do modo como seus filhos os educam. Os avós, portanto, ainda que possam desenvolver uma relação mais de igual para igual, isto é, mais amistosa, com seus netos, não abrem mão de uma autoridade que consideram ter por sua experiência de vida e que lhes dá a possibilidade ou o direito de dizer a eles o que é certo e o que é errado.

Grande parte dos estudos sobre a avosidade concentra-se nos papéis e estilos de comportamento dos avós. Além de condicionantes como frequência de contato e realização de atividades conjuntas, há duas variáveis, idade e gênero, preditoras importantes da qualidade e do formato da relação com os netos, conforme nos informam Triadó e Olivares[66]. Analisando várias pesquisas que enfocaram esses dois fatores, as autoras apontam que avôs e avós mais jovens, como seria de se supor, são mais ativos e, por isso, tendem a interagir de modo mais intenso e dinâmico com os netos. Avós mais velhos se mostram menos comprometidos e mais distantes, possivelmente pelas limitações impostas pela idade mais avançada.

Do ponto de vista de diferenças em relação ao gênero, coerentemente, de acordo com as expectativas culturais, as avós se envolvem mais intensamente com os netos do que os avôs, sobretudo porque assumem o papel de mães substitutas, provisória ou definitivamente. Enquanto as avós se dedicam aos cuidados e às relações familiares, os avôs trazem informações do mundo exterior e propiciam mais conhecimento sobre a vida. Em relação às netas, elas são mais apegadas aos avós do que os netos[67]. É evidente que tais diferenças de comportamento de avós e avôs e de netos e netas não devem ser cristalizadas, pois se revelam apenas como tendências criadas pelas atuais influên-

---

65 Muitas vezes, atuando no programa Trabalho Social com Pessoas Idosas oferecido pelo Sesc, pude acompanhar a seguinte situação: a filha leva a mãe idosa ao Sesc e a inscreve no programa para que se ocupe com alguma coisa, já que anda tristonha e se desentendendo com familiares. A idosa paulatinamente vai se enturmando e se envolvendo em inúmeras atividades da instituição até que sua filha passa a reclamar de sua indisponibilidade para a ajuda doméstica, incluindo-se aí o cuidado com os netos. E, em alguns casos, chega a criticar o próprio Sesc por ter "virado a cabeça da mãe"! Mas, não tendo outra saída, entra num acordo com ela, respeitando sua agenda e seus compromissos. Resultado: esse acordo torna a relação entre mãe e filha mais justa e igualitária.
66 Carmen Triadó; M. José Olivares, *op. cit.*
67 *Ibidem.*

cias culturais e que, pelas transformações a que estamos assistindo na família, podem mudar nas próximas décadas.

As pessoas são diferentes quanto à sua capacidade de adaptação a mudanças de comportamento. Possivelmente, a dificuldade de ajustamento a novas situações se acentue com o avanço da idade. Claro que não faltam exemplos de idosos, alguns até centenários, que, além de autônomos e independentes, mostram-se flexíveis e à vontade em um contexto de rápidas mudanças de costumes. Mas eles constituem exceções. Em relação ao exercício da avosidade, vemos alguns avós adaptados aos novos papéis aí envolvidos, enquanto outros, nem tanto.

Considerando a crescente importância dos avós no âmbito da família, Strom e Strom[68] relatam a aplicação de um programa educacional direcionado a idosos com dificuldade de serem avós, com o objetivo de propiciar uma melhoria na capacidade de construir relacionamentos mais satisfatórios com seus netos e demais familiares. Na experiência que relatam, foram fornecidas 12 aulas semanais a um grupo de 210 avós. Em uma autoavaliação final, os idosos relataram se sentir mais preparados para seus novos papéis. O curso possibilitou melhoras significativas no desempenho desses avós, corroboradas pelos netos e pelos pais destes. Ainda que soe estranho uma escola para avós – como sendo uma iniciativa de caráter superficial e com ares de adestramento –, é possível pensar em ações que possam promover uma produtiva reflexão entre as gerações que compõem o núcleo familiar sobre os mais satisfatórios esquemas de convivência. Para essa tarefa de instrumentalização do papel de avós, os docentes de tais cursos poderiam ser os profissionais do trabalho intergeracional, cujo perfil discutiremos algumas páginas adiante.

Embora o termo avosidade seja novo e o interesse pelo tema também, pesquisadores da Universidade de Harvard[69], analisando o resultado de uma pesquisa (que o jornal *O Globo* publicou), descobriram que a importância dos avós remonta há milhares de anos na história da humanidade; os cientistas declararam que o sucesso da espécie humana, particularmente do *Homo sapiens*, deu-se graças aos cuidados que os avós dispensavam e dispensam às crianças. A natural dependência prolongada dos filhotes humanos, e talvez a falta de tempo dos pais, favoreceu o aumento da longevidade humana, reforçando a transmissão da cultura às gerações mais novas.

---

68 Robert Strom; Shirley Strom, Grandparents and intergenerational relationships, *Educational Gerontology*, v. 18, n. 6, 1992, p. 607-24.
69 Daniel Mediavilla, Espécie humana pode ter triunfado graças às avós, defendem pesquisadores de Harvard, *O Globo* (*on-line*), 20 dez. 2011.

O exercício constante das atividades domésticas por parte das mulheres as manteve ativas e saudáveis até idades mais avançadas. Esse papel de avós cuidadoras não só dos netos, mas da família de modo geral, e, também, de educadoras, fez com que as mulheres pudessem viver muitos anos após perderem a fertilidade. Provavelmente essa característica filogenética ainda se sustenta como um dos motivos para as mulheres terem uma esperança de vida maior do que a dos homens. A intensidade das relações pessoais mantidas junto à família e o envolvimento igualmente intenso com as tarefas domésticas, sem dúvida, fazem com que o corpo e a mente dessas mulheres se mantenham muito ativos.

Nessa mesma matéria do jornal *O Globo*, a paleoantropóloga María Martinón Torres faz uma importante constatação, que muito contribui para o tema "gerações", objeto deste livro. Para ela:

> O aumento da longevidade permite uma sobreposição de gerações que possibilita um acúmulo de riquezas excepcionais. Australopitecos não conheciam suas avós. O fato de você poder reunir três gerações em uma casa é uma fonte de conhecimento que outras espécies não possuem. Os humanos não precisam recomeçar a cada geração. Isso muda completamente o valor dos idosos.

Na matéria jornalística, ainda são apresentadas relevantes conclusões acerca da evolução da espécie humana. Embora o sucesso das espécies em geral deva-se à sua capacidade reprodutiva, no caso dos humanos o sucesso se deu também em decorrência do incremento de tempo de vida das avós, seres que representaram e seguem representando a força da espécie, mesmo sendo os membros familiares, assim como as crianças, fisicamente mais fracos.

Uma nova relação de gerações: jovens ajudando idosos fragilizados na família e no trabalho voluntário

Hoje os chamados "idosos jovens", ou seja, aqueles que se encontram aproximadamente[70] na faixa dos 60 anos aos 80 anos de idade, além de provavelmente estarem mais saudáveis (se comparados aos

---

70 Utilizo o termo "aproximadamente" porque, por mais evidente que possa ser, é sempre bom lembrar as amplas diferenças individuais no ritmo do envelhecimento.

de idade mais avançada), têm muitas opções de participação na vida social, pois ainda podem desfrutar de independência e autonomia[71]. O mesmo não acontece com os denominados "velhos velhos", enquadrados na chamada por alguns de "quarta idade"[72]. Devido à idade avançada, tendem a apresentar uma fragilização física e mental mais intensa. Por isso, muitos deles vivem isolados ou têm pouco convívio com seus contemporâneos e, principalmente, com pessoas mais jovens. De fato, se o distanciamento físico e afetivo é comum entre os idosos mais novos e os jovens, a distância entre os jovens e os muito velhos é, sem dúvida, bem mais acentuada. O isolamento imposto a essas pessoas em razão da dependência e, muitas vezes, também da perda da autonomia determina a elas uma espécie de desterro em casa ou em uma instituição de longa permanência – o que analiso com mais detalhes em outro trabalho[73], no qual destaco a intergeracionalidade entre velhos fragilizados e suas netas, que podem atuar, inclusive, como cuidadoras[74].

Mesmo assim, ainda que sejam geralmente pouco frequentes e/ou intensas (sobretudo em espaços públicos), as interações de jovens com idosos fragilizados ocorrem, principalmente no seio familiar, entre avós e netos ou até entre bisavós e bisnetos. O aumento de tal convívio deve-se ao incremento da família extensa, consequência da tendência atual da permanência dos filhos na casa paterna, do retorno de filhos e filhas após separações conjugais ou, ainda, da precarização econômica, geralmente causada pelo desemprego.

Uma observação é necessária: é sempre bom lembrar que essa permanência ou esse retorno à casa paterna podem dificultar o relacionamento familiar e deflagrar conflitos. Mas, se há conflitos, há também cooperação e solidariedade familiar, traduzidas por ajuda financeira, material e nos cuidados entre as gerações. Outro modo de contri-

---

[71] Convém lembrar a distinção entre os conceitos de "independência" e de "autonomia". Independência é a capacidade de cumprir uma tarefa sem auxílio. Autonomia é a capacidade de tomar decisões e escolher o que fazer ou como encaminhar algum tipo de providência, mesmo não tendo condições de fazê-lo diretamente.

[72] Assim é denominada por alguns especialistas a idade mais avançada em referência a uma etapa anterior, rotulada como "terceira idade", termo de origem francesa dos anos 1970 e que buscava, na época, valorizar o protagonismo do idoso.

[73] José Carlos Ferrigno, A relação entre o jovem e o idoso fragilizado: um raro e sugestivo encontro de gerações, em: Matheus Papaléo Netto; Fábio Takashi Kitadai (org.), *A quarta idade: o desafio da longevidade*, São Paulo: Atheneu, 2015, p. 187-95.

[74] Utilizei o substantivo "neta" no feminino, portanto, porque netos, sobretudo crianças e adolescentes do sexo masculino, nem aparecem nas estatísticas como cuidadores. Os homens geralmente não são educados para cuidar dos outros, tampouco de si mesmos.

buição se dá por meio do cumprimento de tarefas, numa espécie de troca de serviços. Em famílias pobres, sem possibilidade de contratar empregados domésticos, a cooperação é fator de sobrevivência. Até mesmo as crianças precisam ajudar na lida da casa, o que pode ser importante para o desenvolvimento do senso de responsabilidade, mas com limites bem definidos que evitem abusos no trabalho infantil[75]. Em certos lares, os velhos, de algum modo fragilizados, dependem da ajuda dos jovens; já em outros, são os idosos, com suficiente grau de saúde, que dedicam algum tipo de auxílio a seus jovens. Assim, o lema pode ser: "quem está melhor ajuda quem está pior".

E quem são os cuidadores familiares? Os cuidadores informais podem ser cônjuges, filhos, filhas, noras, genros, sobrinhos, netos, membros de entidades paroquiais e de serviços. São pessoas que se dispõem, sem uma formação específica, a dar aos doentes os cuidados indispensáveis, oferecendo disponibilidade e boa vontade. Infelizmente alguns o fazem por obrigação e/ou imposição de outros familiares. A grande maioria dos idosos dependentes, cerca de 90% deles, recebe cuidados de seus parentes. Como sabemos, apenas famílias de médio e alto poder aquisitivo conseguem pagar cuidadores profissionais[76].

Do grupo de cuidadores pesquisados por Yuaso[77], 84% eram mulheres, lembrando que elas, além de mais longevas do que os homens, são educadas desde a infância para cuidar da casa e das pessoas. Desse grupo de cuidadoras pesquisadas, 38% eram filhas; 34%, esposas; 7%, noras; e 5%, netas. A maioria situava-se entre 50 e 79 anos de idade. Em outra investigação, realizada em Portugal, o perfil das cuidadoras era composto por mulheres de 55 anos em média que, além do idoso, tinham sob seus cuidados outros membros da família[78]. As mulheres podem ser cuidadoras desde tenra idade: num recorte por gênero, 5% das 84% mulheres cuidadoras é formada por netas, ao passo que a porcentagem de netos cuidadores, do total dos 14% de homens que assumiram essa tarefa, nem aparece na pesquisa, provavelmente por ser ínfima. Outra constatação é a de que as solteiras são fortes "candidatas" a cuidarem dos velhos da família.

---

75 Paulo de Salles Oliveira, *op. cit.*, p. 353-7?
76 M. C. Campedelli *et al.*, Grupo de cuidadores de idosos: uma experiência multiprofissional, *Revista Âmbito Hospitalar*, n. 46, 1993, p. 46.
77 D. R. Yuaso, Cuidadores de idosos dependentes no contexto domiciliário, em: M. Papaléo Netto, *Tratado de gerontologia*, 2. ed., São Paulo: Atheneu, 2007, p. 711 17.
78 Graça Maria Pimenta *et al.*, Perfil do familiar cuidador de idoso fragilizado em convívio doméstico da Grande Região do Porto, Portugal, *Revista Escola de Enfermagem da USP*, v. 43, n. 3, set. 2009.

A qualidade dessa relação do idoso fragilizado com o jovem cuidador depende de uma adequada preparação e suporte, de modo a ser benéfica a todos os envolvidos. O mais importante é evitar a sobrecarga do jovem neto ou da jovem neta. Sem esse preparo, crianças e adolescentes cuidadores podem apresentar alto nível de estresse, sobretudo no caso de avós portadores de demência. Crianças cuidadoras podem ficar sem tempo para brincar; e adolescentes, sem chances de interagir com sua turma. Os prejuízos no desempenho escolar podem ser consideráveis. Se, por um lado, alguns serviços prestados por crianças e adolescentes a seus familiares podem nelas despertar sentimento de solidariedade, por outro, excessos de obrigações tendem a causar sérios danos psíquicos. De acordo com a Associação Norte-Americana de Psicologia[79], 1,4 milhão de crianças e adolescentes dos Estados Unidos, entre 8 e 18 anos, são responsáveis pelos cuidados de um dos pais, avós ou irmãos com algum transtorno. No Brasil, desconheço tal estatística, mas a situação provavelmente é a mesma ou, talvez, pior.

Podemos pensar no lado virtuoso do processo de cuidar de um avô doente que, se bem administrado, pode desenvolver a virtude da paciência e sentimentos de compaixão em netos cuidadores. Sem dúvida, o processo que leva um avô ou uma avó à demência desperta intensas emoções e produtivas reflexões sobre a vida e a morte em todos os que têm a oportunidade de acompanhá-lo. A transfiguração física e mental desse idoso impacta profundamente as crianças e os adolescentes da família. É o que nos mostra o segundo episódio do documentário *The Alzheimer's Project*, produzido pela HBO e pelo National Institute on Ageing[80]. Esse filme apresenta comoventes depoimentos de crianças e adolescentes com idades entre 6 e 15 anos que, de algum modo, lidam com avôs e avós que sofrem do mal de Alzheimer.

Reiteramos a ideia de que o contato com a doença e com a morte física ou psíquica de um ente querido pode se constituir numa oportunidade para que jovens possam refletir mais profundamente sobre a finitude humana e, por consequência, dignificar cada momento da nossa efêmera existência. A fragilidade e a dependência do ser humano podem vir a despertar sentimentos positivos nas pessoas de seu entorno e, também, o desejo de ajudar e a vontade de cuidar, que superam a sensação de obrigação. Quando nos dedicamos a lutar por uma causa ou a cuidar de alguém, diminuímos o tempo gasto pen-

---

79 Jamie Chamberlin, Little-known caregivers (*on-line*), *American Psychological Association*, v. 41, n. 9, out. 2010.
80 HBO, Grandpa, Do You Know Who I Am? With Maria Shriver (temporada 1, episódio 2), *The Alzheimer's Project* (série, 1 temporada, 5 episódios), 2009.

sando em nossos próprios problemas, mitigando nosso egocentrismo. Para os idosos fragilizados, os benefícios físicos e emocionais advindos desses cuidados são óbvios.

A relação entre jovens voluntários e idosos fragilizados

Saindo um pouco do tema deste tópico, a avosidade, mas bem próximo a ele, mencionamos de passagem outra relação que envolve gerações mais novas e idosos de idade avançada e saúde frágil: a relação que se estabelece entre jovens voluntários atuando em uma ILPI (Instituição de Longa Permanência para Idosos) ou, mais raramente, caracterizada por visitas a idosos em seus próprios domicílios. Atividades de jovens voluntários auxiliando idosos dependentes são muito difundidas nos Estados Unidos, país em que o trabalho voluntário, como sabemos, é bem disseminado e organizado. O associativismo e o voluntariado estão fortemente enraizados na cultura norte-americana. Infelizmente, entre nós, o voluntariado, sobretudo aquele que envolve a ação de jovens, é pouco expressivo. Voltaremos a comentar essa relação ao abordar as várias modalidades de programas intergeracionais.

TRANSMISSÕES PSÍQUICAS ENTRE AS GERAÇÕES NO ÂMBITO DA FAMÍLIA

Neste livro, temos tratado de relações entre gerações entendendo que relações, como as aqui analisadas, pressupõem diálogo e proximidade física, ainda que possamos também recorrer a comunicações telefônicas ou, cada vez com mais frequência, a troca de mensagens via internet. Já mencionamos também a contribuição das ciências humanas para a compreensão do fenômeno geracional. Pois bem, há um outro tipo de relação, inusitado para quem não está familiarizado com as teorizações da psicanálise: as transmissões psíquicas, inclusive as inconscientes, entre ascendentes e descendentes no contexto familiar. Trata-se de um assunto complexo, que escapa do escopo deste trabalho, por isso, a ele faremos apenas algumas menções, para lembrar a existência de mais essa frente de pesquisa sobre a intergeracionalidade e porque, é claro, trata de fenômenos que ocorrem em vários tipos de grupos e instituições. Mas é no contexto familiar que tais fenômenos se apresentam de modo mais exuberante, trazendo novas perspectivas para a compreensão da história e da dinâmica das relações de uma determinada família.

Esses conhecimentos fundamentam a terapia familiar de base analítica que busca desvendar conteúdos inconscientes presentes nas interações entre os membros do grupo familiar. Um exemplo frequente de angústia e sofrimento psíquico, por exemplo, é o do véu de silêncio lançado sobre um acontecimento traumático, como um estupro ou alguma outra forma de violência familiar. Algo que, mesmo não vindo à consciência do grupo como um todo, de alguma forma e em alguma medida exerce influência sobre ele. Nesse tipo de abordagem, é ressaltada a importância da genealogia na estruturação psíquica para as transmissões inconscientes de geração em geração e as delegações de papéis ou funções para os descendentes que na família são operacionalizadas.

René Kaës[81], nome dos mais expressivos na construção dessa teoria, lembra que Freud, ao longo de sua obra, mostrou-se interessado em compreender como se dá o processo de transmissão psíquica entre as gerações, reconhecendo a importância da base intersubjetiva das relações familiares na constituição da vida psíquica individual. Em sua obra *Totem e tabu*, Freud faz uma diferenciação de tais transmissões. Por um lado, constata as transmissões de sentimentos e expectativas dos pais a seus filhos, processo que se refere à história do sujeito. Nesse primeiro caso, o das transmissões dos pais para os filhos, entra em jogo o processo que leva às identificações dos filhos com seus pais por meio da internalização de afetos, representações, fantasias e desejos paternos. Por outro lado, segundo Kaës, Freud sugere que há também transmissões às novas gerações que são constituídas de fragmentos mnemônicos inconscientes provenientes das gerações passadas e, até mesmo, desconhecidas, mas que fazem parte da pré-história de cada um e que, apesar da distância no tempo, podem exercer significativa influência sobre a subjetividade em seus descendentes.

Biancoti e demais autores distinguem três dimensões das transmissões psíquicas entre gerações no meio familiar[82]. A primeira delas, a transgeracional, é formada por elementos não elaborados, como lutos não superados e vivências traumáticas não verbalizadas, portanto, não representadas e não resolvidas – e que perpassam gerações nessa condição. A segunda, a intergeracional (na terminologia do autor), remete-se ao conjunto das histórias, dos mitos e dos produtos da cultura repassado por seus representantes. A terceira, a intersubjetiva, seria aquela constituída especificamente pela interação da mãe com seu filho.

---

81 René Kaës, Os dispositivos psicanalíticos e as incidências das gerações, em: Albert Eigher, *A transmissão do psiquismo entre gerações: enfoque em terapia familiar psicanalítica*, São Paulo: Unimarco, 1998, p. 5-19.
82 C. Biancoti *et al. apud* Delia Goldfarb; Ruth Lopes, *op. cit.*

Compreender ou ao menos tornar-se ciente da existência de tais fenômenos psíquicos presentes nas relações intergeracionais, tanto na família quanto em outros grupos multietários, é importante a todos os que se propõem a trabalhar no campo intergeracional, seja em pesquisa, seja em políticas e programas de atividades que objetivem fomentar a aproximação e a cooperação entre mais velhos e mais novos. Conhecer as histórias de vida dos integrantes de um grupo intergeracional e, por conseguinte, um pouco mais de suas personalidades pode facilitar a promoção do diálogo entre eles.

SOBRE O FUTURO DA FAMÍLIA

Revista, reformulada, ampliada, encolhida, heteroafetiva, homoafetiva, monoparental, com ou sem casamento formal festivo e abençoado pela religião, com mais divórcios e menos relações duradouras, com filhos biológicos ou adotivos, com ou sem inseminação artificial, enfim, com todas essas transformações, a família segue reproduzindo e formando novas gerações, sem fortes abalos e longe de um apocalipse que setores mais conservadores têm apregoado.

Muitas dessas mudanças não são novas, de um modo ou de outro estão registradas na história da humanidade, e certamente novos formatos virão, em um processo de permanente invenção social. A família, com todas as variações possíveis em sua composição, continua a ser considerada como a instituição mais desejada, sólida e segura para a evolução da espécie humana. Mas, é óbvio, não há garantias de que sempre será assim.

O foco principal desta reflexão sobre a família são as relações intergeracionais, consubstanciadas sobretudo pelas relações entre pais e filhos e entre avós e netos, embora possamos também pensar em outras intergeracionalidades, como as que envolvem relações entre irmãos mais velhos e mais novos ou as que se estabelecem entre tios e sobrinhos. Essas outras relações intergeracionais no âmbito da família são pouco estudadas. Pesquisas sobre elas poderiam trazer interessantes revelações para esse novo campo de conhecimento.

5
A classificação das gerações no mundo do trabalho

Mais recentemente, no universo corporativo, sobretudo a partir da primeira década do século XXI, especialistas, consultores e profissionais da área de recursos humanos inauguraram uma nova frente de estudos geracionais, concentrando-se nas relações entre funcionários jovens e maduros no ambiente das empresas. Sem dúvida, trata-se de uma iniciativa importante, pois quaisquer ações que visem favorecer a criação de um ambiente de trabalho mais descontraído e produtivo são bem-vindas a todos. Podemos supor que relações harmoniosas entre trabalhadores sejam de interesse deles próprios. Afinal, ficam juntos por muitas horas diárias e, em caso de desavenças, não é nada simples pedir afastamento temporário, transferência ou mesmo demissão. De fato, depois dos conflitos geracionais na família – onde a maior proximidade e intimidade pode provocar mais desentendimentos –, é no trabalho que mais frequentemente eles podem ocorrer.

O clima cordial entre funcionários certamente é de interesse também da empresa, já que para ela representa ganhos em sua imagem institucional, interna e externa, e em sua produtividade e lucratividade. Dentro dessa lógica, nos anos mais recentes, tem sido possível constatar um interesse crescente, por parte de profissionais que cuidam das relações humanas nas empresas, pela qualidade do convívio entre funcionários de diferentes faixas etárias, com a intenção de se buscar uma melhoria de qualidade nessas relações.

Além de integrar funcionários de diferentes gerações, as empresas podem trabalhar com outras categorias. Em um trabalho de consultoria a uma grande empresa, tive a oportunidade de conhecer um projeto interessante de inclusão e integração que simultaneamente trabalhou sobre diversos tipos de relação entre seus funcionários. Utilizando a nomenclatura "pilar", o projeto criou o Pilar Etnia, envolvendo relações entre negros e brancos; o Pilar Gêneros, relativo ao relacionamento entre homens e mulheres; e o Pilar Gerações, que operou sobre relações intergeracionais. Se o propósito é o de melhorar as relações entre os trabalhadores, é possível e desejável uma atuação como essa em várias frentes em que se lida com o preconceito ou, ao menos, certa resistência ao diferente, na perspectiva de que essa aproximação possa enriquecer as trocas de experiências e arrefecer conflitos. Os condutores do referido projeto reafirmaram a expectativa por parte da companhia de que, ao trabalharem as características de funcionários velhos e jovens, conseguissem promover a valorização e a inclusão social de todos no ambiente corporativo.

O crescente interesse em estudos e projetos nessa área deu origem a uma nova nomenclatura para definir perfis de comportamento constatados e esperados para cada faixa etária dos trabalhadores, como resultado de observações do desempenho nas relações com colegas, chefias e o próprio trabalho. Essas intervenções têm se mostrado um instrumento útil de análise para a compreensão das relações intergeracionais não apenas no mundo corporativo, mas de um modo geral em outros espaços sociais.

A seguir, com base nas observações dos especialistas da área de recursos humanos, como Valerie Grubb[83], apresentamos um resumo de como têm sido vistas as gerações no trabalho, no que tange às características psicológicas que mais frequentemente se encontram presentes em cada uma delas. Nessa classificação, consta o período histórico de nascimento das pessoas pertencentes às referidas gerações. Logicamente, o ano de início e o de término que delimitam cada geração são aproximados, podendo variar em razão de características culturais e individuais, que devem ser levadas em conta mesmo num mundo globalizado que tende a tudo padronizar. Consideramos interessante, ao elencar as gerações dentro dessa nova categorização, lembrarmos de alguns dos acontecimentos históricos, nacionais e internacionais, mais importantes que de algum modo marcaram cada geração.

---

83 Valerie Grubb, *Conflito de gerações: desafios e estratégias para gerenciar quatro gerações no ambiente de trabalho*, Rio de Janeiro: Autêntica Business, 2018.

GERAÇÃO DOS VETERANOS
(NASCIDOS ENTRE 1925-1945)

Também chamada geração silenciosa[84], dela pouco se fala, pois a maioria de seus sobreviventes estão aposentados, poucos permanecem no mercado de trabalho (na data desta publicação). Por isso, não despertam muito interesse quanto à sua participação na dinâmica social das empresas. Uma parte dessa população viveu o período entre as duas grandes guerras mundiais. Os veteranos brasileiros, comparados aos europeus, decerto sentiram de modo bem menos impactante os efeitos dessas duas grandes conflagrações. Já a grande depressão econômica dos anos 1930, outro evento marcante no período, afetou fortemente as condições materiais de vida dessa geração em praticamente todo o planeta. No Brasil, a crise financeira foi igualmente impactante. Entre nós, os veteranos foram testemunhas oculares das significativas mudanças econômicas e trabalhistas promovidas pelo populismo autoritário do presidente Getúlio Vargas.

Entre os veteranos de boa condição socioeconômica, situação que favorece uma maior longevidade, está o grupo formado por empresários, políticos e funcionários de alto escalão comandando instituições e empresas públicas e privadas, constituindo, portanto, uma elite de longevos. Muitos veteranos, na idade adulta, viveram os acontecimentos dos emblemáticos anos 1960 e foram pais e mães dos chamados *baby boomers*, que, por sua vez, assumiram um papel de forte protagonismo na família e na sociedade, situação que ensejou conflitos de geração com maior intensidade naquele momento histórico, conforme vemos a seguir.

GERAÇÃO *BABY BOOMER*
(NASCIDOS ENTRE 1946 E 1964)

Esta é a geração dos que nasceram logo após o término da Segunda Grande Guerra. Seu nome deriva do grande número de nascimentos nesse período, o *baby boom*, ou a explosão de bebês. Quanto ao motivo dessa intensa natalidade, não se sabe ao certo, mas especula-se sobre

---

84 Há várias hipóteses para explicar a razão da adjetivação dessa geração como "silenciosa". Entre elas, a que a vincula ao período da derrocada econômica norte-americana, com repercussão mundial, chamada Grande Depressão; ou seja, ela seria "silenciosa porque deprimida". Outra possível origem dessa denominação refere-se a um artigo, de 5 de novembro de 1951, da revista *Time* em que essa geração é considerada politicamente silenciosa, isto é, sem protagonismo político, talvez influenciada pelo macarthismo, movimento anticomunista liderado pelo general MacArthur no período da Guerra Fria.

ser ela consequência da enorme mortalidade humana, sobretudo de jovens, causada por essa guerra. Talvez tenha havido um mecanismo natural semelhante ao que se observou com as baleias que, de tanto serem caçadas, passaram a amadurecer biologicamente mais cedo para acelerar a procriação, como uma medida de sobrevivência da espécie. Mas, curiosamente, essa mesma geração, algum tempo mais tarde, vivenciou a popularização da pílula anticoncepcional, que parece ter servido mais para uma liberação da sexualidade – ou, como se dizia na época, para o denominado "amor livre" – do que propriamente como uma política familiar de limitação da natalidade.

A geração *baby boomer* é contemporânea do auge da Guerra Fria, momento de grande tensão ocasionado pela disputa de poder político e econômico entre as duas superpotências da época, os Estados Unidos e a extinta União das Repúblicas Socialistas Soviéticas. Naqueles anos, entre os jovens norte-americanos, muitos se recusaram a lutar na Guerra do Vietnã, e, também, muitos partiram para formar as comunidades *hippies*, afastando-se da vida capitalista. Estudantes na Europa e nos Estados Unidos revoltaram-se contra o sistema de educação e contra o autoritarismo de Estado, enquanto os movimentos estudantis latino-americanos lutaram contra as ditaduras militares e o imperialismo norte-americano. Os movimentos negro, *gay* e feminista tomaram as ruas das grandes cidades reivindicando direitos e promovendo uma ampla revolução nos costumes, incluindo a conquista de maior liberdade sexual. Os *boomers* presenciaram os primeiros anos da televisão e a chegada do homem à Lua.

Atualmente[85], no ambiente corporativo, muitos *boomers* ocupam cargos de direção e assessoria nas empresas, concentrando, portanto, maior poder de decisão. Em relação a seu perfil geracional, segundo os especialistas em recursos humanos, são pessoas que tendem a permanecer muitos anos na mesma companhia, praticamente toda sua vida profissional por vezes, vestindo, como se diz, a "camisa da empresa" e sempre respeitando a hierarquia. Valorizados pela experiência adquirida por muitos anos de empresa e conhecedores da cultura organizacional, são tidos como conservadores e, por vezes, inflexíveis em seus métodos de trabalho. Eles são vistos como pessoas que se preocupam com a estabilidade e com a construção de uma carreira sólida, e, também, como bons planejadores, sobretudo em projetos de longo prazo. Neste momento, já estão ou em breve

---

85 Expressões como "atualmente" ou "hoje em dia", às quais recorremos com frequência, soarão estranhas para quem lê-las no futuro. Por isso, os leitores terão de sempre se reportar à época em que este livro foi escrito.

estarão adentrando o período da velhice. Como clientes, uma parte dos *boomers* é considerada pelo mercado como pessoas interessantes, em decorrência da estabilidade econômica e de seu bom poder aquisitivo, sendo, portanto, importantes consumidores[86].

**GERAÇÃO X
(NASCIDOS ENTRE 1965-1979)**
Alguns dos principais acontecimentos históricos contemporâneos da geração X em nível global foram as crises econômicas ocasionadas pelo embargo do petróleo imposto pela Opep (Organização dos Países Exportadores de Petróleo), em 1973; pela Revolução Iraniana, em 1979; e pela Guerra do Golfo, em 1990. Vários acidentes ambientais – com destaque para a catástrofe na usina nuclear de Chernobyl – ocorreram nesse período. O surgimento da epidemia da aids na década de 1980, cuja principal forma de contágio é pela relação sexual, afetou profundamente os jovens da geração X no Brasil e no mundo. Nascidos ainda durante a ditadura militar, participaram das grandes manifestações pelo retorno das eleições diretas e, portanto, pela volta da democracia em nosso país. Assistiram à queda do muro de Berlim. E foram às ruas de caras pintadas para reivindicar o *impeachment* do então presidente Fernando Collor de Melo.

O X é descrito pelos profissionais de RH como alguém apegado a cargos, com ambições de progresso na carreira e que, embora utilize os recursos da tecnologia digital, apresenta ainda certa resistência a ela, pois não tem o afã pela inovação tecnológica encontrado na geração seguinte, embora tenha sido o primeiro a lidar com ela. Dizem os especialistas que essa geração conserva, mas nem tanto quanto os *boomers*, o respeito à hierarquia e aos métodos tradicionais de trabalho.

**GERAÇÃO Y OU *MILLENNIAL*
(NASCIDOS ENTRE 1980-1994)**
Os millennials fazem parte de uma geração de jovens que amadureceram na virada do milênio, estarrecidos com o massacre de estudantes na escola de Columbine nos Estados Unidos, em 1999, e com os atentados às Torres Gêmeas em Nova York, em 2001. Eles deram continuidade à revolução digital, com os primeiros celulares e computadores

---

[86] A título de exemplo de como essa geração, assim como as demais, é vista pelo mercado, cf. o *site* Dicionário Financeiro, disponível em: https://www.dicionariofinanceiro.com/baby-boomers, acesso em: 12 jun. 2024.

pessoais e a popularização da internet nos anos 1990. Tornaram-se familiarizados com as tecnologias digitais e com as informações em tempo real e em nível planetário.

Segundo especialistas da área corporativa, a geração Y, diferentemente das gerações anteriores, não demonstra muito apego ou fidelidade à empresa em que atua. Pessoas dessa geração ficam atentas a novas possibilidades de trabalho e não relutam em trocar de empresa. Mostram-se impacientes em termos de evolução profissional e querem subir rapidamente na carreira. Conseguem desempenhar várias tarefas ao mesmo tempo e não respeitam hierarquias no trabalho. Por isso, os consultores em RH as veem como frequentes protagonistas de conflitos com suas chefias imediatas, já que, segundo eles, tendem a contatar diretamente as chefias superiores. Claro está que, quando a empresa é flexível quanto a hierarquias, como dizem ser as empresas do Vale do Silício na Califórnia – com destaque para Meta, Google, entre outras –, os Ys supostamente encontram um espaço em que se sentem à vontade (segundo o que é veiculado na mídia). No entanto, nessas mesmas empresas, eles estão sujeitos a pressões para o alcance de metas e, por isso, a inquietação que os caracteriza nem sempre é apenas decorrente de um efeito geracional externo e mais amplo, mas pode ser uma reação a imposições próprias das circunstâncias profissionais e condições de trabalho.

GERAÇÃO Z, *CENTENNIAL*, GEN Z OU iGEN (NASCIDOS ENTRE 1995-2010)

Os *centennials* nasceram no limiar do século XXI. Muitos deles, até este momento, ainda não ingressaram no mundo do trabalho. Essa é a primeira geração a crescer na era dos *smartphones* e das redes sociais. Trata-se da geração dos *videogames* de tecnologia sofisticada, imitando cada vez mais fielmente o mundo real, mas frequentemente incluindo nesses jogos – é importante registrar – um lado sombrio e viciante, de muita violência, em que atiradores matam inimigos em sequência, em cada canto e em cada esquina. Quanto mais inimigos mortos, mais alta é a pontuação.

Para os profissionais voltados ao gerenciamento de pessoas nas empresas, a geração Z, que começa a ingressar neste momento no mercado de trabalho, é composta por jovens com um perfil semelhante ao dos componentes da geração Y, mas se mostram mais "vitaminados" em sua impaciência e na aceleração da execução de tarefas. Por isso, segundo especialistas da área, presume-se que terão ou já têm mais dificuldades de trabalhar em equipe, não só no trabalho, mas também na escola e em outras situações.

GERAÇÃO ALFA
(NASCIDOS A PARTIR DE 2010)

Os pertencentes à geração alfa, filhos dos *millennials*, são também chamados de nativos digitais, pois nascem num mundo já superconectado pelas redes sociais acessadas pelos *smartphones*. Além dos acontecimentos históricos e sociais relevantes, a subjetividade dessa geração está sendo moldada ainda mais intensamente pela chamada revolução da informação digital, na qual estamos cada vez mais envolvidos. Graças à nova tecnologia do chamado 5G que, nestes anos 2020, está chegando ao Brasil, ficamos a nos perguntar o que os alfa serão capazes de fazer com seus dispositivos eletrônicos.

Como efeito da evolução dos métodos de educação e do acesso à informação, temos assistido a um crescente aumento da inteligência humana. Efetivamente, a utilização dos meios digitais poderá ampliar tanto o volume de conhecimentos quanto a capacidade de processá-los e assimilá-los por parte dessa novíssima geração[87]. A aceleração da execução de tarefas e a dependência das redes sociais, ao que parece, será ainda maior para essa futura juventude.

Além do fator tecnologia, há questões em outras áreas. No que se refere às relações familiares, a geração alfa terá ou está tendo uma educação que contempla igualdade de direitos e responsabilidades nos papéis de pai e de mãe, num contexto de conjugalidade tanto de casais hetero quanto homossexuais? Viverão os futuros jovens em uma sociedade que respeita a diversidade humana? Enfim, o futuro nos mostrará, num prazo não muito distante, em que condições de vida estarão as crianças de hoje.

---

[87] Ao falar em aumento da inteligência humana em decorrência do aperfeiçoamento das tecnologias digitais, refiro-me ao desenvolvimento da memória, do raciocínio e das demais faculdades cognitivas. Lembremos, porém, a importância do investimento na educação desde a infância, com conteúdos que visem favorecer o florescimento da inteligência emocional, conceito amplamente divulgado por Daniel Goleman em *best-seller* com esse mesmo nome. Desse modo, podemos ter a esperança na formação de seres humanos mais empáticos, compassivos e solidários, capazes, por isso, de construir um mundo melhor do que este que vamos deixar para as próximas gerações.

ALGUMAS COMPARAÇÕES ENTRE AS VELHAS E AS NOVAS GERAÇÕES AO TEMPO EM QUE SÃO ESCRITAS ESTAS LINHAS

Jean Twenge[88] compõe um detalhado perfil dos *centennials* norte-americanos, aos quais denomina *iGen*, nome que ressalta a importância das redes sociais na vida desses adolescentes. Baseada em muitos dados provenientes de vários levantamentos anuais, que há décadas vêm sendo realizados por diferentes instituições norte-americanas sobre o comportamento de estudantes do Ensino Médio e universitário e, também, em entrevistas que ela mesma realizou, Twenge analisa características comportamentais dos jovens atuais da geração Z, comparando-os aos jovens do passado e que hoje pertencem aos Xs ou aos *baby boomers*.

A autora, além de analisar os dados estatísticos das pesquisas anuais, entrevistou adolescentes que lhe relataram o quanto usam e como usam seus *smartphones* para acessar as redes sociais em seu dia a dia. A pesquisadora procura evitar estereotipias, lembrando que trabalha com tendências e médias, a partir de dados estatísticos, além de depoimentos recolhidos em suas entrevistas com esses jovens. A seguir, sintetizamos as principais características comportamentais dessa nova geração captadas por Twenge.

Primeiramente, ela observa que esses jovens, sempre aqui comparados a adolescentes de gerações anteriores, saem menos de casa e, quando saem, são acompanhados por seus pais, sintoma de uma dependência paterna mais acentuada, e parecem satisfeitos com essa condição. Os *centennials* relacionam-se mais pelas redes sociais do que presencialmente, e o fazem principalmente por mensagem de texto, raramente falam pelo telefone. Fato que explica por que namoram menos e fazem menos sexo. Portanto, é de se supor que demoram mais a amadurecer e a ingressar na vida adulta.

Provavelmente isso se dá porque as famílias atualmente têm menos filhos[89] e podem se dedicar mais intensamente a cada um deles, prolongando o apego. Menos jovens hoje trabalham (ao menos aqui no Brasil, isso se explica também pela escassez de oportunidades de emprego neste momento), o que, em tese, poderia permitir mais tempo aos estudos.

---

88 Jean M. Twenge, *iGen: por que as crianças superconectadas de hoje estão crescendo menos rebeldes, mais tolerantes, menos felizes e completamente despreparadas para a vida adulta*, São Paulo: nVersos, 2018.

89 No entanto, é preciso sempre relativizar essas afirmações, visto que, como temos acompanhado, as composições familiares estão muito diversificadas. Por exemplo, temos muitas famílias cujos filhos, em decorrência de "recasamentos", são do tipo os "meus", os "seus" e os "nossos".

No entanto, Twenge observa nas estatísticas que o tempo de estudo em casa diminuiu e a geração Z lê menos livros, enquanto o tempo de uso do *smartphone* aumentou. Os atuais adolescentes norte-americanos, além de não lutarem por independência, brigam menos com seus pais. Esse fato traduz certa acomodação e parece resultar em uma diminuição do conflito de geração, que parece mais notável quando se tem como referência seu auge nos anos 1960, com a rebeldia dos então jovens *baby boomers*.

Como decorrência da diminuição das interações presenciais nessa geração[90], é presumível que os números de casos envolvendo sentimentos de solidão, depressão, ideações suicidas e mesmo suicídios consumados possam ter aumentado. Twenge constatou que esses índices de transtornos psíquicos ocorrem entre os jovens pelo aumento do tempo nas redes sociais, fazendo *selfies*, demonstrando felicidade, porém ansiosos por receber *likes*, isto é, aprovação e reconhecimento dos amigos por suas postagens. O que nem sempre se dá de acordo com suas expectativas e, pior, por vezes o que recebem são críticas e até mesmo assédio moral, também conhecido por *bullying*.

Independentemente da ausência de estudos aprofundados sobre o assunto, também no Brasil percebemos o mesmo fenômeno em relação aos nossos adolescentes; infelizmente, porém, não dispomos de levantamentos abrangentes que nos forneçam segurança para o estabelecimento de políticas sociais mais precisas dirigidas a essa população. Uma questão importante a ser investigada é se há ou não diferenças comportamentais significativas em relação às classes sociais às quais pertencem os adolescentes brasileiros. Segundo Twenge, os jovens adolescentes norte-americanos de todos os estratos comportam-se de modo semelhante, já que o acesso ao *smartphone* (cujo uso frequente é tido como determinante para o perfil da geração Z) é generalizado nos Estados Unidos. Acreditamos que entre nós também. Não é difícil imaginar que, dada a pressão da publicidade e com a aquiescência dos pais, muitos jovens brasileiros, mesmo pobres, desde cedo não meçam esforços para possuir tão cobiçado aparelho.

A ATUAL CLASSIFICAÇÃO DAS GERAÇÕES
Como foi dito, a delimitação das faixas etárias varia de um autor a outro. Até porque, obviamente, esse arco temporal que demarca cada geração é em parte subjetivo e, portanto, aproximativo. Não é razoável impor limites rígidos de idade quando se busca captar os diversos per-

---

90 Interações diminuídas ainda mais nos anos de pandemia de covid-19.

fis psicológicos do ser humano na medida em que ele passa de uma fase a outra ao longo da vida, pois o que pensa e sente cada geração no processo no qual envelhece não é apenas resultado da idade cronológica. É principalmente, como temos visto, decorrente de como cada um vivencia suas experiências com o mundo em determinado momento histórico. A partir daí, suas características geracionais vão sendo construídas.

A elaboração de uma classificação desse tipo, no entanto, justifica-se por várias razões. Diversos estudiosos debruçaram-se sobre a desafiadora tarefa de conceituar o que vem a ser uma geração com a expectativa de que, dessa compreensão, seja possível derivar não apenas um esclarecimento maior sobre a dinâmica social e sobre a subjetividade humana, mas também sobre políticas institucionais que visem melhorar o relacionamento entre mais jovens e mais velhos. A aplicação desses conhecimentos pode beneficiar o convívio no mundo do trabalho e, é claro, entre as pessoas de modo geral nos demais espaços sociais, como família, escola etc.

Outra razão é que essa recente nomenclatura nascida no universo corporativo nos evidencia a crescente aceleração das mudanças sociais quando observamos o curto espaço de tempo em que vem ocorrendo uma variação do perfil geracional. Lembremos que, conforme vimos no início deste livro, desde meados do século XIX até algumas décadas atrás, para vários pensadores as gerações eram entendidas como períodos de trinta anos, de modo que a tríade filho, pai e avô cobriria o período de um século. A situação de aceleração das mudanças em que vivemos faz pensar que é como se a divisão do ciclo vital contivesse fatias geracionais cada vez mais finas e a identidade geracional fosse se alterando cada vez mais rapidamente.

Tendo em vista essas aceleradas transformações, podemos prosseguir com considerações sobre as características dessas recentes classificações, pois acreditamos que elas nos auxiliarão a desenhar os vários cenários para o futuro das relações entre grupos etários. Por ora, de modo mais imediato, talvez consigamos avaliar a utilidade dessas classificações visualizando o que acontece no ambiente de trabalho e o quanto esse esforço em entender como se comportam pessoas de diferentes idades pode, de fato, colaborar para o gerenciamento do quadro de pessoal da empresa.

Há realmente experiências exitosas de promoção do diálogo entre as gerações no dia a dia das companhias. Se bem conduzidas, as dinâmicas grupais em que são discutidas as relações geracionais tanto na sociedade, de modo geral, quanto na empresa, mais especificamente, podem resultar em melhoras na comunicação e na colaboração entre funcionários jovens e maduros. Para tanto, é necessário o esforço permanente de se evitarem preconceitos relacionados ao fator idade.

Por outro lado, convém evitar o "engessamento" dos perfis geracionais. Bauman critica os especialistas por estereotiparem o perfil de cada geração, quando eles desconsideram singularidades e aspectos relevantes relativos a interesses, valores e atitudes. Isso porque a rigidez na previsão de comportamentos pode se concretizar como profecias autorrealizáveis[91]. De fato, a estereotipia de características geracionais pode resultar em erros de avaliação, prejudicando intervenções com vistas à integração dos grupos etários. Consoante a essa tendência, tenho observado que vários profissionais voltados à análise das relações intergeracionais nas empresas apresentam uma visão reducionista dessa realidade.

Embora os especialistas, os consultores e o pessoal da área de gerenciamento de pessoas tentem operar no sentido da melhoria de tais relações, o resultado pode não ser positivo se houver rigidez no estabelecimento dos perfis etários. Vejamos alguns exemplos. Frequentemente o jovem funcionário da geração Y, ou *millennial*, é entendido como pouco apegado à empresa (quando comparado a funcionários mais velhos) e, por isso, teria maior probabilidade de pedir demissão do emprego. Essa característica, embora possa representar uma tendência mais geral da juventude atual, pode conter um viés de classe social. É possível imaginar que um jovem de classe média, com a retaguarda financeira de seus pais, fique mais à vontade para trocar de emprego do que um rapaz pobre e arrimo de família, que não pode se dar a esse "luxo". Sobretudo se ele tiver baixa escolaridade, pois, nessa condição, suas chances de escolha serão mais escassas. Prosseguindo nesse exemplo, se o jovem funcionário for qualificado como alguém que, como uma marca de sua geração, tende a não "vestir a camisa da empresa", ele poderá mesmo deixar de vesti-la, já que não é estimulado a um envolvimento mais intenso com o seu trabalho.

O mesmo poderá se dar com o *baby boomer*, que, se for visto como alguém rígido em suas ideias, até mesmo ultrapassado, acabará se comportando como tal – efeito da profecia autorrealizável mencionada por Bauman –, por acreditar que assim deve ser para agir de acordo com sua idade e com sua identidade geracional. Portanto, essa formação de estereótipos poderá dificultar, tanto aos jovens como aos veteranos da empresa, uma produtiva e afetiva aproximação.

Assim, determinadas intervenções no ambiente de trabalho, ainda que bem-intencionadas, podem, em vez de melhorar, tornar o conví-

---

91 Zygmunt Bauman, *op. cit.*, 2017.

vio ainda mais difícil se os perfis e expectativas geracionais não forem cuidadosamente formulados e interpretados por todos os envolvidos nessa ação. Para evitar estereótipos, podemos tratar os perfis etários apenas como tendências, e baseados, se possível, em mais estatísticas e observações, que poderão nos mostrar uma média razoável das características mais frequentes no comportamento de cada uma das gerações. Obviamente, o mais importante é o fomento ao diálogo aberto e democrático, num processo de sensibilização dos funcionários para o desenvolvimento da empatia entre jovens e velhos trabalhadores.

AS EMPRESAS FAMILIARES E A RELAÇÃO DE GERAÇÕES

Um capítulo à parte sobre a intergeracionalidade no universo do trabalho é o das empresas familiares. Relevantes para a economia, elas constituem 65% do Produto Interno Bruto (PIB) e empregam 75% de nossa força de trabalho, representando 90% dos empreendimentos em nosso país[92]. Essa vigorosa importância econômica, no entanto, enfrenta sérios desafios. Somente 4% das empresas familiares chegam à quarta geração de seus proprietários. As dificuldades nas relações intergeracionais parecem ser uma razão significativa para o fechamento ou a venda dessas empresas.

Frequentemente o fundador da empresa, que dedicou grande parte de sua vida a ela, tem a expectativa de que filhos e netos possam garantir a continuidade dos negócios. De fato, algumas empresas, ao longo de anos ou décadas, vão passando o bastão da administração a seus descendentes, em um processo de sucessão de gerações. Todavia, desentendimentos quanto a métodos de gestão dos negócios, assim como disputas de poder na condução da empresa, podem se acirrar, sobretudo quando filhos, com ou sem razão, contestam procedimentos utilizados por seus pais, por entender que são estratégias ultrapassadas. Nesses embates, os limites são pouco definidos entre o que se refere às relações empresariais e o que pertence às relações familiares. Essa mistura apresenta o risco de que os relacionamentos não se tornem tão pacíficos quanto o desejado, mas sim revestidos de fortes tensões que tendem a complicar a administração dos negócios.

Na conclusão destas reflexões sobre as tentativas de se definir o perfil desta ou daquela geração, insistimos na importância de sempre ficarmos atentos para não "naturalizar" suas características. Pois, se há

---

92 Maju Petroni, Empresas familiares representam 90% dos empreendimentos no Brasil, *Jornal da USP* (on-line), 18 out. 2018.

de fato fenômenos biológicos que influenciam nosso comportamento, o perfil que adquirimos em cada fase da vida é uma construção social. Lembremo-nos, ainda, das diferenças individuais, pois há também uma construção individual de nossa subjetividade, baseada num modo particular, dentro da geração a que pertencemos, de interpretar as normas estabelecidas pela cultura. Assim, podemos encontrar jovens com sabedoria, que se presume específica dos velhos, ou, inversamente, uma pessoa idosa com rebeldia, supostamente um atributo exclusivo da juventude.

6
Geração e gênero

A compreensão do complexo fenômeno geracional passa pela análise de seu entrelaçamento com outras dimensões relacionais, como classe social, gênero, religião, raças e etnias[93] etc. Autores contemporâneos estão trazendo novos olhares para essa questão, desvelando aspectos de grande relevância, como os possíveis nexos entre geração e gênero. No entendimento de Alda Britto da Motta, as gerações não devem ser analisadas fora de contexto, mas sim dentro de um determinado momento histórico no qual se formam representações e identidades advindas e influenciadas por outros fenômenos identitários, como os de gênero e classe social[94].

Nos estudos das relações intergeracionais, segundo a autora, frequentemente as vinculações com outras formações de identidade, como classe social e etnia, não são devidamente consideradas. O mesmo ocorre com as pesquisas sobre gênero. Nelas, assim como em trabalhos sobre o feminismo, por exemplo, raramente são consideradas as conexões relacionadas à geração da população pesquisada. Todavia, a tendência parece ser que essa relação entre gênero e geração seja cada vez mais estudada. Na área dos estudos sobre o envelhecimento, em decorrência do fenômeno da "feminização" da velhice, fruto de uma vida mais longa por parte das idosas e de sua crescente participação social (se comparada à tendência de isolamento por parte de muitos homens idosos na fase da aposentadoria), tem sido observado um interesse maior pela relação gênero/geração entre as

---

[93] Gostaria de ter incluído neste livro alguma referência de trabalhos envolvendo a intergeracionalidade em diferentes raças e etnias, especialmente em relação aos negros. Infelizmente, não os localizei. Soube da intenção de alguns colegas negros de aprofundar uma reflexão sobre as transmissões entre as gerações em famílias negras, observando como, nesse repasse, é trabalhado o trauma causado pelo racismo e pela tragédia que foi o escravagismo no Brasil. Fica aqui uma sugestão, tanto de um levantamento nacional e internacional sobre esse tipo de investigação quanto de sua realização.

[94] Alda Britto da Motta, As dimensões de gênero e classe social na análise do envelhecimento, *Cadernos Pagu*, v. 13, 1999, p. 191-221.

pessoas mais velhas. Nessa perspectiva, esperam-se mais contribuições para um maior conhecimento das características do envelhecimento masculino e feminino.

Em uma outra vertente da análise da relação entre geração e gênero, Myriam Lins de Barros propôs-se a pensar de que maneira moradores do Rio de Janeiro de diferentes gerações elaboram suas experiências passadas, assim como seus projetos de vida, tendo a cidade como palco de suas vivências. As narrativas de homens e mulheres, principalmente das gerações mais velhas, apresentam diferenças notáveis em decorrência da mais intensa apropriação masculina do espaço público e da restrição das mulheres ao âmbito da casa, impostas pelo casamento e pela criação dos filhos. Tanto as mulheres que optam por trabalhar "fora" como as que têm de trabalhar "fora" por imposições financeiras sofrem pela dupla jornada de trabalho e pelos salários mais baixos em relação aos recebidos pelos homens[95].

No entanto, a evolução da emancipação feminina, observável nas décadas mais recentes, vem modificando o estilo de vida e o comportamento não só das mulheres jovens, mas também das mulheres maduras, em decorrência, entre outros fatores, do maior acesso à educação, fato que nos faz antever uma aproximação cada vez maior de discursos e vivências feministas entre as mais jovens.

A expressiva maioria dos estudos sobre o binômio gênero/geração foca principalmente a comparação de valores e atitudes de mulheres pertencentes a diferentes gerações. Um exemplo de pesquisa relacionada a atitudes na área da sexualidade por parte de mulheres de diversas faixas etárias é a investigação conduzida por Andréa Moraes Alves. A pesquisadora trabalhou o tema da traição amorosa e constatou mudanças nos discursos das entrevistadas conforme a geração à qual pertenciam[96]. Provavelmente, o incremento a que temos assistido desses trabalhos vem na esteira do crescente aumento das reflexões sobre o feminismo e da maior visibilidade que os movimentos emancipatórios da mulher têm alcançado desde meados do século passado.

De modo correlato, a carência de pesquisas sobre o comportamento masculino, seja na juventude, seja na velhice, tem como resultado poucas investigações comparativas entre as condições de vida de homens de diversas faixas etárias. Da mesma forma, tem limitado os cotejamentos entre os comportamentos e as relações de homens e

---

95 Myriam Lins de Barros (org.), *op. cit.*, 2006.
96 Andréa Moraes Alves, Fronteiras da relação: gênero, geração e a construção de relações afetivas e sexuais (*on-line*), *Revista Latinoamericana Sexualidad, Salud y Sociedad*, n. 3, 2009, p. 10-32.

de mulheres de uma mesma geração e, também, de gerações distintas dentro da família. Exemplo desse fato é a carência de investigações sobre o relacionamento entre pai e filha e entre mãe e filho, entrecruzando o fator idade e o fator gênero.

Em outra pesquisa que relaciona gênero e geração, a violência contra a mulher é analisada. Nela, as autoras apontam uma menor visibilidade dessa violência quando ela é dirigida a idosas, duplamente discriminadas: por serem mulheres e por serem idosas. A desatenção e até mesmo o silêncio para com essa geração de mulheres são estendidos pelas autoras também ao movimento feminista. Seja no trabalho teórico, nas pesquisas ou na militância feminista, a articulação com a dimensão de gênero se dá em relação à raça, etnia e classe social, mas não considera a variável idade da mulher discriminada.[97]

Relacionado a esse tema, há na Europa o Programa Geração e Gênero (GGP, na sigla em inglês)[98], constituído por uma rede de instituições de pesquisa em ciências sociais pertencentes a vários países desse continente. Essa rede coordena levantamentos por meio de ampla distribuição de questionários sobre as relações de gênero e de geração nas famílias e, também, na sociedade em geral. O programa foi lançado no ano 2000 pela Unidade de População da Comissão Econômica das Nações Unidas e tem acompanhado as transformações na composição familiar, reflexo direto das mudanças sociais mais amplas. Os dados coletados por um dos pilares do programa, o Generations and Gender Survey (GGS)[99], têm subsidiado as nações europeias envolvidas para a formulação de políticas públicas que objetivam a melhoria da convivência intergeracional e intergêneros dentro e fora do âmbito familiar.

Nesse programa, a geração é estudada também do ponto de vista subjetivo. Para tanto, um conjunto de itens aborda valores e atitudes implicados na estruturação etária e nas relações entre as gerações. Da mesma forma, a noção de gênero é trabalhada também a partir de uma perspectiva subjetiva. Um conjunto de itens visa capturar valores e atitudes envolvidos na questão de gênero, sobretudo aqueles relativos às características e aos papéis atribuídos aos parceiros conjugais determinados pela sociedade.

---

97 Leonellea Pereira; Márcia Tavares, Uma trama entre gênero e geração: mulheres idosas e a violência doméstica na contemporaneidade (on-line), Revista Feminismos, v. 6, n. 3, set.-dez. 2018, p. 41-52.
98 Cf. https://www.ggp-i.org/about.
99 Andres Vikat et. al., Generations and Gender Survey: Concepts and Design (on-line), em: United Nations Economic Commission for Europe, Generations & Gender Programme. Concepts and Guideline. Nova York; Genebra: ONU, jan. 2007, p. 1-32.

segunda parte

como e por que aproximar as gerações?

1
O campo intergeracional: nova área de conhecimento

A abrangência e a complexidade das relações entre as gerações podem ser mais bem compreendidas mediante a visualização do chamado campo intergeracional[1], conjunto das pesquisas, políticas, práticas e teorias a respeito da intergeracionalidade. Mariano Sánchez e Juan Sáez assim definem o campo intergeracional:

> Conjunto de conhecimentos (teorias, pesquisas, práticas) e de ações (especialmente políticas públicas e programas intergeracionais) destinados a aproveitar de maneira benéfica o potencial da intergeracionalidade (encontro e troca entre pessoas e grupos pertencentes a diferentes gerações).[2]

Segundo esses autores, a noção de campo nos permite perceber as conexões entre instituições, pesquisadores, políticos e pessoas de várias idades e, sobretudo, desenvolver um olhar mais atento à riqueza, à importância e às potencialidades das relações intergeracionais. Outra vantagem é a de que a organização desse campo incrementa os programas de formação de profissionais do trabalho intergeracional em seus vários níveis. Sánchez e Sáez concordam com Miriam Bernard[3] em vários aspectos quanto à relevância de se construir tal campo para ampliar os conhecimentos nessa área, porém discordam dela quanto à centralidade da pesquisa nesse campo. Para

---

1   Na introdução desta obra, esclarecemos que um dos objetivos dela é o de tentar mostrar a amplitude das ações e reflexões sobre o fenômeno das gerações. Se considerarmos o estudo, portanto, das características próprias de cada geração, como aqui temos feito, teremos um campo de conhecimentos ainda mais abrangente do que o campo intergeracional, um campo que podemos chamar de campo geracional.
2   M. Sánchez; J. Sáez, *La noción de campo intergeneracional*, Granada: Universidade de Granada, nov. 2011 (tradução minha).
3   M. Bernard, Research, Policy, Practice and Theory: Interrelated Dimensions of a Developing Field, *Journal of Intergenerational Relationships*, v. 4, n. 1, 2006, p. 5-21.

eles, o elemento básico e articulador do campo intergeracional é o das práticas, e não o das investigações científicas. A partir das práticas intergeracionais devidamente estudadas, é possível construir teorias que fundamentem e justifiquem políticas sociais que promovam a aproximação das gerações para o diálogo e o desenvolvimento de esquemas de cooperação mútuas. Nesse sentido, o campo intergeracional pode se constituir num importante instrumento pedagógico.

Dessa forma, eles concluem que todos os elementos do campo, além de sua interdependência, são modalidades de práticas. Como exemplo, mencionam o pensamento de Gilles Deleuze em conversa com Michel Foucault[4]. Para Deleuze, uma teoria é uma caixa de ferramentas, pois deve ser algo que sirva, que funcione, que seja operacional. Nesta perspectiva, a produção de uma teoria, assim como de uma pesquisa ou de uma política social, não deixa de ser, em si mesma, uma prática, uma forma de ação, de intervenção sobre a realidade.

A INTERGERACIONALIDADE E SEUS REFERENCIAIS TEÓRICOS

A intergeracionalidade constitui uma área de conhecimentos ainda muito nova. Por isso, carece de um referencial teórico próprio. Os trabalhos acadêmicos sobre o tema, como vimos, têm buscado sua fundamentação em teorias provenientes da psicologia, da educação, da sociologia, da antropologia, entre outras disciplinas[5]. Por outro lado, para determinadas áreas do conhecimento, em decorrência de sua natureza, talvez não seja viável, tampouco necessário, um referencial teórico totalmente próprio. Afinal, as teorias já consolidadas de várias áreas do conhecimento são, sem dúvida, muito valiosas para uma compreensão cada vez mais aprofundada dos fenômenos presentes na relação intergeracional.

Shannon Jarrott[6] analisou 128 trabalhos publicados em periódicos científicos relativos a práticas intergeracionais, cujos programas que buscam integrar gerações geralmente não deixam claro o referen-

---

4   Gilles Deleuze, Los intelectuales y el poder, em: Michel Foucault, *Microfísica del poder*, Madri: La Piqueta, 1979, p. 77-86.
5   Beltrina Côrte; José Carlos Ferrigno, Programas intergeracionais: estímulo à integração do idoso às demais gerações, em: Elizabete Viana de Freitas; Ligia Py (org.), *Tratado de Geriatria e Gerontologia*, 4. ed., Rio de Janeiro: Guanabara Koogan, 2016, p. 1526-34.
6   S. E. Jarrott, Where have we been and where are we going? Content analysis of evaluation research of intergenerational programs, *Journal of Intergenerational Relationships*, v. 9, 2011, p. 37-52.

cial teórico utilizado. Nesse levantamento, a pesquisadora constatou que 39% dos artigos checados não traziam informação sobre teorias de referência e, em 26% deles, as teorias estavam implícitas, mas não especificadas. Tão somente 35% do total desses artigos mencionavam de modo explícito quais teorias serviram de suporte para a análise. Por isso, parece-nos desejável que as diversas correntes teóricas das ciências humanas sejam mais intensamente utilizadas nas pesquisas relativas à intergeracionalidade. Adiante, veremos os tipos de investigações mais comuns nessa área.

Um compêndio multilíngue para integrar pesquisadores

Como sabemos, a construção de um sólido arcabouço teórico sobre determinada área do conhecimento que sirva de base para a elaboração de políticas sociais correspondentes exige a união e a troca de experiências entre especialistas, não apenas em nível local, mas, sobretudo, em escala internacional. Para tanto, deve-se começar esse intento pelo estabelecimento de uma linguagem científica comum, ou seja, por um entendimento comum de métodos e conceitos. A partir do aumento das práticas intergeracionais desenvolvidas em diversos países, intensifica-se a quantidade de traduções de um idioma a outro. Por isso, respeitando-se características culturais locais, é preciso que a terminologia utilizada nas comunicações seja adequadamente interpretada.

Com esse propósito, um grupo de expertos oriundos de diferentes culturas decidiu publicar um glossário na edição de 2009 do *Boletim do Instituto Alemão da Juventude*, a fim de equalizar sutis diferenças no uso de conceitos de geração nos idiomas francês e inglês, quando comparados à versão original em alemão. Daí nasceu, no ano seguinte, um glossário mais extenso nesses três idiomas. Em anos posteriores, foram surgindo novas edições contendo versões em mais línguas. Em sua 17ª edição, esse compêndio conta com seu texto traduzido em 18 idiomas[7].

A coordenação desse empreendimento é constituída, como dissemos, por uma rede internacional, denominada Generationes, nome em latim escolhido para sinalizar o reconhecimento dessa língua como o idioma universal da ciência. Sua denominação completa é Generationes: Rede Internacional para Estudo de Questões Intergeracionais (INSII, na sigla em inglês). Essa rede, que reúne especialistas interessados na análise de práticas, metodologias, pesquisas e políti-

---

7   Kurt Lüscher *et al.*, *Generationes: International Network for the Study of Intergenerational Issues* (*on-line*), Konstanz: Universität Konstanz, 2016.

cas intergeracionais, é financiada pela Universität Konstanz. O texto do compêndio da Generationes tem início com o reconhecimento da atualidade de questões derivadas das relações intergeracionais, como o conflito de gerações e a importância da solidariedade entre elas. Em seguida, levanta os vários sentidos dados ao termo geração, provindos da biologia e da sociologia. A história do conceito de geração é também abordada. As relações entre geração e identidade social e entre gênero e geração são igualmente mencionadas. Sob o rótulo "geratividade", o documento trata ainda das transmissões geracionais de conhecimentos, envolvendo aspectos psicológicos e pedagógicos, além do binômio tradição e inovação de costumes e valores. Finalmente, dentro de uma "política intergeracional integral", é considerada a importância do fomento ao diálogo entre as gerações a partir de um suporte social formado por instituições públicas e privadas para, por meios de processos educacionais, promover uma distribuição justa de recursos governamentais para todas as gerações.

2
Pesquisas sobre intergeracionalidade e comportamento das gerações

TEMAS E ÁREAS DE PESQUISA SOBRE GERAÇÕES

No âmbito da família, o tema mais frequente e mais antigo dessas investigações, tratado sobretudo pela psicologia, versa sobre a relação entre pais e filhos. Mais recentemente, o binômio avós e netos passou a ser cada vez mais estudado, em razão do aumento da longevidade humana.

Fora do espaço familiar, vêm ganhando destaque os estudos sobre a relação entre idosos e crianças e entre idosos e adolescentes sem laços de parentesco, em programas intergeracionais promovidos por instituições socioculturais. Igualmente em decorrência de uma maior expectativa de vida, outra relação que tem sido objeto de pesquisa é a que ocorre entre os chamados "velhos jovens" e os "velhos velhos".

Na área de cuidados, outra relação intergeracional cada vez mais frequente, também graças a vidas cada vez mais longas, é a que se dá entre o idoso e seu cuidador ou cuidadora profissional, figura quase sempre mais jovem que seu paciente.

Outra recente área de pesquisa que tem tido um impulso nos últimos vinte anos, como vimos anteriormente, acontece no mundo corporativo, concentrando-se na relação entre funcionários mais jovens e mais velhos no ambiente de trabalho, visando minimizar conflitos e maximizar a produtividade.

Christopher Ward[8] descreve um panorama sobre os temas mais frequentes em estudos sobre programas intergeracionais, principalmente na realidade norte-americana. Inicialmente são destacados os quatro principais eixos dessas pesquisas: 1) a preocupação com a edu-

---

8   Christopher Ward, Research on intergenerational programs, em: Sally Newman *et al.*, *Intergenerational programs: past, present and future*, Washington D.C.: Taylor & Francis, 1997, p. 127-39.

cação a ser dada às próximas gerações; 2) o estímulo à transmissão das tradições culturais; 3) o desejo dos velhos em deixar um legado e compartilhá-lo com as novas gerações; 4) o desenvolvimento e as necessidades das pessoas jovens e idosas.

A crescente atenção dada nas últimas décadas à questão do envelhecimento tem influenciado as pesquisas sobre as gerações mais velhas, envolvendo questões como satisfação de vida, autoimagem e autoestima, saúde física e mental, funcionamento cognitivo e relacionamentos interpessoais da pessoa idosa. Esse tópico será comentado mais adiante ao discutirmos as políticas públicas geracionais.

As teorias mais recentes sobre o desenvolvimento infantil têm, da mesma forma, estimulado os estudos sobre intergeracionalidade. As considerações de especialistas a respeito das condições adversas ao convívio intergeracional, como o colapso das redes de apoio e proteção à família e à criança na sociedade atual, assim como sobre o papel dos adultos na formação dos jovens, impulsionam pesquisas acerca de como jovens e idosos veem uns aos outros e de como a representação da outra geração pode ser mudada de modo positivo para aproximá-las. Os problemas apontados por esses estudos têm provocado uma atenção maior de instituições privadas e do Poder Público quanto à necessidade de promoção de uma convivência saudável entre os grupos etários. Vejamos a seguir algumas áreas de pesquisa sobre intergeracionalidade, descritas por Christopher Ward.

PESQUISAS SOBRE ATITUDES INTERGERACIONAIS

Essa área, como já dito, abrange pesquisas de representação de uma geração pela outra. Dentro dessa modalidade, temos os estudos de alguns aspectos específicos, que veremos a seguir.

Estudos sobre atitudes dos mais novos em relação aos mais velhos

Esses estudos foram estimulados, nos anos 1960 e 1970, pelos movimentos de juventude contra o autoritarismo do Estado e, também, no âmbito familiar, o dos pais. Esse fenômeno se deu em vários países do Ocidente e gerou muitos comentários sobre o chamado conflito de gerações e o *generation gap*. Nesse contexto, surgiram várias pesquisas acerca de como crianças e jovens viam os adultos, incluindo os mais velhos, vítimas de preconceito ou *ageism*, termo cunhado pelos norte-americanos e recentemente aportuguesado entre nós para "ageísmo"[9].

Os resultados têm sido muito variados em relação à qualidade da imagem do idoso por parte dos jovens. Destacamos a referência de Ward à pesquisa de Nishi-Strattner e Myers[10], que aponta uma representação positiva das crianças em relação aos velhos numa comunidade com intenso contato entre essas gerações. Esse auspicioso resultado, infelizmente, não tem sido encontrado na maioria das pesquisas desse tipo, já que outras investigações mostram que, desde os primeiros anos da infância, é possível constatar a presença de atitudes preconceituosas para com os idosos, fato que reforça o argumento em favor da aproximação intergeracional como aspecto imprescindível para a valorização da velhice.

Atitudes de crianças e jovens pesquisadas em programas intergeracionais

Outro grupo de pesquisas, embora mantenha os objetivos mostrados no grupo anterior, é desenvolvido a partir da observação e da intervenção das atividades desenvolvidas em programas intergeracionais. Essas investigações detectaram mudanças positivas na imagem que crianças e jovens internalizam dos participantes mais velhos. Um dos fatores para esse novo olhar parece ser o aumento de conhecimento adquirido de como se dá o processo de envelhecimento e como são as pessoas idosas. Em uma das pesquisas mencionadas por Ward, foram comparadas as interações entre duas equipes de uma mesma creche. Em uma delas, havia profissionais idosos e voluntários também idosos; na outra equipe, apenas gente jovem cuidando das crianças. As observações constataram que o relacionamento com cuidadores mais velhos, na primeira equipe, promoveu nas crianças uma visão mais

---

9   E outros sinônimos, como "etarismo" e "idadismo".
10 M. Nishi-Strattner; J. Myers *apud* Newman *et al.*, *op. cit.*

favorável de pessoas idosas do que na outra equipe, composta apenas por jovens na coordenação das atividades[11].

Atitudes em relação aos idosos em outras culturas

Pesquisadores investigaram se o idadismo é universal ou o quanto ele varia de uma cultura para outra. E verificaram que há variações de atitudes desse tipo em diferentes países. Seefeldt[12] pesquisou tais atitudes em quatro culturas diferentes, coletando respostas de crianças do quinto, sexto e sétimo ano da Austrália, do Paraguai, dos Estados Unidos e das Ilhas Aleuta, na região do Alasca. As crianças das Ilhas Aleuta, assim como as do Paraguai e da Austrália, atribuíram qualificações mais positivas a pessoas jovens do que a idosos, enquanto as crianças dos Estados Unidos classificaram idosos e jovens igualmente de modo positivo.

Em outro estudo, comparando atitudes em relação a idosos por parte de estudantes de enfermagem nos Estados Unidos e na Noruega, os pesquisadores constataram atitudes positivas em relação a idosos, mas tanto os norte-americanos quanto os noruegueses não manifestaram muito interesse em trabalhar com essa população[13].

Crianças norte-americanas e crianças de origem indiana vivendo nos Estados Unidos foram comparadas quanto à avaliação que faziam de pessoas idosas. Embora o padrão de comportamento fosse diferente em decorrência de tradições culturais, as crianças das duas culturas emitiram respostas positivas sobre como percebiam pessoas mais velhas[14].

Atitudes de profissionais da saúde em relação a idosos

Estudos têm mostrado que jovens profissionais da saúde, ainda em fase de preparação técnica, embora tenham atitudes geralmente

---

[11] Avshalom Caspi *apud* Newman *et al.*, *op. cit.*
[12] Carol Seefeldt, Children's Attitudes toward the Elderly: A Cross-Cultural Comparison, *The International Journal of Aging and Human Development*, v. 19, n. 4, 1995, p. 319-28.
[13] A. McCracken *et al.*, Comparison of nursing students' attitudes toward the elderly in Norway and the United States, *Educational Gerontology*, v. 21, n. 2, 1995, p. 167-80.
[14] T. Zandi; J. Mirle; P. Jarvis, Children's attitudes toward elderly individuals: A comparison of two ethnic groups, *The International Journal of Aging & Human Development*, v. 30, n. 3, 1990, p. 161-74.

positivas em relação aos idosos, não priorizam o trabalho junto a pessoas mais velhas; e essa baixa motivação deve-se aos estereótipos da velhice construídos socialmente[15]. Todavia, pesquisadores apontam que uma mudança de atitude é possível por meio de cursos sobre o envelhecimento e de oportunidades de maior contato por parte dos estudantes com a população idosa durante a formação profissional[16].

Atitudes de adultos mais velhos em relação a crianças e jovens

O aumento do interesse na implantação de programas intergeracionais em centros socioculturais e em escolas, especificamente promovendo a interação entre idosos e crianças, tem estimulado pesquisadores a entender melhor como se dá essa relação. Uma vertente das investigações científicas tem como foco a atitude dos idosos em relação às crianças. A esse respeito, foi consultada uma amostra aleatória de 542 pessoas com mais de 65 anos. Os resultados indicam que os idosos mantêm, em sua maioria, atitudes positivas em relação às crianças; no entanto, suas respostas revelam a presença de críticas também. Nesse trabalho, os pesquisadores constataram atitudes negativas sobretudo quanto às seguintes variáveis: a presença de determinadas características de personalidade de uma parcela das crianças; e a crença de que deve haver mais rigor para disciplinar comportamentos indesejáveis. Por outro lado, idosos com nível educacional mais elevado tendem a manter interações mais assíduas com crianças. O fato de possuírem netos pequenos foi também importante para o desenvolvimento de atitudes mais positivas em relação aos pequenos[17].

A formação de atitudes e a qualidade da comunicação intergeracional

Não é difícil constatar que o aumento da frequência de contatos entre as gerações, seja na família, na escola, no trabalho ou em outros espaços sociais, pode ensejar um conhecimento maior do outro, e que isso

---

15 Richard MacNeil, Attitudes towards the aged and identified employment preferences of therapeutics recreations students, *Educational Gerontology*, v. 17, n. 6, 1991, p. 543-58.
16 Ronald H. Aday; Mary Campbell, Changes in nursing students' attitudes and work preferences after a Gerontology curriculum, *Educational Gerontology*, v. 21, n. 3, 1995, p. 247-60.
17 Carol Seefeldt, *op. cit.*

pode facilitar a formação de atitudes positivas entre as gerações. Se, por um lado, essa condição se mostra necessária, por outro, não é suficiente. É preciso observar a qualidade do contato, e não apenas a sua quantidade[18].

Embora o número de estudos sobre atitudes intergeracionais venha crescendo, pesquisadores apontam neles várias falhas metodológicas, entre as quais aquelas relativas a contexto, comportamentos e motivações presentes nas interações que possam ocasionar ruídos na comunicação. Um exemplo é o da utilização de um linguajar infantilizante por parte de profissionais que lidam com pessoas idosas, sobretudo quando elas se encontram fragilizadas. Lembremos o uso frequente e condenável de diminutivos como "vovozinho", "mãozinha" e "pezinho" no trato dispensado aos idosos.

Um estudo comparou diferentes falas de cuidadores com os idosos de uma instituição de longa permanência[19]. Uma das falas demonstrava um tom de conversa que tipicamente se tem com bebês, enquanto outra apresentava um tom neutro. Os cuidadores que utilizaram um tom paternalista foram avaliados pelos idosos como menos respeitosos e menos competentes. Por sua vez, os cuidadores que usaram um tom neutro na voz e no conteúdo de suas falas foram mais bem avaliados. Tratamentos desse tipo são gerados a partir do estereótipo de que idosos são pessoas necessariamente frágeis física e mentalmente e que, por isso, são seres dependentes. Mas, mesmo quando esse for o caso, não faz sentido algum esse tipo de tratamento.

O grau de conhecimento dos jovens em relação a pessoas mais velhas

Além das pesquisas sobre atitudes em suas várias nuances, como as descritas acima, há investigações que buscam identificar o quanto os jovens conhecem sobre a realidade da vida dos mais velhos. Isso equivale a dizer o quanto sabem sobre o processo de envelhecimento humano, sob um ponto de vista pessoal e social, ou seja, sobre quais são as potencialidades e as limitações que a velhice impõe.

Um estudo levou em conta a quantidade e a qualidade do contato de adolescentes com idosos como fatores para avaliar o conhecimento desses jovens sobre o envelhecimento. Os dados obtidos mostraram

---

[18] Susan Fox; Howard Giles, Accommodating intergenerational contact: A critique and theoretical model, *Journal of Aging Studies*, v. 7, n. 4, 1993, p. 423-51.
[19] E. B. Ryan *et al.*, Patronizing the Old: How Do Younger and Older Adults Respond to Baby Talk in the Nursing Home?, *The International Journal of Aging and Human Development*, v. 39, n. 1, 1994, p. 21-32.

que a maioria dos adolescentes pesquisados está mal-informada sobre a natureza do envelhecimento e as características das pessoas de idade avançada[20]. Como temos visto, pesquisadores e especialistas, além de instituições públicas e privadas, recomendam o aumento das interações de jovens com idosos como forma de tornar os mais velhos mais conhecidos pelos mais jovens. Estudos nessa área têm debatido a importância de incorporar o tema do envelhecimento ao sistema educacional desde os primeiros anos da escolarização, com o propósito de melhorar a imagem social da velhice[21].

Efeitos de programas intergeracionais em jovens e em pessoas idosas

Os idosos quase sempre estão presentes nos programas intergeracionais, até porque tais programas, em seu nascedouro, tiveram como protagonistas profissionais da gerontologia e lideranças de movimentos em defesa dos direitos da pessoa idosa. Progressivamente, assistimos à chegada de profissionais dedicados a trabalhos com crianças e adolescentes. Outra razão para a presença mais frequente das pessoas idosas nessas atividades deve-se, obviamente, à sua maior disponibilidade de tempo na fase da aposentadoria. Daí por que a prevalência de pesquisas buscando compreender o efeito dessas ações sobre a autoestima, as funções cognitivas, a qualidade e a satisfação de vida dos componentes dessa geração. Mas é possível e altamente desejável que se possa simultaneamente beneficiar as gerações mais jovens envolvidas nessas iniciativas. Portanto, é oportuno e necessário verificar com mais pesquisas os benefícios que tais programas concedem aos mais jovens.

Vale destacar o trabalho pioneiro de Rosalyn Saltz[22], que, em uma investigação longitudinal, avaliou a eficácia de um programa chamado Avós Adotivos, que ofereceu trabalho remunerado a idosos pobres para proporcionarem cuidados, proteção e carinho a crianças residentes em orfanatos. O programa, portanto, perseguiu dois principais objetivos. O primeiro foi o de aliviar a situação financeira de extrema

---

20 Jean A. Steitz; Betty S. Verner, What adolescents know about aging, *Educational Gerontology*, v. 13, n 4, 1987, p. 357-68.
21 No Brasil, o Estatuto da Pessoa Idosa, publicado em 2003, recomenda em seu artigo 22 a incorporação do tema velhice e envelhecimento em todos os níveis de ensino, da pré-escola à universidade. Todavia, infelizmente não temos visto essa implantação.
22 Rosalyn Saltz, Aging Persons as Child-Care Workers in a Foster-Grandparent Program: Psychosocial Effects and Work Performance, *Aging and Human Development*, v. 2, n. 4, 1971, p. 314-40.

pobreza desses idosos e, ao mesmo tempo, dar a eles a oportunidade de empoderamento psicológico e elevação da autoestima ao cuidarem de crianças carentes. O segundo objetivo foi, consequentemente, o de beneficiar essas crianças com cuidados de importância crucial para um saudável desenvolvimento emocional, cognitivo e social. Ambos os objetivos foram, segundo a autora, plenamente alcançados.

Especificamente em relação a pessoas idosas, vale destacar os benefícios emocionais e cognitivos constatados em idosos voluntários que atuam em escolas junto a alunos no próprio ambiente escolar, prática bastante difundida nos Estados Unidos[23]. Estudos desse tipo mostram que, além de beneficiar os alunos, melhorando seu aproveitamento escolar, inclusive daqueles provenientes de famílias de baixo nível socioeconômico[24], os idosos também são beneficiados. Do mesmo modo, também é nesse país que, há décadas, o trabalho voluntário de jovens em instituições de longa permanência para idosos tem produzido bons resultados aos residentes[25]. Igualmente dignos de nota são os auspiciosos resultados obtidos em idosos com demência em sua relação com crianças[26]. Como temos visto, ora temos programas intergeracionais nos quais o protagonismo é de idosos ativos e saudáveis que promovem benefícios a crianças e adolescentes, ora, ao contrário, são os jovens que ajudam idosos fragilizados. Em geral, observamos que tanto quem é ajudado quanto quem ajuda obtêm melhora em sua qualidade de vida.

Pesquisas sobre a relação entre avós e netos

As investigações científicas que buscam compreender a relação entre as gerações dentro da família, sobretudo aquelas envolvendo avós e netos, têm crescido consideravelmente. O aumento da longevidade tem criado mais oportunidades para a interação entre avós e netos e até mesmo entre bisavós e bisnetos. Para vermos como são relativa-

---

23 S. Newman; E. Karip; R. Faux, Everyday memory function of older adults: the impact of intergenerational school volunteer programs, *Educational Gerontology*, v. 21, 1995, p. 569-80.
24 J. Powell; J. Wisenbaker; R. Connor, Effects of intergenerational tutoring and related variables on reading and mathematics achievement of low socioeconomic children, *Journal of Experimental Education*, v. 55, 1987, p. 206-11.
25 B. Reinke; D. Holmes; N. Denney, Influence of a 'friendly visitor' program on the cognitive functioning and morale of elderly persons, *American Journal of Cognitive Psychology*, v. 9, 1981, p. 491-506.
26 C. Ward; L. Los Kamp; S. Newman, The effects of participation in an intergenerational program on the behavior of residents with dementia, *Activities, Adaptation and Aging*, v. 20, 1996, p. 61-76.

mente recentes essas investigações, consideremos um levantamento realizado por Pinazo[27] tendo como referência duas bases de dados: *Psychological Abstracts* e *Sociological Abstracts*. Por meio delas, constatou-se que, até o ano de 1979, apenas 31 publicações, entre livros e artigos científicos, mencionavam relações entre avós e netos. Em contrapartida, assistimos a um expressivo aumento de publicações sobre o tema a partir dos anos 1980. Triadó e Olivares[28] descrevem as investigações realizadas nas últimas décadas referentes às características que pode assumir o fenômeno da avosidade. Nelas, busca-se uma classificação de tipos de avós, segundo o papel que desempenham no âmbito familiar e, sobretudo, na relação específica junto aos netos. Alguns dos perfis apontados nas pesquisas são de avós categorizados como: cuidadores, distantes, formais, reservados, envolvidos, companheiros, brincalhões, permissivos, colaboradores.

Vários motivos levam idosos a não apenas brincar com seus netos, mas também se responsabilizar por seus cuidados, incluindo a educação deles. Situações como separações conjugais podem sobrecarregar os avós, assim como a necessidade de pais e mães de se distanciarem de casa para poder trabalhar[29].

Há um número maior de pesquisas sobre essa relação baseadas na percepção dos avós do que daquelas que buscam considerar o ponto de vista dos netos[30]. Essas investigações, quando cruzadas, permitem constatar tanto congruências quanto discrepâncias nas representações construídas por cada geração e, partindo delas, buscar compreender o motivo de diferentes percepções. Por exemplo, detectou-se que os avós se percebem como conselheiros de seus netos, mas estes não os veem exatamente assim. Outra revelação é a de que os netos consideram os avós mais (e principalmente) como mediadores entre eles e seus pais do que os próprios avós, que menos frequentemente se consideram nessa posição de intermediação. Outras questões a serem mais intensamente investigadas com pares de avós e netos são: a) como os avôs e as avós percebem-se e como percebem seus netos e netas; e b) como netos e netas percebem-se e como percebem seus

---

27 Sacramento Pinazo *apud* Carmen Triadó; M. José Olivares, *op. cit.*
28 Carmen Triadó; M. José Olivares, *op. cit.*
29 Paulo de Salles de Oliveira, *op. cit*
30 Isso ocorre, talvez, porque, como temos dito com frequência, as ações intergeracionais, em sua expressiva maioria, têm sido coordenadas por profissionais ligados à gerontologia, e estes acabam realizando pesquisas ou atraindo pesquisadores para seu trabalho. Outra razão pode ser a complexidade metodológica maior em pesquisas com crianças, cujas representações devem ser captadas por expressões não apenas verbais, mas principalmente lúdicas, isto é, com intermediação de objetos.

avôs e avós. Temos nesses enfoques a oportunidade de investigar a autopercepção dos papéis de avós e de netos e, também, investigar essas percepções relacionadas ao gênero de cada um dos atores nessas interações[31]. As expectativas de comportamento que avós têm a respeito de seus netos, tanto no presente quanto no futuro, constituem outro interessante tema de pesquisa.

METODOLOGIAS DE PESQUISA EM ESTUDOS SOBRE GERAÇÕES

Este tópico dirige-se, principalmente, a estudantes motivados a realizar pesquisas. A escolha de qual técnica utilizar para a coleta de dados na pesquisa intergeracional contempla muitas possibilidades e dependerá da natureza da investigação. Além das metodologias quantitativas realizadas por meio de questionários com um grande número amostral, as pesquisas quantitativas podem ser acompanhadas de entrevistas estruturadas ou semiestruturadas (individuais ou em grupo), narrativas elaboradas a partir de fotos, vídeos, desenhos, escalas de diferencial semântico, análise de conteúdo de material produzido previamente, complementação de frases, observações presenciais ou por meio de vídeos, além de questionários e protocolos padronizados ou construídos especificamente para determinada investigação. Todas essas ferramentas de coleta de dados podem conduzir estudos sobre atitudes e representações e mensurar aspectos como autoestima e satisfação de vida[32].

Os dados das pesquisas qualitativas, como sabemos, geralmente são coletados de entrevistas individuais ou em grupo e de observações das interações entre os sujeitos. Os estudos empíricos geracionais ou se atêm a uma investigação exclusiva sobre uma determinada geração ou são comparativos de grupos etários. A quase totalidade das investigações é transversal, ou seja, compara diferentes grupos etários em relação a determinadas características psicológicas, sociais, culturais ou econômicas durante um período relativamente curto.

Algumas pesquisas são longitudinais, ou seja, acompanham o comportamento e o *modus vivendi* de indivíduos ao longo de suas vidas; elas estudam seu comportamento de tempos em tempos, em cada geração nas quais esses indivíduos vão ingressando, e, assim, obtêm uma visão mais abrangente do seu percurso ao longo do ciclo vital. Tais pesquisas são muito valiosas, já que acompanham um pro-

---

31 Carmen Triadó; M. José Olivares, *op. cit.*
32 Christopher Ward, *op. cit.*, p. 138.

cesso muito rico de transformações na subjetividade dos sujeitos. No entanto, são bem raras, dadas as imensas dificuldades operacionais, sobretudo em relação ao seu alto custo financeiro, mas também pela dificuldade de acompanhamento, visto que elas envolvem a mobilidade e a morbidade tanto de seus pesquisadores quanto de seus sujeitos por anos a fio.

Como exemplo de pesquisa longitudinal, há uma sobre o tema da felicidade que se notabilizou na mídia e que é possivelmente a mais longa até hoje realizada. Ela foi coordenada pelo Centro de Estudos da Vida Adulta da Universidade de Harvard[33]. Teve início em 1938 com 724 homens, dos quais restaram algumas poucas dezenas de nonagenários. Ao longo do tempo, os pesquisadores e, é claro, até os diretores da pesquisa foram sendo substituídos devido ao seu falecimento ou por outros motivos. Durante o acompanhamento das vidas dos sujeitos, os dados foram sendo obtidos por meio de questionários, entrevistas e, também, por meio de avalições médicas e psicológicas. A conclusão mais importante desse grande estudo é a de que os que vivem mais e melhor – e, portanto, apresentam um envelhecimento bem-sucedido – são aqueles que mantiveram e prosseguem mantendo relacionamentos afetivos na família e na comunidade, evitando assim a solidão e o isolamento social, já que se sentem bem integrados entre familiares, amigos e vizinhos[34].

Já Jean Twenge[35] nos mostra que pesquisas sobre o perfil de uma geração sem comparação com o passado – por exemplo, sobre adolescentes do momento atual sem serem comparados com os adolescentes do passado, como os da geração *baby boomer* dos anos 1960 – não detectam mudanças culturais que são determinantes para o estabelecimento de uma identidade. Para tornar mais clara essa ideia, vamos recorrer a um exemplo que essa autora fornece. Suponha que determinada pesquisa revele que 29% dos jovens não são ligados a nenhuma religião e que 86% deles se preocupam em achar um emprego. Podemos ter certeza de que tais características são próprias apenas da geração atual de adolescentes se não a compararmos com outra de outra época? É possível que os *boomers* de hoje, quando adolescentes, também tenham rejeitado a religião e se preocupado em conseguir emprego. Ao comparar uma geração com outra anterior a

---

33 Liz Mineo, Good genes are nice, but joy is better (*on-line*), *The Harvard Gazette*, 11 abr. 2017.
34 Robert Waldinger, um dos diretores da pesquisa, relata essa história no vídeo *Do que é feita uma vida boa? Lições do mais longo estudo sobre felicidade*, disponível em: https://m.youtube.com/watch?v=yICMscgIQyk, acesso em: 12 jun. 2024.
35 Jean M. Twenge, *op. cit.*, p. 23-5.

ela, considerando, em ambas, indivíduos na fase da juventude, é possível conhecer mais profundamente as ideias dos jovens sobre si mesmos. Podemos fazer isso em vez de nos basearmos apenas em relatos de pessoas mais velhas sobre quem eram no passado. Mas, para concretizar essa estratégia de pesquisa, Twenge buscou conhecer o que pensavam alunos do ensino médio norte-americano e, para tanto, contou com dados de amplos levantamentos realizados durante décadas a partir de entrevistas. Infelizmente, no Brasil, tais informações são escassas; não temos tais bases de dados consolidadas.

ALGUMAS PESQUISAS BRASILEIRAS SOBRE INTERGERACIONALIDADE

O número de investigações realizadas por pesquisadores brasileiros vem aumentando em decorrência do crescimento do interesse em conhecer melhor a qualidade do relacionamento entre as gerações na família e em outros espaços sociais. Sobre as pesquisas acadêmicas efetuadas no Brasil com essa temática no período de janeiro de 2010 a setembro de 2015, um levantamento realizado no Portal de Periódicos da Capes/MEC utilizando as palavras-chave "relações intergeracionais" e "idosos" apresenta como resultado[36] onze produções, sendo seis dissertações de mestrado e cinco teses de doutorado, principalmente nas seguintes grandes áreas de conhecimento: ciências humanas, ciências sociais aplicadas, psicologia e interdisciplinar. A seguir, a título de exemplo, alguns desses trabalhos levantados.

A maioria dessas pesquisas circunscreve-se ao ambiente do núcleo familiar, como é o caso da tese de doutorado *Da velhice da praça à velhice da roça*[37], que busca conhecer as configurações das trocas intergeracionais no âmbito de famílias do meio urbano e do meio rural compostas por ao menos três gerações. O estudo baseia-se nos dados obtidos junto a famílias da cidade de Fortaleza e do distrito de Jordão, pertencente ao município de Sobral, ambas no estado do Ceará.

Alonso[38], ao analisar a família como suporte social para seus membros, observa que a posição do idoso nesse grupo pode variar, ora assumindo uma posição de dependência dos membros mais jovens,

---

36 Beltrina Côrte; José Carlos Ferrigno, *op. cit.*, 2016.
37 A. O. Alcântara, *Da velhice da praça à velhice da roça: revisitando mitos e certezas sobre velhos e famílias na cidade e no rural*, tese (doutorado em Antropologia Social) – Unicamp, Campinas, 2010.
38 F. R. B. Alonso, *Envelhecimento e vulnerabilidade: a inserção do idoso na família e o sentido dos fluxos intergeracionais na geração de capital social*, tese (doutorado em Demografia) – Unicamp, Campinas, 2011.

ora se colocando como um provedor de cuidados e esteio econômico. Ainda com respeito ao núcleo familiar, outra pesquisa foca a relação entre avós e netos, a partir do olhar das crianças em questão[39]. Nos resultados, a geração intermediária aparece como um fator significativo para a qualidade do convívio entre avós e netos.

Embora vários estudos apontem o papel de destaque que têm os avós para um convívio positivo entre os familiares, Falcão, em sua dissertação de 2012[40], mostra-nos que essa atuação nem sempre é eficiente na diminuição de conflitos, necessitando-se, nesse caso, da ajuda de instituições especializadas na educação dos filhos. Entre elas, a pesquisa menciona os bons resultados da ação institucional da Escola de Pais do Brasil, reforçando a importância da integração entre a família e as organizações da comunidade.

Há também investigações acadêmicas sobre gerações fora do meio familiar, ou seja, em espaços sociais diversos. Um exemplo é o estudo cujo paradigma norteador foi o da construção de uma rede intergeracional, como um tipo de rede cultural, como estratégia de interação entre idosos e jovens[41]. A própria pesquisadora inseriu-se nas oficinas realizadas com grupos de idosos que compõem a Estação Memória e com crianças e jovens que participam do Núcleo Educação Cidadã, do Programa Einstein na Comunidade de Paraisópolis, em São Paulo. Essa pesquisa apresenta as potencialidades da estrutura das redes para o estabelecimento de ações culturais voltadas à aproximação entre as diferentes gerações, aproveitando-se os recursos tecnológicos e de comunicação, como as redes sociais *on-line* e os *blogs*. O estudo conclui que a rede intergeracional, como modalidade de rede cultural, é relevante para estabelecer e sustentar os laços sociais e simbólicos entre as diferentes gerações, além de reforçar a identidade tanto dos sujeitos como dos grupos geracionais.

Na mesma linha de utilização das ferramentas que possibilitam a conectividade digital entre gerações, foi realizado um estudo envolvendo 160 sujeitos, sendo 80 idosos participantes de programas de inclusão digital, 40 idosos não participantes de tais programas, além de 40 familiares de gerações mais novas. A pesquisa constatou que

---

39 A. C. Ramos, *Meus avós e eu: as relações intergeracionais entre avós e netos na perspectiva das crianças*, tese (doutorado em Educação) – UFRS, Porto Alegre, 2011.
40 D. N. Falcão, *As relações intergeracionais nas famílias contemporâneas: a evolução do pensamento da Escola de Pais do Brasil*, dissertação (mestrado em Família na Sociedade Contemporânea) – UCSal, Salvador, 2012.
41 E. A. P. Silva, *Para todas as estações da vida: uma proposta de formação de redes intergeracionais*, dissertação (mestrado em Ciência da Informação) – USP, São Paulo, 2010.

100% dos idosos utilizavam o telefone celular – e 33% deles, também o computador – para se comunicar com familiares e amigos. A pesquisa conclui que as novas tecnologias de informação exercem influência positiva nas relações intergeracionais dos idosos, aumentando seus contatos sociais, elevando sua autoestima e ensejando a sensação de pertencimento a uma rede de relações sociais[42].

Em outra investigação, dessa vez no âmbito da educação não formal, a pesquisa desenvolveu-se na análise do conteúdo de cartas trocadas entre, de um lado, jovens e idosos na faixa etária de 18 anos a 72 anos de idade, alunos do programa de alfabetização EJA (Educação de Jovens e Adultos), e, de outro lado, crianças de 8 a 10 anos de idade pertencentes a uma escola do Sesi (Serviço Social da Indústria)[43]. Essa troca de correspondência favoreceu uma mudança positiva de atitudes tanto dos adultos em relação às crianças quanto destas em relação àqueles. O projeto encerrou-se com uma confraternização entre os participantes, com o propósito de fortalecer os vínculos estabelecidos entre eles.

O FUTURO DAS PESQUISAS INTERGERACIONAIS

Os estudos intergeracionais têm produzido uma quantidade limitada de pesquisas. Como área interdisciplinar, eles têm se baseado em muitos outros campos para buscar conceitos e metodologias. Na situação de um campo de aplicações práticas, os estudos intergeracionais respondem a questões levantadas por profissionais em seus programas, no cotidiano de suas atuações junto aos grupos. Além de analisar a qualidade das relações que aí se estabelecem, cremos que a pesquisa intergeracional precisa concentrar-se mais intensamente em conhecer os efeitos das experiências de aproximação de gerações em relação a problemas sociais concretos (como abuso de drogas, fracasso escolar, criminalidade, gravidez na adolescência etc.) que são revelados nos programas. Assim, a seguir, tentamos adaptar à realidade brasileira o que Christopher Ward[44] descreve em termos práticos para uma agenda que o campo de pesquisas intergeracionais precisará cumprir para ir além das investigações de curto prazo. Eis as recomendações:

---

42 D. G. S. Carleto, *Relações intergeracionais de idosos mediadas pelas tecnologias de informação e comunicação*, dissertação (mestrado em Ciências) – USP, São Paulo, 2013.

43 Divina de Fátima dos Santos, *Intergeracionalidade: cartas na mesa*, São Paulo: Portal Edições, 2019.

44 Christopher Ward, *op. cit.*

- Estudos de longo prazo podem abrir novas perspectivas, que pesquisas de breve duração não conseguem alcançar. Por exemplo: em relação às novas atitudes geracionais resultantes da participação em programas intergeracionais (PIs), saber por quanto tempo elas se mantêm após o término das atividades.
- Utilizando como variável a idade, é interessante saber quais os efeitos dos programas dirigidos por voluntários ou profissionais a crianças, adolescentes e adultos levando em conta a idade desses monitores. Da mesma forma, complementando a ideia de Ward, podemos pensar na realização de pesquisas que comparem os efeitos de programas em que os profissionais são homens com aqueles em que os profissionais são mulheres ou, ainda, apresentam outra identidade de gênero[45].
- A pesquisa intergeracional deve estar mais conectada às políticas públicas de intergeracionalidade, de modo a contribuir para a qualificação e a eficácia delas. Na área da educação e da saúde, por exemplo, será de grande valia identificar que benefícios os programas de voluntariado podem trazer às várias gerações de populações atendidas, sobretudo as mais carentes.
- A despeito de sua importância para uma visão mais ampla do universo pesquisado, parâmetros padronizados e genéricos, visando resultados que possam ser aplicados a muitos sujeitos e quantificados, apresentam limitações. Para se obter maior riqueza de dados, é recomendável dar preferência a técnicas de pesquisa qualitativa que aprofundem o conhecimento da subjetividade dos sujeitos em suas interações com outras gerações.
- Outra área relevante para futuras pesquisas refere-se ao levantamento do perfil ideal do profissional intergeracional, no que tange às qualificações técnicas e pessoais necessárias ao seu desempenho. Desse modo, subsídios importantes poderão ser reportados aos cursos profissionalizantes desse campo[46].
- Outro tema pertinente diz respeito ao impacto dos programas intergeracionais na família, no trabalho e na comunidade em pes-

---

45 A esse respeito, em minha experiência na coordenação do Programa Sesc Gerações, constatei que, nas atividades físicas, culturais e de lazer, os idosos relacionam-se melhor com os professores quando esses são jovens. Pesquisas poderão nos dizer se há algum tipo de "competição" entre alunos idosos e professores também idosos e/ou se alunos idosos se comprazem com o viço da juventude de seus professores, dando preferência a tê-los como mestres em detrimento dos professores mais velhos. Um colega médico, do Departamento de Geriatria de um hospital de referência, disse-me que também ele reparou que médicos mais velhos tendem a não desenvolver uma relação tão positiva com pacientes idosos quanto médicos mais jovens.

46 Mais adiante, trataremos da capacitação do profissional de intergeracionalidade.

quisa de longo prazo, pois tem fundamental importância para o estabelecimento de mudanças mais amplas no convívio social.

A implementação dessas etapas, bem como a continuação das estratégias de pesquisa atuais, deve produzir um corpo de conhecimento que contribua para o sucesso dos programas intergeracionais e para uma melhor compreensão dos conceitos básicos e das teorias que fundamentam esses programas e o movimento intergeracional. Obviamente, pesquisas têm um custo financeiro que pode e deve ser coberto maciçamente por agências governamentais, mas que também pode ser bancado pela iniciativa privada. Na sequência desta obra, vamos analisar políticas e programas intergeracionais.

3
Políticas sociais que buscam aproximar gerações

É claro que não apenas os acadêmicos que se reuniram para criar a rede descrita no compêndio da Generationes, comentado anteriormente, têm se preocupado com a questão da intergeracionalidade. Instituições públicas e privadas também o fazem, estimuladas, entre outros fatores, pelo envelhecimento da população. Desse modo, profissionais da gerontologia e lideranças de movimentos em favor dos idosos têm sido responsáveis por mobilizações que culminam em eventos e projetos de fomento à integração intergeracional.

Ao mesmo tempo, observa-se um interesse crescente por programas e políticas nessa área advindas de profissionais de vários setores, como serviço social, psicologia, educação etc. Mesmo especialistas que aparentemente nada têm a ver com o assunto, mas que, na verdade, possuem sim uma importante contribuição a dar, têm se voltado a esse tema. Advogados, por exemplo, são atraídos pela necessidade de construção de uma legislação nesse setor, assim como arquitetos dedicam-se a pensar em como a configuração de espaços físicos pode favorecer a convivialidade e atender as necessidades das pessoas idosas, sobretudo aquelas com algum grau de limitação física e/ou mental.

Assim, todo esse contingente de interessados em ações visando a aproximação das gerações, tais como acadêmicos, experts de diversas áreas do conhecimento e lideranças idosas de diversos movimentos e associações, tem provocado repercussões junto a governos de vários países.

Como efeito dessas movimentações, a Organização das Nações Unidas (ONU) promoveu no ano de 1982 a I Assembleia Mundial sobre o Envelhecimento, na cidade de Viena. Várias recomendações de seu documento já apontavam para a necessidade de uma política para a intergeracionalidade. Destacamos, em livre tradução, algumas das recomendações dessa assembleia, que, ressaltando a importância da solidariedade familiar, assim se pronuncia: "Os governos devem promover políticas sociais que incentivem a manutenção da solidariedade familiar entre as gerações, com a participação de todos os membros da família". A importância da aproximação dos jovens aos adultos idosos é lembrada: "O envolvimento dos jovens – na prestação de serviços e cuidados e na participação em atividades de e com os idosos – deve ser incentivado, a fim de promover vínculos intergeracionais"[47].

Especificamente no que concerne à educação para o envelhecimento, com evidente impacto sobre a qualidade da relação intergeracional, a recomendação da I Assembleia é a seguinte:

> Os governos e organizações internacionais preocupados com os problemas do envelhecimento devem iniciar programas destinados a educar o público em geral no que diz respeito ao processo de envelhecimento. Essas atividades devem começar desde a primeira infância e continuar em todos os níveis do sistema escolar formal. O papel e o envolvimento dos ministérios da educação a este respeito devem ser reforçados, incentivando e facilitando a inclusão do envelhecimento nos currículos, como um aspecto do desenvolvimento normal e da educação para a vida dos indivíduos desde a mais tenra idade; levando assim a um maior conhecimento do assunto e a uma possível mudança positiva nas atitudes estereotipadas em relação ao envelhecimento das gerações atuais, os canais não formais e a mídia de massa também devem ser usados para desenvolver tais programas.[48]

Em 2002, na cidade de Madri, foi realizada a II Assembleia Mundial sobre o Envelhecimento. Nela, as recomendações da assembleia anterior foram ratificadas e várias foram mais detalhadas. No documento denominado "Plano de Ação Internacional sobre o Envelhecimento", considera-se a relevância da solidariedade intergeracional não apenas na família, mas em todas as relações sociais. Acrescenta-se, ainda, que a ideia de solidariedade deve ser o fundamento das políticas públicas de modo geral. Embora seja inquestionável o valor da solidariedade familiar, os programas voltam-se principalmente para o estímulo à solidariedade entre as gerações nas relações comunitárias. A importância da ideia de uma sociedade para todas as idades, celebrada em 1999, é posta em evidência nesse documento de 2002:

---

47 Organização das Nações Unidas, *Report of the World Assembly on Aging (on-line)*, Viena, 26 jul.-6 ago. 1982. Nova York: ONU, 1982.

48 *Idem*, Declaración Política y Plan de Acción Internacional de Madrid sobre el Envejecimiento *(on-line)*, *Segunda Asamblea Mundial sobre el Envejecimiento*, Madri, de 8 a 12 abr. 2002. Nova York: ONU, 2002.

O conceito de sociedade para todas as idades, formulado como mote do Ano Internacional do Idoso, celebrado em 1999, teve quatro dimensões: desenvolvimento individual ao longo da vida; relacionamentos multigeracionais; a relação mútua entre envelhecimento e desenvolvimento populacional; e a situação dos idosos.[49]

O artigo 16 da Declaração Política da II Assembleia diz ainda: "Reconhecemos a necessidade de fortalecer a solidariedade entre as gerações e as associações intergeracionais, tendo presentes as necessidades particulares dos idosos e dos mais jovens e de estimular as relações solidárias entre gerações".

Em suas conclusões, a II Assembleia Mundial sobre o Envelhecimento assim se expressa acerca da necessidade de integrar o idoso à convivência com as gerações mais jovens:[50]

> Objetivo principal: o reforço de ambientes de apoio essenciais num quadro de coesão e inclusão social, realçando a importância de consolidar vínculos e relações entre gerações; de apoiar as famílias nas suas funções de estruturação social e de cuidado aos seus filhos e dependentes; e de moldar nossas cidades para melhor responder às necessidades de todos, independentemente da idade.

Vale mencionar também outro marco significativo para o estímulo à cooperação entre pessoas de diferentes idades: a decisão do Parlamento Europeu e da Comissão Europeia de designar 2012 como o Ano Europeu do Envelhecimento Ativo e da Solidariedade entre Gerações.

Outra importante iniciativa foi o projeto "Cidade Amiga do Idoso"[51], lançado pela Organização Mundial de Saúde (OMS) em 2005, durante o XVIII Congresso Mundial de Gerontologia realizado na cidade do Rio de Janeiro. Capitaneado pelo médico e gerontólogo Alexandre Kalache, presidente do Centro Internacional de Longevidade Brasil, o projeto provocou interessantes aproximações intergeracionais na comunidade. Apenas a título de exemplo, podemos nos lembrar da importância das relações de amizade e de cuidados que porteiros de edifícios residenciais, jovens em sua maioria, são incenti-

---

49 *Ibidem.*
50 *Ibidem.*
51 Organização Mundial da Saúde, *Guia global: cidade amiga do idoso (on-line)*, Genebra: OMS, 2008.

vados a manter com moradores idosos que vivem sozinhos. O projeto contempla as seguintes áreas: moradia; participação social; respeito e inclusão social; participação cívica e emprego; comunicação e informação; apoio comunitário e serviços de saúde; espaços abertos e prédios; e transporte. Essa abrangente política pública, em favor da inclusão dos idosos junto às demais gerações, tem sido implementada em diversos países, incluindo o Brasil, em muitas de suas cidades. Mais adiante serão descritas várias iniciativas relevantes no país.

Para Newman e Sánchez[52], na condição de uma política pública, os programas intergeracionais devem observar seu principal objetivo: fomentar a solidariedade entre as gerações. Os autores partem da constatação de que nem sempre a interação entre gerações é benéfica a ambas ou a uma das partes. Por isso, consideram fundamental a explicitação dessa meta, ou seja, a de buscar a cooperação entre pessoas de diferentes idades.

Em nosso país, infelizmente não temos uma política pública especificamente voltada para o incentivo à integração das gerações. Como a intergeracionalidade é um tema transversal, ela é tratada em algumas áreas de política social, com destaque para as áreas de saúde, cultura, lazer e bem-estar, e geralmente vinculada à questão do envelhecimento da população. Portanto, espera-se que o aperfeiçoamento nas políticas de assistência à velhice, assim como às demais gerações, possa também impactar positivamente as relações intergeracionais.

---

52 Sally Newman; Mariano Sánchez, Los programas intergeneracionales: concepto, historia y modelos, em: Mariano Sánchez (coord.), *op. cit.*, 2007a, p. 37-69.

4
A intergeracionalidade nas áreas de políticas públicas no Brasil

Na área da saúde e da assistência social, o objetivo prioritário é a proteção social, tendo principalmente a família como objeto de atenção. Indiretamente, estimula-se a cooperação intergeracional entre familiares. A cooperação está ligada aos cuidados do idoso e do jovem e, também, à prevenção da violência doméstica. As orientações e recomendações em prol de um envelhecimento saudável incluem o estímulo ao convívio com as demais gerações.

Na área da educação, temos oportunidades de relações intergeracionais no ambiente das universidades e faculdades abertas à terceira idade, entre professores (em geral mais jovens que seus alunos) e seus estudantes idosos[53]. Já o EJA é uma importante política governamental que propicia o acesso aos ensinos fundamental e médio a maiores de 15 anos que não tiveram condições de ingresso quando crianças. Nesse programa, incluem-se adultos e até mesmo aqueles de idade avançada. Lembremo-nos de que o índice de analfabetismo entre os idosos brasileiros é grande. Trata-se, portanto, de uma ação que propicia a inclusão por meio da leitura e ainda de um espaço de encontro de várias gerações que pode ser potencializado, tornando-se uma oportunidade de coeducação, dependendo, sobretudo, das condições técnicas fornecidas ao professor para esse objetivo.

Por outro lado, na ausência de uma política pública mais específica, em algumas escolas, públicas ou particulares, por iniciativa da direção e/ou do corpo docente, esporadicamente ocorrem encontros intergeracionais entre alunos e a comunidade, incluindo pais e avós.

Ainda na área da educação, tem havido nas universidades uma crescente produção acadêmica de pesquisas de pós-graduação sobre

---

53 No caso específico da Universidade de São Paulo, o Programa USP 60+, no qual idosos têm acesso a aulas das disciplinas regulares, há a oportunidade da convivência entre estudantes universitários e idosos que ali estão na condição de alunos ouvintes.

intergeracionalidade, frequentemente incluídas em estudos no campo social e da saúde relativos à velhice e ao envelhecimento e que ensejam ações diretas em comunidades.

Na área dos direitos sociais, foram criados a Política Nacional do Idoso, em 1994, e o Estatuto da Pessoa Idosa, em 2003 (Lei n. 10.741), que recomenda a sensibilização da sociedade para a questão do idoso, incluindo aí, por meio de seu artigo 22[54], uma educação para o envelhecimento, desde a pré-escola até a universidade. O Estatuto da Pessoa Idosa tem servido de forte estímulo a uma mais intensa e produtiva participação social por parte das pessoas idosas.

No nível municipal, em centros das prefeituras, as atividades culturais, esportivas e de lazer podem ensejar encontros entre gerações, mas há projetos que buscam diretamente esse tipo de encontro, como é o caso dos CCInter (Centro de Convivência Intergeracional) da Prefeitura Municipal de São Paulo, que será tratado mais adiante.

Vale lembrar que o regime da previdência no Brasil, por meio do Instituto Nacional do Seguro Social (INSS), tem um caráter solidário de um ponto de vista geracional, isto é, fundamenta-se em uma relação de cooperação entre gerações. Assim, as gerações mais novas, ativas profissionalmente, têm descontado de seu salário um determinado valor monetário que compõe o fundo previdenciário do Governo Federal, usado para o pagamento das aposentadorias dos trabalhadores inativos. Em contrapartida, esses jovens trabalhadores terão direito a esse fundo, graças à continuidade da contribuição das gerações seguintes.

A intergeracionalidade está sendo entendida aqui como um importante aporte para as políticas sociais na criação de novos métodos e novos conteúdos relacionados aos serviços endereçados a famílias e comunidades, sobretudo as mais pobres, principalmente em temas como baixo desempenho e evasão escolar, gravidez na adolescência, abuso no uso de substâncias tóxicas, tanto na juventude quanto na maturidade, isolamento social de pessoas idosas, tratamento inadequado a crianças, entre vários outros temas.

---

54 Estatuto da Pessoa Idosa, Lei n. 10.741, de 1º de outubro de 2003, art. 22: "Nos currículos mínimos dos diversos níveis de ensino formal serão inseridos conteúdos voltados ao processo de envelhecimento, ao respeito e à valorização do idoso, de forma a eliminar o preconceito e a produzir conhecimentos sobre a matéria".

5
Os Programas Intergeracionais (PIs)

No início desta obra, observamos que na pós-modernidade as relações sociais apresentam algumas características preocupantes, entre elas uma exacerbação do individualismo. Esse fato tem gerado um distanciamento afetivo entre as pessoas, sendo um fenômeno que pode levar ao isolamento, à solidão, a várias doenças físicas e psíquicas e, no extremo, ao suicídio. Fala-se muito em um empobrecimento da vida comunitária. De fato, nos dias de hoje, podemos observar um relacionamento mais rarefeito entre vizinhos, sobretudo nas classes altas e médias, posto que parece haver mais interação e solidariedade em comunidades mais pobres. No grupo familiar, vemos novas configurações, algumas aproximando, outras afastando os mais jovens dos mais velhos. O caso mais comum que se nota é a insuficiência de diálogo na família. Nesse contexto, é claro que também as relações entre as gerações na comunidade se empobrecem. A ideia de criação de programas intergeracionais nasceu dessa percepção da realidade social, com base principalmente na constatação da desvalorização da pessoa idosa e, consequentemente, de seu afastamento social.

BREVE HISTÓRICO E OBJETIVOS DOS PROGRAMAS INTERGERACIONAIS

A partir dos anos 1970, começaram a surgir, principalmente nos Estados Unidos, os chamados Programas Intergeracionais (PIs), como uma forma de intervenção institucional com o objetivo de aproximar pessoas de diferentes idades. Tais programas podem ser entendidos como um conjunto de ações que buscam criar espaços de encontro por meio de atividades compartilhadas entre pessoas de diferentes gerações, envolvendo, portanto, crianças, adolescentes e adultos jovens e maduros.

O objetivo dos PIs é o desenvolvimento de vínculos afetivos que venham a promover a cooperação e a solidariedade entre as gerações, bem como a coeducação, isto é, um processo de aprendizagem recíproca. Tais iniciativas buscam enfrentar o chamado preconceito etário, gerador de estereótipos, desconfianças e conflitos entre as gerações. Com esse propósito, os PIs pretendem também que os benefícios descritos não se restrinjam apenas aos participantes diretos do programa, mas que possam se estender a seus familiares e à comunidade de modo geral.

Segundo a United Generations, reconhecida organização norte-americana voltada para a integração entre gerações, os programas intergeracionais caracterizam-se por abrangerem atividades que aumentam a cooperação, a interação e o intercâmbio entre pessoas de diferentes gerações. Essas pessoas compartilham seus conhecimentos e recursos e se apoiam em relacionamentos que beneficiam os indivíduos e sua comunidade. Esses programas oferecem oportunidades para que indivíduos, famílias e comunidades desfrutem e se beneficiem da riqueza de uma sociedade para todas as idades[55].

Os Estados Unidos, como dissemos, são pioneiros em programas desse tipo. O primeiro de que se tem registro ocorreu em 1963 e chamou-se Programa Adote um Avô[56]; desenvolvido pela Universidade da Flórida, ele consistiu em visitas semanais de uma turma escolar de crianças a uma instituição de idosos.

A inclusão social de idosos tem sido um dos objetivos mais frequentes dos PIs, realizando-se, entre outras formas, por meio de trabalho voluntário exercido por jovens em ILPIs ou na própria moradia das pessoas idosas. Mas esse voluntariado apresenta-se também na direção inversa: com a ação de idosos em suficientes condições sociais e de saúde que atuam no cuidado de crianças e adolescentes carentes e/ou em alguma situação de risco. Temos aí um eloquente retrato da cooperação intergeracional que tem como base a ideia de que "quem pode ajuda e quem não pode é ajudado".

A finalidade inicial dos PIs foi, principalmente, a de incrementar a socialização intergeracional. Nos anos 1980, sobretudo nos Estados Unidos, a maioria das ações passou a ter como objetivo mitigar os problemas sociais que afetam as gerações mais vulneráveis, como crianças, adolescentes e idosos. Segundo a Fundação Beth Johnson[57], o abuso de drogas e álcool, o baixo rendimento escolar, o isolamento, a falta de sistemas de apoio adequados, o desemprego e a ausência de sólidos vínculos familiares e sociais têm sido as fontes do sofrimento social e do decorrente rebaixamento da autoestima das comunidades,

---

55 Saiba mais em: https://www.gu.org/what-we-do/programs.
56 Sally Newman et al., *Intergenerational programs: past, present, future*, Washington D.C.: Taylor & Francis, 1997, p. 63.
57 Saiba mais em: https://www.bjf.org.uk.

sobretudo as mais pobres. Os PIs podem ser mais uma das modalidades de ação social para o enfrentamento desses problemas.

Na década de 1990, os programas intergeracionais passaram a se multiplicar na Europa e na América Latina, grande parte deles ligada a atividades culturais e de lazer. No Brasil, uma das primeiras experiências de que se tem notícia aconteceu no Sesc de São Paulo, em 1977, com uma oficina de brinquedos. Nela, idosos, revivendo suas próprias infâncias, ensinavam crianças a fabricar seus brinquedos. O produto dessa oficina foi exibido numa exposição que fez muito sucesso à época. Outra atividade marcante nesse período foi o projeto "Contadores de Histórias", atividade de teatro infantil na qual idosos encenavam peças devidamente caracterizados. A utilização de fantasias serviu não apenas à caracterização dos personagens, mas também para que os idosos se sentissem menos inibidos nas apresentações em praça pública, possibilitando ainda uma grande e divertida surpresa às crianças ao fim do espetáculo, ao descobrirem que por trás das máscaras estavam seus avôs ou avós.

TIPOS DE PROGRAMAS INTERGERACIONAIS

Os programas intergeracionais de diversos tipos podem ser organizados com base em diferentes critérios. A seguir, alguns exemplos.

Quanto à direção do serviço prestado:

- adultos prestando serviços a crianças e jovens (como tutores, monitores, cuidadores etc.);
- crianças e jovens prestando serviço a idosos (fazendo visitas, acompanhando, cuidando etc.);
- adultos, crianças e jovens servindo à comunidade (projetos de meio ambiente, problemas sociais etc.).[58]

Quanto à área em que se centram:

- educação e desenvolvimento de habilidades;
- desenvolvimento emocional e social de jovens;
- promoção de apreciação e consciência cultural;
- distintas artes;
- desenvolvimento comunitário;

---

58 Mariano Sánchez; Pilar Díaz, Los programas intergeneracionales, em: Sacramento Pinazo; Mariano Sánchez, *op. cit.*, p. 393-430.

- melhoria da saúde;
- apoio a famílias.[59]

METODOLOGIA DOS PROGRAMAS INTERGERACIONAIS

Não há um método único e consagrado para a construção de um programa intergeracional. Na área da intergeracionalidade, temos mais trabalhos teóricos do que práticos e, até o momento, poucos estudos metodológicos. O assunto é ainda mais recente no Brasil. No entanto, se a inexistência de um saber constituído, por um lado, pode ser um entrave, por outro, torna-se um desafio muito estimulante, no sentido de possibilitar que utilizemos nossa criatividade e capacidade de adaptação, fundadas numa observação criteriosa da realidade do território sobre o qual trabalhamos, em outras palavras, sobre suas características culturais. Instituições, gestores, técnicos e especialistas têm a oportunidade de exercitar seu poder de criação, pois há muitas possibilidades de temas a serem trabalhados, de dinâmicas a serem aplicadas e de gerações a serem envolvidas. As áreas de atuação são diversas, como saúde, educação, cultura, artes e meio ambiente, entre tantas outras. São igualmente variados os espaços sociais em que o programa pode ser desenvolvido, como empresas, escolas e instituições socioculturais.

Uma observação importante: o prefixo "inter" no termo "intergeracional" deve ser ressaltado, pois ele significa troca, intercâmbio, permuta de conhecimentos e de emoções, num clima que deve ser preferencialmente, é claro, de cooperação e até de consenso. Mas ele também pode ser de discordância e de conflito de ideias que, se adequadamente trabalhados, podem ser proveitosos para todos. Portanto, o foco dos profissionais envolvidos nesses programas deve ser as *relações* que vão se estabelecendo entre os participantes, de modo a torná-las as mais produtivas possíveis para que os objetivos dessa intervenção sejam alcançados.

ATIVIDADES MULTIGERACIONAIS NÃO SÃO INTERGERACIONAIS

No acompanhamento de atividades envolvendo diferentes gerações na área cultural, pude constatar que várias das que eram anuncia-

---

[59] Mariano Sánchez; Matthew Kaplan; Juan Sáez, *Programas intergeneracionales: guía introductoria*, Madri: Ministerio de Sanidad y Política Social, Instituto de Mayores y Servicios Sociales, 2010.

das como intergeracionais, na verdade, eram tão somente atividades multigeracionais ou plurigeracionais. Pois, embora contassem com a presença de pessoas de várias faixas etárias, não possibilitavam significativas interações entre elas. Por exemplo: há uma diferença óbvia no grau de interação entre, de um lado, pessoas de várias idades em uma plateia assistindo a uma palestra, a um *show* ou a um filme e, de outro, pessoas interagindo durante semanas ou meses em uma oficina de teatro, envolvendo idosos e adolescentes, na qual eles pesquisam juntos textos, figurinos, cenários etc.

Não basta, portanto, apenas a presença de pessoas de diferentes idades em um mesmo espaço: é preciso que dialoguem, que se mirem, que se toquem. De fato, quanto mais coletiva é a produção da atividade, mais densas são as relações estabelecidas entre as gerações envolvidas nesse processo.

Podemos pensar em diferentes níveis de interação grupal, levando em conta a frequência de contatos potenciais e efetivados:

- Interação de nível 1: em um primeiro nível, as interações são muito poucas, como no já citado caso das pessoas numa plateia. A esse tipo de grupo denominamos multigeracional ou plurigeracional, ou, ainda, "para todos os públicos", como anunciado em veículos de divulgação cultural. Nesse nível, as gerações apenas compartilham um mesmo espaço. São situações em que os olhares dos participantes convergem para algo ou alguém (o filme, o monitor, o professor, o palestrante, o artista etc.) que centraliza as atenções. Não é propriamente, portanto, uma atividade intergeracional genuína, porque não é interativa. Todavia, pode ser um primeiro passo, dentro de uma estratégia bem planejada de aproximação, para uma posterior constituição de um programa ou, ao menos, de uma atividade de fato intergeracional com essas mesmas pessoas. Se a atividade, filme, palestra ou espetáculo for sucedida por um debate após sua exibição, teremos um princípio de interatividade.
- Interação de nível 2: pensando em modalidades de ações nessa área, podemos ter atividades nas quais prevalece a ação de uma geração sobre outra. Aqui já há trocas, mas não em quantidades simétricas, visto que uma geração atua mais intensamente sobre a outra. Como exemplos, podemos considerar cursos ou oficinas, com os mais diversos conteúdos, em que adultos ensinam crianças (como oficinas de contação de histórias ou de confecção de brinquedos). Em sentido contrário, podemos pensar em atividades nas quais adolescentes ensinam idosos a manipular

computadores e a navegar na internet. Tais modalidades são bem frequentes nas instituições que realizam um trabalho intergeracional de caráter socioeducativo.
- Interação de nível 3: determinadas atividades, não somente pelo tipo, mas principalmente pela dinâmica e forma de condução, possibilitam interações mais intensas e complexas, com trocas de conhecimentos práticos e teóricos e, sobretudo, com experiências de vida compartilhadas. São processos de mais longa duração, que podem durar meses e até alguns anos, e que envolvem um trabalho de criação coletiva. Essas são atividades que transformam mais amplamente seus protagonistas diretos. A coeducação e a formação de vínculos afetivos tendem a ser mais intensas. Experiências como oficinas, música, teatro, cinema, enfim, eventos que exijam um longo período de produção, são exemplos desse tipo de intervenção. É importante sempre lembrar que, para que tais processos se tornem exitosos, é essencial que o profissional responsável pela condução da atividade estimule a criação coletiva por meio da troca de ideias. Nesses programas de terceiro nível interacional, há a possibilidade de que as gerações não apenas se beneficiem mutuamente, mas trabalhem lado a lado em favor da comunidade. É o caso de conselhos intergeracionais que, ao atuarem junto a associações de moradores, permitem o debate de ideias e propostas advindas dos jovens e dos velhos e, ainda, tornam-se estimuladores de implantação de políticas públicas. Nesse nível, é essencial fixar a ideia de que deve haver tempo suficiente para o estabelecimento de um clima de confiança, a fim de que sejam produzidas trocas de experiências enriquecedoras.

Os resultados positivos das ações intergeracionais dependem de determinados fatores a serem contemplados. Nunca é demais lembrar que, na fase de planejamento, é preciso levá-los em conta. A Fundação Nacional para Pesquisa Educacional do Reino Unido publicou uma revisão da literatura a respeito de práticas intergeracionais[60]. Nela, observa-se de que forma fatores significativos, como o financiamento, a avaliação e o planejamento, entre outros, relacionam-se com o gerenciamento de projetos em geral. Mas, especificamente sobre a prática intergeracional, é importante notar as seguintes condições aqui sintetizadas:

---

60 I. Springate; M. Atkinson; K. Martin, *Intergenerational Practice: a Review of the Literature (on-line)*, Slough: NFER, 2008.

- Os projetos devem ter uma abordagem de longo prazo, com uma série de atividades que proporcionem tempo para que os relacionamentos se desenvolvam.
- A equipe deve ter habilidades e treinamento adequados para lidar com pessoas mais velhas e mais jovens – pois os profissionais podem ser hábeis em lidar com uma geração e não com outra.
- Uma prévia preparação dos participantes é necessária para que eles se envolvam nas atividades intergeracionais. É preciso que saibam que o objetivo das atividades, além daquele que diz respeito à sua própria natureza (teatro, canto coral, ecologia etc.), é a interação intergeracional.
- As atividades devem ser focadas no desenvolvimento de produtivos relacionamentos entre gerações. Isso implica cuidados no planejamento a fim de evitar a criação de situações de conflitos desnecessários. É claro que conflitos são passíveis de ocorrer, mas, se bem trabalhados, podem ser úteis para o amadurecimento das relações.
- As atividades devem ser moldadas para os participantes, mas também por eles próprios, para que correspondam às necessidades e aos desejos de todos eles, tanto dos mais velhos quanto dos mais jovens.
- Benefícios, portanto, devem ser mútuos, com atividades apropriadas para ambas as gerações.

Uma observação importante é sobre como atuar em instituições que já possuem programas unigeracionais consolidados, direcionados, portanto, a uma geração específica. Em outras palavras, instituições que já trabalham com atividades específicas para crianças, adolescentes ou pessoas idosas. Instituições com esse perfil possuem a vantagem de integrar mais facilmente os técnicos que atuam com crianças aos que trabalham com adolescentes e aos que lidam com idosos, para que juntos planejem e executem um programa intergeracional como um programa a mais oferecido pela instituição. Se todos trabalharem num mesmo local e com a mesma direção geral, a integração de toda a equipe técnica certamente será facilitada.

No entanto, é preciso observar que, quando um programa intergeracional é introduzido em instituições que já têm programas específicos para cada geração, seus gestores podem equivocadamente entender que o PI tenha vindo para substituir os programas unigeracionais. Cabe, então, esclarecer-lhes que há especificidades no trabalho com crianças, adolescentes ou idosos que não são contempladas nas atividades intergeracionais. Mesmo porque, para que se fortaleça uma identidade geracional, sabemos que uma socialização sistemática entre membros de uma mesma geração é imprescindível. Lembremo-nos da importância do pertencimento a uma turma para que os adolescentes se situem e tomem consciência do momento de transição que estão vivenciando. Dessa forma, é igualmente relevante que os idosos se reconheçam em suas singularidades ao se integrarem a seus pares nos chamados grupos de convivência.

Já quanto à harmonização da equipe, pode haver mais dificuldade na dinâmica e na logística de trabalho quando ela é composta por profissionais que trabalham em instituições diferentes. Esse é o caso de projetos que são estabelecidos em regime de parceria, por exemplo, entre uma escola infantil e um centro de convivência de idosos. Mas a prática demonstra que, se os gestores e as equipes profissionais das partes envolvidas alcançarem um bom entrosamento, o resultado da experiência pode ser muito positivo para ambas as instituições.

Com base nas observações que profissionais de instituições de diferentes naturezas vêm fazendo de suas práticas intergeracionais, apontamos a seguir algumas condições que entendemos facilitar uma interação produtiva entre os diversos segmentos etários.

Condições facilitadoras do desenvolvimento das interações:

- interesses e objetivos comuns;
- atividades que sejam motivadoras e até prazerosas;
- respeito às diferenças pessoais e geracionais;
- atitude solidária e generosa entre participantes e monitores;
- relações duradouras, para a formação de vínculos de amizade;
- relações igualitárias, sem dominação de uma geração sobre outra ou do profissional sobre o grupo[61];
- iniciativa para o diálogo, principalmente por parte dos mais velhos, em razão de sua experiência de vida;
- capacitação da instituição e dos profissionais incumbidos de conduzir o processo intergeracional.

---

61 Creio que, em todas as culturas, o fato de um indivíduo ser mais velho confere mais autoridade em relação a alguém mais novo. Trata-se de uma assimetria básica e universal de poder. Evidentemente, há muitos outros fatores que podem relativizar e até anular essa condição. Mas, se considerarmos apenas a questão da idade, não só, por exemplo, na relação pai-filho ou avô-neto, mas mesmo entre irmãos e amigos de idade relativamente próxima, constataremos a maior autoridade do mais velho. A este cabe a sutileza e a responsabilidade de lidar com esse poder, sem exercer a dominação sobre o mais jovem e sem castrar sua criatividade e seu direito de escolha.

As possibilidades de atividades são muito amplas, podendo ser pensadas a partir de diferentes critérios. Quanto à idade dos participantes, por exemplo, é possível organizar atividades envolvendo crianças e adolescentes, crianças e adultos jovens, crianças e idosos, adolescentes e pessoas de meia-idade, adolescentes e idosos, pessoas de meia-idade e idosos e, ainda, atividades que congreguem mais de duas gerações simultaneamente. Mais adiante, na parte deste trabalho relativa ao perfil do trabalhador intergeracional, são feitas outras sugestões de caráter metodológico que se somam a essas aqui apresentadas.

COMO AVALIAR A EFICÁCIA DE UM PROGRAMA INTERGERACIONAL?

Sabemos que, para se realizar uma avaliação de um projeto, qualquer que seja ele, é imprescindível que tenhamos clareza dos objetivos que pretendemos alcançar. Para isso, é importante prever no planejamento o que importa avaliar. No caso dos PIs, a tarefa é a de avaliar alguns aspectos centrais, como os relacionados a seguir.

a. A qualidade das relações estabelecidas entre os participantes, bem como entre estes e os monitores do programa, qualidade que define o quanto se alcançou, por um lado, em relação às trocas de experiências em termos de um processo coeducativo e, por outro, o quanto se obteve de formação de vínculos de amizade. Portanto, em outras palavras, trata-se de saber se houve ou não ganhos significativos em termos cognitivos e, também, afetivos por parte das pessoas envolvidas no programa.
b. A repercussão causada na instituição promotora do programa, ou seja, o modo como a proposta foi apreciada pela direção e pelos trabalhadores da instituição. Sabemos que uma repercussão interna positiva é muito relevante para a sustentabilidade da proposta de uma ação intergeracional.
c. O impacto do programa sobre a comunidade local, desde os familiares dos participantes da ação até outros moradores e trabalhadores do território. É de grande valia conhecer a opinião de todos sobre essa iniciativa.

John Owen[62] propõe cinco modos diferentes de avaliar um programa:

- **Avaliação proativa:** voltada a responder em que medida o programa é necessário. Essa avaliação deve acontecer quando avaliamos a proposta em sua fase de planejamento, portanto, enquanto o programa ainda não existe, ou, em outra situação, quando vamos avaliar se faz sentido sua continuidade. Se a avaliação for a de que ele não é necessário, não há por que implantá-lo ou continuá-lo.
- **Avaliação esclarecedora:** pretende entender qual é a lógica implícita no programa, seus pressupostos implícitos, seus objetivos, suas intenções, as razões para se conectar certas atividades com os objetivos. Não é incomum que, mesmo durante a execução das atividades, aqueles que executam um programa não estejam totalmente cientes de seus principais aspectos. Daí que, às vezes, é necessária uma pausa para esses esclarecimentos.
- **Avaliação interativa ou participativa:** esse tipo de avaliação ocorre quando os executores do programa sentem a necessidade de avaliadores externos à instituição na qual o trabalho está sendo desenvolvido. Para tanto, pode ser considerada a conveniência de uma consultoria. Mas é importante que haja uma interatividade entre avaliadores e responsáveis pela condução do programa, para que juntos possam aperfeiçoar o PI.
- **Avaliação de seguimento:** nesse caso, trata-se de compreender como está caminhando o programa. Principalmente em programas de longa duração, é recomendável saber como ele está evoluindo para que eventuais ajustes possam ser realizados. Se o processo é constituído de etapas, é preciso avaliar se elas estão sendo adequadamente cumpridas e se os resultados parciais têm sido satisfatórios.
- **Avaliação de impacto:** refere-se aos resultados principais do programa; por exemplo: quais foram, se ocorreram as mudanças na vida das pessoas e, em decorrência, se houve ou não uma melhoria nas relações entre elas. Consequentemente, verificar o alcance ou não de uma relação intergeracional produtiva e enriquecedora para as gerações envolvidas nesse processo. Nesse tipo de avaliação, é preciso manter uma atitude parcimoniosa e cuidar para não se fazer generalizações indevidas dos resultados, mantendo, portanto, o foco nas condições e no contexto em que as atividades foram desenvolvidas e observadas.

---

62 John M. Owen *apud* Mariano Sánchez (coord.), *La evaluación de los programas intergeneracionales (on-line)*, Madri: Ministerio de Trabajo y Asuntos Sociales, Instituto de Mayores y Servicios Sociales, 2007b.

Com base em reflexões de diferentes autores, Sánchez[63] faz várias considerações sobre as carências atuais dos processos avaliativos de programas intergeracionais:

- Uma observação de que, embora se note um crescente aumento de PIs em vários países, tais programas são (quando alguma avaliação é realizada) geralmente subavaliados. As avaliações muitas vezes são incompletas, superficiais ou carecem de seriedade e de fundamentações sólidas, sendo encaradas como mais uma burocracia ou praxe a ser cumprida.
- Outra observação importante, de que, apesar de os números, ou seja, as quantificações, serem relevantes para a compreensão e o embasamento dos resultados, a avaliação qualitativa tem grande valor e, para que sua aplicação seja bem utilizada, é fundamental conhecer as características culturais da população observada. Sem compreender suficientemente os valores de determinada cultura, podemos incorrer em erros na interpretação dos comportamentos e das relações entre as gerações envolvidas no programa.
- Uma interessante sugestão: a inclusão dos próprios participantes do programa e, também, de seus familiares no processo de avaliação.
- Outra sugestão, igualmente relevante para enriquecer o processo avaliativo, de participação ativa da equipe responsável pelo programa, planejadores e executores, juntamente àqueles que se encarregam da avaliação, sejam internos ou externos à instituição.
- Finalmente, a recomendação de um acompanhamento de longo prazo, ou ao menos de médio prazo, sobre as condições de vida dos participantes – após, portanto, a realização do programa –, que poderá confirmar possíveis mudanças de atitude como efeito da convivência intergeracional.

Uma avaliação criteriosa depende de um acompanhamento das atividades que deve ser realizado por meio de instrumentos cuidadosamente construídos com a consciência do que se quer avaliar. Tais ferramentas podem ser o roteiro de observação e o roteiro de entrevista com os participantes, aplicado tanto individualmente quanto em situação grupal – neste caso, utilizando a metodologia de grupos focais, entre outras técnicas. Enfim, uma avaliação baseada no registro dos diálogos de todos com todos. Tais informações nortearão o processo de avaliação. Devidamente registradas, as observações tornam nossos relatórios mais precisos e confiáveis. E mais: enriquecem a

---

63 Mariano Sánchez (coord.), *op. cit.*, 2007b, p. 19-29.

troca de experiências com profissionais de programas dessa natureza provenientes de outras instituições.

Para um aprofundamento em conceitos e técnicas de avaliação de programas intergeracionais, é altamente recomendável a leitura da coletânea organizada por Mariano Sánchez, *La evaluación de los programas intergeneracionales*[64], já aqui citada nessas considerações sobre processos de avaliação de PI.

Concluindo, para uma avaliação de qualidade, é vital a capacitação dos profissionais para o devido planejamento do processo avaliativo dos projetos intergeracionais. A esse propósito, mais adiante analisaremos a questão crucial da formação do profissional da intergeracionalidade.

A IMPORTÂNCIA DO REGISTRO E DA DIVULGAÇÃO DE RESULTADOS

Em minha trajetória profissional, tive várias oportunidades de participar da coordenação de encontros, congressos e seminários, em nível nacional e, também, internacional, com o tema das relações intergeracionais. Nesses eventos, além das palestras e mesas-redondas, frequentemente havia sessões de relatos de experiências, isto é, de trabalhos de campo envolvendo tanto atividades eventuais quanto programas bem estruturados. Dessa forma, foi possível constatar a realização de muitas iniciativas promissoras espalhadas pelo Brasil, mesmo por parte de instituições sem muitos recursos financeiros, materiais e humanos. Congressos, é claro, prestam-se a divulgar as práticas. Todavia, salvo o Sesc e outras poucas entidades, são raras as instituições públicas ou privadas que atualmente se dispõem a realizar encontros que oportunizem a divulgação e a troca de experiências na área da intergeracionalidade.

Outra forma de divulgação de experiências se dá, como sabemos, pela publicação de artigos, tanto em periódicos científicos quanto em revistas destinadas a um público mais amplo. No entanto, em nosso país, registram-se muito pouco os trabalhos realizados e, quando o registro é feito, ele carece de uma descrição, de uma análise e de uma avaliação mais detalhadas e aprofundadas em relação ao que foi feito e ao que foi obtido. A importância de registrar as experiências que empreendemos, no caso não apenas dos programas intergeracionais, mas de qualquer intervenção social, é a de que o registro serve de orientação a outros pesquisadores e trabalhadores sociais para se evitar ações

---

64 Mariano Sánchez (coord.), *op. cit.*, 2007b.

equivocadas. Isso pode e deve ser feito, desde que haja a honestidade de quem registra de relatar não apenas os acertos, mas também o que não deu certo e por que não deu certo. Até porque, geralmente, aprendemos mais com os nossos erros do que com nossos acertos.

A FORMAÇÃO E O PERFIL DO TRABALHADOR INTERGERACIONAL

Com a crescente expansão dos programas intergeracionais em muitos países, uma importante questão a ser discutida é a do perfil do profissional envolvido nesse trabalho. Como vimos, o tema das gerações inscreve-se em uma nova área do conhecimento, que é chamada de campo intergeracional. Nele, há pesquisadores acadêmicos, gestores de instituições públicas e privadas e equipes técnicas que planejam, executam e avaliam os programas.

Para a compreensão do fenômeno social das gerações, o pesquisador, obviamente, tem de possuir suficiente *expertise* para desenvolver pesquisas sociais de boa qualidade. Da mesma forma, um gestor, ou seja, aquele que está à frente de uma instituição, deve saber como administrar de modo competente programas sociais em geral, sejam intergeracionais ou não.

Tanto o pesquisador quanto o gestor devem reconhecer a relevância das políticas geracionais e estudá-las adequadamente. Contudo, nosso foco principal são aqueles profissionais que constituem a equipe técnica e que estão na linha de frente das atividades intergeracionais, mantendo um contato direto e frequente com os participantes do programa. Isso porque são eles os principais artífices das condições facilitadoras do estabelecimento de produtivas, afetivas e criativas relações intergeracionais. São direcionadas a esses profissionais, portanto, as considerações feitas a seguir.

Há um número crescente de diferentes especialistas que se envolvem com tais programas, mas são poucos os estudos sobre como atuam, como deveriam atuar e qual deve ser a formação específica para atuar na área. Juan Sáez[65] nos proporciona uma fecunda análise e uma excelente contribuição quanto ao perfil que se espera do profissional da intergeracionalidade. Com a profusão de PIs em vários países, profissionais de várias áreas e com diferentes formações têm se envolvido e atuado com base em modos diversos de compreender a natureza do trabalho intergeracional. Essa situação torna impres-

---

65 Juan Saéz, La profesionalización del trabajo intergeneracional, em: Mariano Sánchez (coord.), *op. cit.*, 2007a, p. 192-210.

cindível estudos mais aprofundados sobre o perfil adequado para essa função e sobre como preparar profissionais para essa nova área do conhecimento.

Em relação a como devem atuar, analisar e avaliar seu próprio trabalho, Sáez cita alguns estudos, entre eles o de Rosebrook e Larkin[66]; essas pesquisadoras partem do princípio de que esses profissionais devem conhecer as teorias relativas ao desenvolvimento humano[67]. A partir dessa premissa, estabelecem uma lista de habilidades desejáveis para o trabalho intergeracional: 1) identificar necessidades semelhantes e próprias de cada geração; 2) descobrir o modo de aprendizado de cada geração para planejar atividades interativas; 3) propor atividades físicas, sociais e cognitivas em seus programas; 4) reconhecer que todos necessitam de segurança, cuidados e inclusão; 5) buscar compreender de que maneira, em diferentes momentos da vida, lidamos com as nossas amizades e com os sentimentos de autoestima, autonomia e perda; 6) reconhecer os problemas mais comuns que podem acometer os idosos e os jovens, para que seja possível orientá-los e encaminhá-los a especialistas.

Conforme aponta Sáez, para a construção de um modo eficaz de comunicação entre gerações, Rosebrook e Larkin recomendam um conjunto de medidas vistas como necessárias para o desenvolvimento de uma boa convivência, a saber: 1) compreender as diferenças e capacidades de desenvolvimento de jovens e idosos em seus aspectos sociais, linguísticos, culturais, emocionais, espirituais e físicos; 2) criar um ambiente que minimize as barreiras ligadas a incapacidades físicas (cognitivas e emocionais, poderíamos acrescentar), assim como as culturais e de estilos de vida; 3) utilizar linguagem apropriada para estimular as interações entre os participantes; 4) atuar de modo empático e sensível.

A respeito da necessidade de colaboração entre pessoas e entidades parceiras nos PIs, Rosebrook e Larkin salientam os seguintes requisitos: 1) reconhecer e defender os benefícios do PI; 2) planejar o trabalho e gerir adequadamente os recursos necessários para a execução do programa; 3) organizar a formação das pessoas e das entidades envolvidas no trabalho intergeracional para lidar adequadamente com os

---

66 V. Rosebroock; E. Larkin, Introducing standards and guidelines: a rationale for defining the knowledge, skills and dispositions of intergenerational practice, *Journal of Intergenerational Relationships*, v. 1, n. 1, 2003, p. 133-44.

67 Por concordar com a necessidade de conhecer as teorias do desenvolvimento humano para a formação desse profissional, reservei um capítulo deste livro a esse assunto.

participantes, jovens e idosos, que apresentam algum tipo de "desvio de conduta"[68].

Outras qualificações apontadas por Rosebrook e Larkin são relativas à posse de conhecimentos nas áreas da psicologia, pedagogia, história e sociologia que possibilitam: 1) conhecer os fundamentos históricos, culturais e sociais dos PIs e seus modelos mais exitosos; e 2) reconhecer como as experiências culturais de cada geração moldam seu modo de perceber e agir sobre a realidade e como podem estimular a troca de pontos de vista.

Juan Sáez reconhece que todas essas características entendidas como desejáveis pelas autoras são de fato importantes e devem estar presentes no exercício profissional do especialista de intergeracionalidade. Porém, ele observa que Rosebrook e Larkin nada dizem sobre o que deve haver de específico no rol de qualificações desse profissional, ou seja, o que o diferencia realmente de outros trabalhadores sociais; diferenciação que é fundamental para se buscar alcançar os objetivos dos programas intergeracionais. Essa qualificação especial é a de trabalhar, de modo competente, as relações que vão se estabelecendo. Assim, Sáez observa que, de modo geral, todas as qualificações dos profissionais são relevantes, mas é preciso esclarecer que normalmente elas são centradas na análise do sujeito. Para os que se propõem a lidar com os PIs, é fundamental que se especializem na compreensão das relações entre os sujeitos.

Segundo Sáez, os profissionais das ciências humanas (psicólogos, sociólogos, educadores, gerontólogos, economistas etc.) possuem apenas parte dos conhecimentos relativos ao ciclo vital, que, aliás, não deve ser entendido como composto por fases estanques e fechadas (infância, adolescência, maturidade). Por isso, devem se aprofundar na conceituação da intergeracionalidade, a fim de evitar uma visão parcial, limitada e até mesmo equivocada da realidade das relações entre as gerações ao focarem sua atenção apenas nos sujeitos, e não propriamente em suas relações, como deveriam fazer. A esse propósito, Sáez explicita seus argumentos em relação às várias áreas das ciências humanas:

> **Essas disciplinas visam diagnosticar e explicar o ser de um indivíduo, de um sujeito, que atua e se move em um meio social repleto de estereótipos geracionais que classificam e**

---

68 As aspas são minhas. Os autores não definem o que entendem por "desvio de conduta", mas é importante que o profissional de PI não promova preconceitos e injustiças em seus julgamentos morais e éticos ao avaliar atitudes e comportamentos dos participantes do grupo intergeracional.

categorizam a vida por problemas, fases, idades ou qualquer outro critério. Esses profissionais têm determinado e sustentado uma visão estereotipada das questões sociais e uma padronização mecânica das respostas a eles, a tal ponto que a maioria de suas intervenções e práticas sociais está orquestrada por obstáculos, sendo planejada para resolver o problema do sujeito individual ou coletivo [...]. No entanto, acreditamos que o que deve distinguir o profissional intergeracional é sua atenção às relações e não aos sujeitos como indivíduos [...]. A verdadeira natureza do ser humano é o "com" e o "entre" que se materializa nas relações, e não no sujeito isolado, dividido e fragmentado por rótulos, problemas e idades e, portanto, fechado e confinado em si mesmos.[69]

Sáez lista uma série de recomendações e providências com base na análise da realidade dos PIs na Espanha e da atuação dos profissionais envolvidos – tarefa que também devemos fazer no Brasil. Essa lista prevê: 1) identificar, analisar e avaliar a presença e a atuação do profissional especializado na prática intergeracional, suas competências, estratégias e práticas no trabalho; 2) apoiar o desenvolvimento e o aprimoramento do campo intergeracional mediante identificação, caracterização, educação e treinamento desses profissionais da intergeração; e 3) identificar e propor um conjunto de competências e habilidades especificamente vinculadas às atividades profissionais do especialista intergeracional, para que os benefícios delas possam ser aprimorados. Concluindo suas considerações, Juan Sáez reconhece que, obviamente, o desenvolvimento dos PIs não depende apenas dos profissionais, mas também do Estado, das instituições públicas e privadas, das universidades e, eu complementaria, de uma ampla sensibilização da sociedade para a importância de tais iniciativas realizada com o apoio maciço dos meios de comunicação de massa.

Em minha experiência na coordenação do programa Sesc Gerações, pude acompanhar o trabalho intergeracional desenvolvido nas várias cidades em que o Sesc possui centros de atendimento ao público. A partir de minhas observações de atividades e de conversas com os profissionais e, também, com crianças, adolescentes, jovens adultos e pessoas idosas participantes, faço a seguir algumas ponderações sobre a forma, a meu ver, mais adequada de condução desse trabalho por parte do profissional que nele atua.

---

69 Juan Saéz, *op. cit.* (tradução minha).

A importância do manejo do processo grupal
Uma evidente característica do trabalho intergeracional é que ele é, por sua própria natureza, realizado junto a grupos de pessoas, pois seu objetivo é incentivar a relação entre elas. Por isso, somando-se às demais qualificações descritas, é fundamental que aqueles que se propõem a trabalhar diretamente com as gerações saibam como lidar com grupos de modo geral e, especificamente, com grupos intergeracionais. O domínio de técnicas de dinâmica grupal pode facilitar a integração dos participantes. Habilidades do profissional no trato com pessoas, como a empatia, são, é claro, muito bem-vindas. Mas, juntamente a todas essas qualificações, uma postura ética e de bom senso é essencial.

Outra questão a ser considerada é a respeito do tamanho do grupo quando a atividade é mais reflexiva do que recreativa. Quanto maior o grupo, mais reduzido o tempo de fala de cada um. De modo geral, grupos com mais de 15 pessoas tendem a inviabilizar uma interação mais produtiva e uma reflexão mais profunda. Se a atividade tiver um caráter mais eventual, festivo, comemorativo, recreativo, o tamanho do grupo poderá, é claro, ser maior, mas certamente não propiciará muitas e mais aprofundadas interações.

O profissional como facilitador de relações
O profissional da intergeracionalidade deve ser um incentivador e um facilitador de interações. Deve conduzir dinâmicas de grupo, sobretudo aquelas que, além de trazer novos conhecimentos e incentivar a reflexão, descontraem as pessoas, deixando-as mais espontâneas, confiantes e, por isso, autênticas. Deve-se evitar determinadas dinâmicas grupais que exponham em demasia os participantes. É importante lembrar que esses encontros não são psicoterapêuticos, sua finalidade não é a de discutir problemas pessoais, a menos que eles possam interferir na produção e nas relações entre os elementos do grupo. Merecem atenção especial eventuais manifestações preconceituosas em relação à idade de algum componente do grupo – ou porque é jovem ou porque é velho –, situação que enseja uma oportunidade para se discutir o etarismo.

A condução democrática do grupo
Nas reuniões de avaliação sobre o trabalho em execução ou já concluído e em todos os momentos de reflexão no grupo, o coordenador deve procurar distribuir democraticamente a palavra, sem privilegiar alguém por causa de sua idade ou por qualquer outro critério. Claro

está que há pessoas que gostam e até necessitam falar intensamente, expressando e debatendo ideias, sem necessariamente serem pessoas impositivas ou dominadoras. Da mesma forma, há pessoas que preferem escutar e falam pouco, não porque se sintam intimidadas ou oprimidas, mas somente porque são mais introspectivas e não sentem tanta necessidade de se colocar. O especialista intergeracional deve perceber essa variação de personalidades e saber distinguir todas essas possibilidades, respondendo adequadamente a elas. O importante é tentar instaurar um clima de confiança entre todos os participantes, incluindo, é claro, o próprio coordenador.

Como formular o convite para o programa intergeracional

Cuidados especiais da equipe técnica devem ser observados no momento em que as pessoas são convidadas a participar desses encontros. Quase sempre, nos programas que são constituídos por atividades culturais e de lazer, o principal interesse do participante está na natureza da atividade, isto é, na possibilidade de exercitar-se em práticas como teatro, música, fotografia, artes plásticas etc.

Embora possa haver um interesse prévio em conhecer e interagir com outras gerações, na maioria dos casos esse sentimento é despertado posteriormente, isto é, durante a convivência, na medida em que as relações vão se estabelecendo e se solidificando. Frequentemente, o que atrai o participante é seu interesse na atividade proposta. Por exemplo, participar de uma oficina de teatro porque sempre apreciou as artes cênicas. No entanto, nada impede que, no ato do convite, a pessoa seja informada de que se trata de uma atividade que reunirá pessoas de diferentes idades e que o objetivo é que, pelo convívio, todos possam se conhecer melhor. Assim, a motivação, ou ao menos a curiosidade, já poderá começar a se instalar no futuro participante. Não são recomendáveis longas explicações sobre a importância do fortalecimento das relações intergeracionais e orientações de como é possível alcançar esse objetivo; essas informações são apropriadas para quem deseja conhecer e atuar nesse campo como um profissional. Sabemos todos que as mudanças de atitude não ocorrem apenas por meio de conselhos e recomendações, mas sim pela nossa vivência de relações interpessoais, sobretudo quando somos desafiados a nos envolver com pessoas diferentes em algum aspecto; no nosso caso, a diferença da idade.

Despertando a consciência intergeracional
Ao longo dos encontros, aí sim, o especialista poderá, em momentos oportunos do processo grupal e durante as reuniões de avaliação, não somente abordar os resultados alcançados com o trabalho desenvolvido (seja na oficina que for), mas também estimular as percepções dos participantes sobre as relações com pessoas do grupo de outras gerações. Por exemplo: perguntar a um jovem como está sendo trabalhar com um idoso; se ele constatou alguma mudança na imagem que tinha de pessoas velhas, ou seja, se é diferente a maneira como as vê agora. Inversamente, o profissional pode direcionar perguntas aos idosos a respeito de suas impressões sobre a juventude. A partir dessas trocas de ideias e de sentimentos sobre as relações intergeracionais no grupo, o coordenador pode ampliar o debate para análises da família quanto à qualidade dos relacionamentos entre pais e filhos e entre avós e netos e, ainda, refletir sobre a condição das gerações nos demais espaços da sociedade atual.

PROGRAMAS INTERGERACIONAIS EXEMPLARES NO EXTERIOR

A seleção aqui apresentada é uma pequena amostra de alguns programas brasileiros e estrangeiros – alguns dos quais conheci pessoalmente – que atraíram minha atenção por sua qualidade, criatividade e relevância social ao propiciarem uma interessante experiência de vida a seus participantes. Sabemos que há programas sociais que persistem por longos anos, enquanto outros, por várias razões possíveis, têm vida curta.

Inicialmente veremos os programas estrangeiros. Há muitos, sobretudo na Europa e nos Estados Unidos, mas a citação de apenas alguns deles tem a intenção de mostrar a variedade de formas e de conteúdos dessas iniciativas.

Programa Magic Me – Inglaterra
Trata-se de um programa[70] baseado em atividades culturais, artísticas e de entretenimento promovidas por monitores com formação artística e dotados de habilidades para conectar pessoas. Situado em um bairro pobre de Londres, o programa reúne principalmente crianças muçulmanas de uma escola do bairro e idosos judeus de uma instituição nessa mesma localidade. Portanto, além da intergeracionalidade,

---
70 Cf. https://magicme.co.uk.

há um trabalho de aproximação étnica muito interessante e relevante – lembremo-nos dos conflitos que temos visto há décadas entre esses povos do Oriente Médio. O programa integra também em suas atividades idosos e crianças com déficits cognitivos, a quem essa integração traz muitos benefícios. Trata-se, enfim, de uma ação que promove entre seus participantes a aceitação e o acolhimento das diferenças pessoais.

Programa Convive – Espanha
Na Espanha, assim como, é claro, em outros países, idosos de idade avançada e/ou com saúde limitada e que moram sozinhos necessitam de companhia para mitigarem a solidão e de alguém que lhes ajude nas tarefas do dia a dia. Lá, há também jovens estrangeiros que ingressaram no país a fim de estudar nas universidades espanholas. Entre eles, há os que não possuem recursos suficientes para pagar por sua estadia e que, além desse fator econômico, apreciam morar na companhia de alguém. Dessa realidade surgiu o Projeto Convive[71], que, por meio de uma articulação entre prefeituras e universidades, tem aproximado essas duas gerações. Os estudantes passam a morar com os idosos, estabelecendo uma relação de ajuda mútua, de trocas de benefícios afetivos, financeiros e de experiências de vida. Assistentes sociais ligados ao governo realizam uma aproximação entre os candidatos à convivência, estudantes e idosos, com o objetivo de aumentar a chance de uma boa relação entre eles.

Programa Las Generaciones de Atarfe – Espanha
Na cidade de Atarfe, vizinha à Barcelona, essa experiência foi o resultado de uma parceria entre um centro infantil e um centro de saúde que atende idosos dependentes. O objetivo foi o de mostrar que pessoas idosas com déficits cognitivos podem efetivamente melhorar seu humor e seu desempenho intelectual se devidamente estimuladas por meio de atividades de psicomotricidade, estimulação cognitiva e jogos lúdicos junto aos pequenos. As interações com as crianças de 2 a 3 anos de idade permitiram a esses idosos uma expressiva diminuição da ansiedade, um aumento da capacidade de atenção e uma maior motivação para participarem das atividades sociais.

---

71 Cf. https://convive.org.es.

Programa Intergenerational Housing – Holanda
Na cidade de Deventer, Holanda, uma outra experiência obteve grande repercussão: uma instituição de longa permanência para idosos, a Humanitas[72], cedeu alojamentos para jovens estudantes lá morarem gratuitamente em troca de fazerem companhia aos idosos ali residentes. Os jovens conversam, passeiam e os ajudam em várias tarefas cotidianas. Os resultados têm sido muito positivos para ambas as gerações, e o clima de convivência é tão agradável que já houve fila de espera de idosos para obterem uma vaga e ali residirem.

Programa Assessores Sêniors – Chile
O governo chileno, através do Serviço Nacional do Adulto Maior (Senama) e do Fundo de Solidariedade e Investimento Social (Fosis), criou um programa intergeracional com um duplo objetivo: valorizar a contribuição social da população idosa e, ao mesmo tempo, beneficiar crianças pobres de várias localidades do país, por meio de aulas de reforço escolar fornecidas a elas pelos idosos do programa. Esses idosos passam por um processo de capacitação para que ministrem adequadamente aulas das várias disciplinas que compõem o currículo escolar. Nessa ação, além das tarefas escolares, há uma preciosa oportunidade para que os idosos transmitam sua experiência de vida a essas crianças. Como sabemos, esse investimento na educação de crianças de famílias pobres é, sem dúvida, a principal estratégia para a redução da desigualdade social em qualquer parte do mundo.

Programa Envelhecimento Ativo – Liverpool, Inglaterra
Esse programa foi desenvolvido pela South Liverpool Primary Care Trust[73], em um bairro pobre de Liverpool, Inglaterra, com baixos índices educacionais e altos índices de gravidez na adolescência, desemprego e crimes e, ainda, de idosos que não saíam de suas casas, temerosos de agressões por parte de jovens infratores. O programa promoveu, então, uma aproximação entre idosos e alunos de uma escola local, que, juntos, levantaram ideias concernentes a como satisfazer as necessidades de saúde, educação e serviços das várias gera-

---

72 Cristina Barbetta, The nursing home offering free housing to students, *Vita International* (*on-line*), 29 maio 2018.
73 Giles Barrett; Christine McGoldrick, Narratives of (in)active ageing in poor deprived areas of Liverpool, UK, *International Journal of Sociology and Social Policy*, v. 33, n. 5/6, jun. 2013, p. 347-66.

ções. Nesse processo, outros setores da comunidade foram envolvidos. Os resultados foram positivos no que diz respeito à inclusão social dos idosos e a uma postura mais amistosa e solidária dos jovens em relação a eles. Essa experiência nos mostra a relevância de ações institucionais voltadas à mediação e à superação de conflitos sociais por meio de um trabalho de aproximação entre jovens e idosos, fomentando o diálogo intergeracional.

PROGRAMAS INTERGERACIONAIS EXEMPLARES NO BRASIL

Destaco também alguns programas intergeracionais brasileiros dentre vários que se mostraram exitosos no alcance de seus objetivos. Levando-se em conta as dimensões de nosso país e a precariedade de uma rede de comunicação para divulgar esse tipo de ação, muitas iniciativas interessantes acabam se perdendo porque ficam no anonimato. Mas é possível citar algumas que pude acompanhar mais de perto, seja pessoalmente, *in loco*, seja por meio do relato de seus coordenadores em encontro de profissionais da área. A intenção é ressaltar, entre outros aspectos, também os temas trabalhados que podem ser envolventes e desafiadores para jovens e velhos, facilitando a interação intergeracional.

Programa Era Uma Vez, Atividades Intergeracionais

Promovido pelo Departamento Nacional do Sesc[74] em 1993, esse projeto teve por base a contação de histórias provenientes da literatura infantojuvenil. Nele, idosos foram convidados a desenvolver oficinas de leitura para crianças e adolescentes. A partir da interpretação dos textos, várias programações culturais e artísticas foram realizadas, como atividades de teatro e dança. Esse projeto foi reproduzido em várias unidades do Sesc, em diversas cidades brasileiras, e buscou atingir objetivos como: estimular nas crianças o gosto pela leitura; refletir com as crianças sobre os preconceitos da sociedade e da própria família em relação às pessoas idosas; dar oportunidade às crianças para conhecerem outros idosos não pertencentes a seu grupo familiar; e estimular as relações entre crianças e idosos.

---

74 Maria C. B. N. Carvalho Maia, *O diálogo intergeracional entre idosos e crianças: projeto "Era uma vez... atividades intergeracionais"*, dissertação (mestrado em Serviço Social) – PUC, Rio Janeiro, 2007.

Programa Sesc Gerações
No ano de 2003, o Departamento Regional do Sesc de São Paulo criou o programa intergeracional chamado Sesc Gerações, que tive a oportunidade de coordenar. Ele foi composto por atividades de lazer e cultura, aproximando jovens e idosos em oficinas de teatro, música, dança, artes plásticas, práticas corporais, meio ambiente, fotografia, vídeo etc. Várias dessas experiências geraram fortes conexões entre os participantes e produtivas conversas sobre a relação estabelecida entre eles. Em meio a uma profusão de projetos criativos do Programa Sesc Gerações, posso citar alguns. Um deles ocorreu na unidade Sesc Pompeia, na cidade de São Paulo: a oficina de vídeo com o tema "O amor na adolescência e na terceira idade". Dela resultou um documentário, feito pelos participantes, que propiciou uma proveitosa reflexão sobre afetividade e sexualidade nas diferentes fases da vida, de modo a desfazer preconceitos e estereótipos nessa área.

Outra interessante experiência do Sesc Gerações foi a "Oficina de Moda", que envolveu idosas e adolescentes. O programa contemplou atividades práticas de confecção de roupas e o desfile delas. Ocorreu também um produtivo debate sobre questões culturais e estéticas relacionadas à mudança da imagem corporal, que se transforma, tanto no período da puberdade quanto no processo de envelhecimento, devido a causas biológicas e, principalmente, por forte influência cultural. Essas conversas, além do fortalecimento de vínculos intergeracionais, possibilitaram também a consciência de uma identidade de gênero entre mulheres de diferentes idades.

Programa Ação Griô
Quero registrar também um premiado programa intergeracional chamado Ação Griô, elaborado com base nos valores da cultura popular e inspirado na ação dos mestres griôs, anciãos da transmissão oral dentro das tradições africanas. Esse programa ocorreu em uma comunidade pobre da cidade mineira de São Sebastião das Águas Claras, região metropolitana de Belo Horizonte. Uma organização não governamental, o Instituto Kairós[75], reuniu engenheiros, arquitetos e gente simples da comunidade para planejarem e construírem as instalações do centro comunitário. Menciono esse fato porque considero essa forma de iniciar o trabalho social como fundamental para o seu êxito, visto que, por essa medida, os jovens e os velhos da comunidade sentiram-se motivados a se apropriar fortemente do programa. Nele,

---

75 Cf. http://www.institutokairos.org.br.

os idosos foram estimulados a repassar aos jovens seus conhecimentos sobre histórias e estórias[76] do povoado, ervas medicinais, artesanato, cantos e brincadeiras. Com base nos depoimentos comoventes de idosos e de crianças que pude ouvir, foi possível perceber o quanto a boa convivência com outras gerações desenvolve a consciência da importância do repasse de conhecimentos de uma geração para outra, tanto por parte das crianças quanto dos idosos. Declarações que pude testemunhar, dadas por crianças sobre o programa, revelaram um grau de consciência surpreendente. Elas disseram esperar que esse projeto não acabasse, porque, da mesma forma como elas recebiam ensinamentos dos idosos, também repassariam esses conhecimentos para seus filhos e netos e assim por diante.

Programa Sacudindo a Memória

Promovido pela Pontifícia Universidade Católica (PUC) de Minas Gerais, esse projeto[77], coordenado pela professora Katia Saraiva, teve como objetivo a aproximação entre jovens universitários e idosos, a partir da ação destes no resgate das memórias da cidade mineira de Poços de Caldas. Nesse repasse de lembranças autobiográficas do que vivenciaram em sua cidade, os idosos, além de estimularem o interesse pelos relatos históricos, também realizaram uma ação que os valorizou como agentes de preservação da memória cultural, demonstrando o expressivo potencial de protagonismo das pessoas idosas em prol do desenvolvimento cultural de suas comunidades. Por meio de oficinas, exposições e vídeos em redes sociais, esse projeto alcançou significativa repercussão na comunidade de Poços de Caldas.

Programa Centro de Convivência Intergeracional – CCInter

Trata-se de um programa promovido pela Prefeitura Municipal de São Paulo e realizado por intermédio da Secretaria de Assistência e Desenvolvimento Social[78]. Os centros onde ocorrem as atividades intergeracionais localizam-se em bairros periféricos da capital paulista e atendem principalmente as populações pobres, carentes

---

76 Mesmo que a palavra "história" geralmente seja utilizada tanto para acontecimentos reais quanto para fictícios, o termo "estória" tende a se referir a fábulas, contos, enfim, a eventos ficcionais.
77 Cf. https://portaldoenvelhecimento.com.br/sacudindo-a-memoria.
78 Saiba mais em: www.prefeitura.sp.gov.br/cidade/secretarias/assistencia_social/rede_socioassistencial/familia/index.php?p=334141.

e vulneráveis que vivem nesses territórios. O objetivo dessa ação é prevenir a presença e o agravamento das vulnerabilidades e dos riscos aos quais essas pessoas podem estar expostas. Para alcançar essa meta, o desenvolvimento de habilidades e de conhecimentos e o fortalecimento de vínculos familiares e sociais são trabalhados em atividades sociais e culturais oferecidas a crianças, adolescentes e idosos como meio de integração das gerações. Nesse processo, a sensação de pertencimento comunitário e o exercício da cidadania são objetivos fundamentais a serem atingidos.

Esses são alguns programas brasileiros e estrangeiros que selecionei dos inúmeros que tive a oportunidade de conhecer. Certamente há muitos outros, dentro e fora do Brasil, que também merecem destaque por diferentes razões, quais sejam, a criatividade na escolha do tema, a abordagem metodológica, a qualidade da avaliação de resultados e, principalmente, a relevância para a comunidade.

Infelizmente, na medida em que não temos em nosso país uma política pública suficientemente estruturada que facilite a intercomunicação dessas experiências em nível federal e mesmo regional, muitos projetos nessa área ficam no anonimato. Outro problema é a falta de incentivo para o registro e a publicação dos programas intergeracionais, por parte das próprias instituições promotoras. Em dois eventos no Sesc de São Paulo em que participei da produção, foi possível conhecer um expressivo número de experiências interessantes: o Congresso Internacional Coeducação de Gerações no ano de 2003 e o Seminário Encontro de Gerações, em 2010. Eventos como esses são fundamentais para dar visibilidade a essas iniciativas. Por isso, é muito importante que entidades públicas e privadas promovam oportunidades desse tipo com mais frequência.

A propósito, em Barcelona tive a oportunidade de conhecer um extenso catálogo de projetos intergeracionais coletado pela fundação espanhola "la Caixa" [79], constituído a partir de um edital de concurso, com o objetivo de divulgar as inúmeras experiências desenvolvidas em toda a Espanha e premiar as melhores iniciativas intergeracionais. Nesse documento, encontram-se descritos 633 projetos, que estão distribuídos pelas seguintes áreas e na seguinte proporção: cultura e educação, comunicação, civismo e formação – 61%; vida cotidiana, saúde, atenção pessoal, alimentação, moda, meio ambiente, urbanismo e habitação – 20%; lazer, esporte e turismo – 15%; e aprendizagem profissional e iniciação ao mundo do trabalho – 4%. Interessante

---

79 Cf. https://fundacionlacaixa.org/es/programas-sociales.

observar que, sobre os projetos categorizados como de cultura e educação, o documento esclarece que eles incentivam a recuperação dos costumes populares e tradicionais e as atividades conjuntas entre estudantes e pessoas idosas. Quem sabe se um dia não teremos no Brasil um levantamento tão minucioso e abrangente como esse realizado na Espanha?

CENTROS INTERGERACIONAIS (CIS): UMA AVANÇADA MODALIDADE DE PI

Os programas intergeracionais geralmente são implantados em instituições abertas ao público em geral, como centros culturais ou centros comunitários de lazer. Seus méritos e sua importância são evidentes, mas nem sempre esses equipamentos são dotados de suficiente acessibilidade, sendo que vários são de difícil acesso para pessoas com dificuldades de locomoção. Tais condições podem tornar inviável o encontro de crianças com idosos dependentes. Faltam, enfim, instalações devidamente equipadas, transporte adequado e pessoal especializado, sobretudo na área da saúde.

Por outro lado, o deslocamento de crianças e adolescentes às ILPIs nem sempre é possível, o que torna o convívio mais rarefeito e eventual. Nesse sentido, os centros intergeracionais oferecem, de forma continuada e simultânea, serviços a pessoas de distintas idades; na maioria dos casos, crianças e idosos. Isso porque esses centros podem conter, em um mesmo complexo de edifícios, creches, escola de ensino básico, núcleo de adolescentes, grupo de convivência de idosos, Centro Dia para os idosos com limitações físicas e psíquicas não tão severas e, ainda, contar com instituições de longa permanência para os muito velhos ou com um grau maior de dependência. Um modelo comum de centro intergeracional nos Estados Unidos é o de unidade de permanência diurna para idosos dependentes (principalmente enfermos de Alzheimer e outras demências) que acolhe sob o mesmo teto uma escola de educação infantil.

Os CIs têm se mostrado um empreendimento vantajoso para as famílias, já que muitos pais de crianças e filhos de idosos, ou seja, os familiares cuidadores, permanecem boa parte do dia no trabalho, fora, portanto, do espaço familiar. Sabemos que, muitas vezes, na família nuclear, não há outros cuidadores no ambiente doméstico, pois há pais que não confiam em estranhos para essa tarefa, ou, ainda, porque essa mão de obra é cara.

Em sociedades em desenvolvimento, embora as famílias tendam a ser maiores, muitos idosos de cidades pequenas acabam isolados em suas casas porque os jovens partem em busca de oportunidades de estudo e trabalho em cidades maiores.

Os CIs são capazes de atender simultaneamente indivíduos de várias gerações, além de suas famílias e a própria comunidade.

A maior permanência das gerações nos CIs do que nos PIs permite que elas vejam com mais naturalidade a presença de pessoas de outras idades.

A proatividade dos familiares e da comunidade é muito importante para o sucesso e a sustentabilidade do CI, pois este não depende apenas dos velhos e das crianças ou dos jovens que se juntam nesses locais, mas também dos demais membros da comunidade em que esses centros estão instalados. Portanto, podemos ter uma rede de suporte desses centros, incluindo pais e cuidadores familiares, quadro técnico do programa, representantes de outros serviços comunitários, clientes que acessam esses centros compartilhados e membros da comunidade interagindo com os centros intergeracionais.

Como exemplo de um centro intergeracional, destaco o reconhecido e premiado Centro de Aprendizagem Intergeracional (ILC, na sigla em inglês), localizado em Providence Mount St. Vincent, Seattle, Estados Unidos, que reúne uma creche e uma ILPI em um mesmo conjunto de edificações. As crianças e os idosos residentes participam de atividades de música, dança, contação de histórias etc. Os pequenos têm a oportunidade de se familiarizar com pessoas de idade avançada, várias delas já apresentando deficiências cognitivas. Assim, as crianças, desde tenra idade, vivenciam um processo de educação para o envelhecimento, com sua natureza de potencialidades e limitações – seria muito bom se esse processo de educação prosseguisse ao longo de outras etapas da formação escolar. Por outro lado, nessa convivência, os idosos encantam-se com as crianças, interagem com elas, obtendo uma evidente melhora em seu humor, saindo do imobilismo, da apatia e do silêncio tão comuns em instituições destinadas a idosos dependentes.

Sem a pretensão de realizar um levantamento dos melhores programas intergeracionais no Brasil e no exterior, até porque, para isso, seria necessário escrever um livro inteiro, tencionei apenas mencionar algumas experiências que conheci direta ou indiretamente, a fim de mostrar as várias possibilidades de forma e conteúdo de tais ações. Seja na área da cultura e das artes, seja nos campos da educação ou social, o fato é que elaborar um programa intergeracional poderá se constituir num interessante desafio de criatividade para o profissional que a essa tarefa se dispuser.

6
O futuro das relações intergeracionais

Após as reflexões sobre as características de cada geração e sobre os relacionamentos intergeracionais na sociedade contemporânea, torna-se clara a existência de certo distanciamento entre jovens e velhos no presente momento histórico, em decorrência de um empobrecimento da vida comunitária. Obviamente, não se quer dizer que, em outras épocas, esse relacionamento foi sempre harmonioso; é claro que não: os conflitos entre gerações sempre existiram. Eles não decorrem apenas de fatores conjunturais, mas de causas estruturais mais amplas e – de acordo com as teorizações principalmente da psicologia e da psicanálise – de determinadas condições subjetivas próprias do ser humano. Os jovens reivindicam mudanças de valores e de estilos de vida, sobretudo em momentos de crise social, insatisfeitos com o que os adultos fizeram ou deixaram de fazer, seja no âmbito familiar, seja num contexto social mais amplo.

Assim, evidencia-se a necessidade de se promover mais diálogo entre os diversos grupos etários por meio de políticas públicas e de ações sociais, como os programas intergeracionais que aqui foram descritos e analisados. Com base nos conhecimentos que temos acumulado sobre a questão geracional e sua relevância, cabe refletir também sobre os vários cenários possíveis dessa relação para os próximos anos e décadas, lembrando que o ritmo cada vez mais rápido das mudanças sociais não nos permite pensar sobre esse assunto em prazos muito longos. Escolhas políticas e ideológicas e de padrões de consumo e estilos de vida, além de transformações na família quanto aos índices de casamento, divórcio e natalidade, entre outros tantos fatores sociais e econômicos, determinarão o *modus vivendi* da humanidade que, por sua vez, certamente impactará as relações entre as diferentes idades.

Com o propósito de refletir sobre o futuro das relações intergeracionais e sobre o que poderá prevalecer nelas – cooperação ou conflito –, são tecidas a seguir algumas considerações acerca dos desafios de certos acontecimentos da contemporaneidade que têm chamado nossa atenção e que potencialmente têm o poder de gerar novas configurações no relacionamento entre jovens e velhos. Cenários possíveis, alguns otimistas, outros nem um pouco, que poderão responder pelo futuro das próximas gerações.

DISTRIBUIÇÃO DE RECURSOS PÚBLICOS ENTRE AS GERAÇÕES FUTURAS

Obviamente, a qualidade das políticas públicas depende, entre outras condições, do financiamento de seus projetos. Em relação às políticas geracionais voltadas para crianças, adolescentes e idosos, como serão distribuídos esses recursos pelo Estado brasileiro e, também, pelos governos de outras nações? Quais gerações demandarão a maior parte das verbas para programas sociais em áreas como saúde, educação, trabalho, moradia, segurança, transporte público, alimentação etc.? Quais gerações serão as mais aquinhoadas? Logicamente, deverão ser as mais necessitadas; mas serão mesmo as mais carentes as contempladas? E quais serão? É razoável pensar que as gerações mais vulneráveis são e serão as do início e do fim do ciclo vital? De um lado, crianças e adolescentes e, de outro, os idosos?

Atualmente, qual dessas gerações tem sido mais contemplada? Para Ana Maria Goldani[80], embora haja muita carência de recursos públicos para as pessoas idosas em nosso país, sobretudo para aquelas mais vulneráveis em termos econômicos e de saúde, os mais velhos têm sido mais beneficiados por verbas públicas do que os jovens, o que também é apontado por Barros e Carvalho[81]. Goldani lembra que alguns especialistas nessa área consideram a possibilidade de haver no futuro conflitos de gerações na disputa por recursos governamentais. Mas, talvez, o impacto desses conflitos possa vir a ser atenuado pelos esquemas solidários presentes no seio das famílias. Por meio deles, como vimos, os velhos ajudam os jovens ou são ajudados por estes, a depender do poder aquisitivo e das condições de saúde dessas gerações.

Victor Marshall[82] esclarece que os estudos e debates relativos à repartição de fundos entre as gerações no Canadá foram fortemente

---

80 Ana Maria Goldani, Relações intergeracionais e reconstrução do estado de bem-estar. Por que se deve repensar essa relação para o Brasil?, em: Ana Amélia Camarano (org.), *Muito além dos 60: os novos idosos brasileiros*, Rio de Janeiro: Ipea, 2004, p. 211-50.
81 R. P. de Barros; M. Carvalho, *Desafios para a política social brasileira (on-line)*, Rio de Janeiro: Ipea, 2003 (texto para discussão, 985).
82 Victor W. Marshall, *The Generations: contributions, conflict, equity, prepared for Division of Aging and Seniors (on-line)*, Ottawa: Health Canada, 1997.

influenciados pelas discussões sobre o mesmo tema nos Estados Unidos, país em que os idosos recebem uma parcela desproporcional dos recursos sociais, em detrimento dos jovens. Tais críticas têm sido contundentes, falando em "guerra de gerações", e até mesmo ácidas, quando são feitas em uma linguagem depreciativa, referindo-se aos idosos como "velhos gananciosos". Por outro lado, há os que defendem os idosos, destacando os benefícios que a geração mais velha presta aos mais jovens sob a forma de transferências financeiras voluntárias para a educação e a assistência à saúde de seus descendentes, filhos e netos, e, também, para instituições que cuidam de crianças e adolescentes sem família e, portanto, indivíduos em algum grau de vulnerabilidade.

Nos Estados Unidos, segundo Marshall, nessa disputa por recursos, a chamada geração X queixa-se de que a geração *baby boomer* não teria contribuído o equivalente ao que tem recebido pela previdência social norte-americana, enquanto eles, da geração X, além de contribuírem proporcionalmente mais para o sistema, ainda preveem que receberão menos no momento da aposentadoria. Aqui no Brasil, temos ouvido queixas desse tipo, principalmente por parte dos membros da geração Y, e sobretudo após as recentes mudanças nas regras da Previdência Social no Brasil, que os farão trabalhar mais anos e com a perspectiva de receber menores proventos do que os aposentados de gerações anteriores.

Sabemos que os principais defensores de que sejam alocados menos recursos para políticas sociais são os adeptos de uma política liberal na economia, que sustentam a ideia de que, durante seu período ativo, cada trabalhador pague por sua previdência privada. Se, por um lado, é uma atitude sensata poupar dinheiro para a velhice, por outro, constatamos que muitos trabalhadores não têm condições para isso. Por seu turno, a proposta do chamado Estado de bem-estar social tende a ser mais generosa na dotação de verbas públicas ao sistema de aposentadoria e possui um caráter solidário, de modo que, no processo de sucessão das gerações, quem está ativo paga aos que já se aposentaram. Traduzindo: "hoje eu banco a aposentadoria dos velhos e, amanhã, os jovens bancarão a minha". Assim funciona o INSS em nosso país. Todavia, com o aumento da longevidade somada ao desemprego, tanto no Brasil quanto em outras partes do mundo, essa conta passou a não fechar: a desproporção entre ativos e aposentados está crescendo, fato que pode prenunciar nuvens pesadas no horizonte da relação entre eles.

A repartição de bens entre as gerações, ou entre quaisquer outros entes, depende de uma contabilidade de valores. Sem dúvida, é preciso saber com a máxima precisão possível não somente o total a ser investido, mas também o que cada geração precisa, para que tenhamos alguma previsibilidade para os próximos anos. Para tanto, são necessários recenseamentos populacionais periódicos que possibilitem a obtenção de um quadro confiável da realidade social no momento presente, e, a partir dele, realizar as dotações para cada setor. Recentemente, o Governo Federal tentou adiar o recenseamento e cortar em inacreditáveis 90% o orçamento destinado ao Instituto Brasileiro de Geografia e Estatística (IBGE) para o recenseamento da população brasileira, normalmente realizado a cada dez anos. Felizmente, o Poder Judiciário decidiu-se pela obrigatoriedade da realização desse importante levantamento, com os aportes necessários. Com providências como essa, indicam os especialistas, evita-se um "voo às cegas" ou, dito de outra forma, um "apagão" de dados socioeconômicos vitais para o estabelecimento de políticas públicas com justiça social. O resultado de se tentar fazer programas sociais com dados antigos, e que, portanto, não refletem mais a situação do país, é que certamente a distribuição de recursos será imprecisa, e os mais vulneráveis poderão ser, como costumam ser, os mais penalizados.

Para além das necessárias tecnicalidades contábeis na execução de cálculos para a alocação de recursos, é imprescindível refletirmos sobre o compromisso que temos em relação às futuras gerações. John Rawls[83], trabalhando com a noção de justiça geracional, argumenta que cada geração deve pensar sobre si mesma tanto na condição de pai quanto na condição de filho, a fim de calcular quanto deve receber das gerações anteriores e quanto precisa deixar de legado para as gerações sucessoras. Cálculo que implica, é claro, em avaliar as circunstâncias sociais do ponto de vista da fartura ou da escassez de recursos, tanto os disponíveis no presente quanto os previstos para o futuro. Em outras palavras, deve-se pensar numa reciprocidade geracional, o que não significa necessariamente uma repartição de recursos em partes iguais. Tal como uma economia familiar, também a sociedade poderia se comportar de modo que a geração em melhor situação financiasse a outra ou as outras que estivessem em condição desfavorável. Para isso, uma séria reflexão sobre a solidariedade intergeracional ganha total relevância.

Como foi dito anteriormente, esse debate tem como pano de fundo a definição do tipo de Estado que escolhemos: um mais propenso a uma economia liberal ou um que busca bancar mais fortemente programas sociais. Igualmente, nos bastidores dessa discussão, estão em jogo os interesses das várias classes sociais. Marshall menciona uma matéria publicada no *The Economist*, de 11 de janeiro de 1997, que diz: "Não é uma questão de velhos contra jovens, mas de

---

[83] John Rawls *apud* Victor W. Marshall, *op. cit.*

ricos contra pobres". A propósito dessa questão, relembro o pensamento precioso da saudosa professora Ecléa Bosi ao se referir à situação de muitos velhos marginalizados. Ela disse que "a noção que temos da velhice decorre mais da luta de classes que do conflito de gerações. É preciso mudar a vida, recriar tudo, refazer as relações humanas doentes"[84]. A conferir, enfim, como se dará nas próximas décadas essa distribuição de recursos e como serão recebidas tais repartições pelas gerações contempladas.

SOLIDARIEDADE INTERGERACIONAL E AMIZADE ENTRE GERAÇÕES: OS OBJETIVOS MAIORES PARA O FUTURO DA HUMANIDADE

Em vários momentos deste trabalho, foi ressaltada a importância da solidariedade entre gerações. Solidariedade traduz um sentimento que se intensifica à medida que o vínculo afetivo com o outro torna-se mais sólido. Com efeito, pensando num cenário futuro favorável, podemos apostar na amizade intergeracional como o antídoto insubstituível para o distanciamento afetivo que examinamos até aqui. Talvez a amizade possa ser considerada a forma mais elevada das relações humanas. Ela pressupõe franqueza, confiança, autenticidade, coragem, generosidade, dedicação, solidariedade, cuidados, entre outras virtudes. Por isso, podemos dizer que o objetivo máximo das ações que visam aproximar as gerações é a formação de laços afetivos, ou seja, a formação de amizades. O clima de confiança propiciado pela amizade permite, sem dúvida, uma efetiva troca de conhecimentos e de experiências de vida entre todas as gerações, que resulta em um enriquecimento recíproco.

Vimos no início deste livro que, desde tempos antigos até os dias de hoje, a importância da boa relação entre gerações é enfatizada, tanto para as pessoas diretamente nela envolvidas quanto para a sociedade de modo geral. Mas como se desenvolverá esse relacionamento? Qual o futuro das relações intergeracionais? Quanto ao empoderamento dos idosos, se ele se confirmar nos próximos anos, qual será sua influência sobre as relações intergeracionais?

No capítulo "O convívio das gerações na família", discorremos sobre a atualidade do fenômeno da "avosidade". O século XXI poderá

---

84 Ecléa Bosi, *Memória e sociedade – lembranças de velhos*, São Paulo: T. A. Queiroz Editor, 1979, p. 36.

ser, na opinião de Attias-Donfut e Segalen[85], o "século dos avós", atores sociais que vêm ganhando um crescente protagonismo. Segundo as autoras, países do Ocidente e do Oriente têm vivido um envelhecimento cada vez mais prolongado. De acordo com projeções estatísticas, 46,3% da população europeia terá 50 anos ou mais em 2045. Embora tal situação seja provável nas próximas décadas, chegar a tais índices demográficos dependerá de alguns fatores, como a idade das parturientes, assim como do número de nascimentos e da natureza dos vínculos familiares. Seja como for, sobretudo nas classes médias, já é notável o crescente empoderamento alcançado pelos idosos. No seio da família, observamos a importância da relação geralmente solidária entre avós e netos, que, conforme analisamos anteriormente, na maior parte das vezes é menos conflituosa do que a relação entre pais e filhos, em decorrência dos papéis assumidos.

A questão da solidariedade entre gerações foi colocada pela União Europeia em 1993, elegendo esse ano como o Ano Europeu dos Idosos e da Solidariedade entre as Gerações para incentivar políticas de bem--estar em prol das pessoas mais velhas. O apelo ao desenvolvimento de relações solidárias tem se dado no contexto, por um lado, de conflito entre gerações na disputa por recursos públicos e, por outro, de transformações das estruturas familiares decorrentes das mudanças globais na economia e nos valores sociais. Além da questão econômica, há uma inquestionável e fundamental dimensão ética envolvida na atitude solidária entre gerações, que não deve ser esquecida. A solidariedade entre gerações, portanto, é essencial para o estabelecimento e o fortalecimento da coesão social; esta, por sua vez, é dificultada por dois fatores principais: a pobreza e a diversidade étnica, que podem criar obstáculos às comunicações entre pessoas e grupos sociais, como nos adverte o especialista na área da intergeracionalidade Alan Hatton-Yeo[86].

Nesse sentido, se o fator pobreza pesa nas relações pessoais, podemos ampliar a reflexão sobre os vários fatores que dificultam a solidariedade intergeracional e considerar que, mais do que a pobreza em si mesma, são as desigualdades sociais que contribuem decisivamente para a desintegração do tecido social, prejudicando todas as relações interpessoais. Desigualdades existentes no acesso à saúde, à educação, à cultura, aos mínimos recursos financeiros, somadas a uma ampla

---

85 Claudine Attias-Donfut; Martine Segalen, *Le siècle des grands-parents: une génération phare, ici et ailleurs*, Paris: Éditions Autrement, 2001, p. 10.
86 Alan Hatton-Yeo, Programas intergeneracionales, solidaridad intergeneracional y cohesión social, em: Mariano Sánchez (coord.), *op. cit.*, 2007a, p. 123-40.

gama de discriminações e preconceitos contra minorias, aliás, nem sempre minoritárias em termos populacionais.

É importante pontuar, concordando com Hannah Arendt, que a solidariedade, os sentimentos de fraternidade e o espírito compassivo são mais intensos, mais visíveis e mais autênticos entre os oprimidos, os explorados, aqueles que de alguma forma são discriminados, sofrendo diferentes tipos de preconceitos[87]. Por meio do noticiário, testemunhamos com frequência cenas de ajuda solidária entre os despossuídos, repartindo o pouco que têm, em diversas modalidades de crises e catástrofes humanitárias.

A CRISE GLOBAL DE REFUGIADOS

Nos anos recentes, temos acompanhado, em várias partes do mundo, a maior crise de refugiados desde a Segunda Guerra Mundial. Famílias com crianças e velhos fugindo da guerra, da fome e da violência em países como Síria, Afeganistão (recentemente reconquistado pelos violentos Talibãs), Ucrânia e Palestina, além de várias nações africanas. Lembremos ainda a saga de famílias tentando escapar das quadrilhas de traficantes e de milicianos da América Central e se refugiar nos Estados Unidos.

Como será o futuro das crianças sobreviventes dessas tragédias humanitárias? Como elas serão quando atingirem (se atingirem) a idade adulta em um país estrangeiro, se, é claro, conseguirem nele chegar e se fixar? Sem dúvida, o processo de desenraizamento cultural dessas famílias prosseguirá causando sofrimento e exigindo grande esforço de adaptação a essa nova realidade.

APROXIMAR AS GERAÇÕES EM RESPEITO À DIVERSIDADE SOCIAL

Consideramos que a iniciativa de aproximar gerações deve ser entendida como um componente a mais no conjunto de esforços que visa trabalhar em prol do respeito às diferenças entre as pessoas, como, por exemplo, as diferenças de gênero, de identidade sexual, de etnia, de crença religiosa, entre outras que tornam a espécie humana dotada de uma natureza tão diversa e complexamente rica. Essa riqueza deve ser exaltada, em vez de vilipendiada. A diversidade deve ser valorizada e firmemente defendida na fauna, na flora e na sociedade humana.

---

[87] Hannah Arendt, *Homens em tempos sombrios*, São Paulo: Companhia das Letras, 2008, p. 19-25.

Portanto, percebemos as ações intergeracionais como parte das iniciativas que visam a reflexão e a intervenção frente às questões suscitadas pelas diferenças entre as pessoas, buscando uma aproximação entre estas, na perspectiva de dissolução dos preconceitos, estranhamentos e hostilidades e rumo à construção de relações solidárias, fator basilar para uma sociedade mais justa. Refletindo sobre os temas da diferença, da desigualdade e do preconceito etário, concluímos que geralmente somos intolerantes com as diferenças entre as pessoas, desde as pequenas e irrelevantes, como o penteado que usam ou seu jeito de andar, até as importantes, como suas crenças e valores ou, no caso aqui discutido, sua idade, tomando por base, inclusive, a aparência física provocada pelo envelhecimento. E muitos de nós somos assustadoramente tolerantes com as desigualdades entre os seres humanos, como quando, ao testemunharmos pessoas revirando lixo para se alimentar – em uma sociedade de consumo desenfreado e de consequente desperdício como a nossa –, consideramos "natural" tal absurdo, dizendo que sempre foi assim e que assim sempre será. Deveríamos agir de modo inverso, sem dúvida, e concluir que uma sociedade boa para todas as idades é aquela que não permite que as diferenças (inclusive as de idade) se transformem em desigualdades.

Quando se trabalha com o objetivo da aproximação entre pessoas caracterizadas por diferenças, sejam elas quais forem, o primeiro passo é buscar que se familiarizem. Durante esse percurso, as diferenças paulatinamente vão sendo conhecidas e, na melhor das hipóteses, compreendidas e aceitas. Podemos ver, como grau máximo de uma sintonia entre os seres humanos, a nossa admiração pelo outro por ele possuir algo que nos falta, e daí desejar sua aproximação para que se realize essa complementação e enriquecimento de nossa subjetividade. Para que essa meta possa ser alcançada, é preciso que a relação seja igualitária, sem dominação, portanto. A esse respeito, Ecléa Bosi pondera que: "Quando duas culturas se defrontam, não como predador e presa, mas como diferentes formas de existir, uma é para a outra como uma revelação"[88]. Isso vale para povos, isso vale para pessoas.

O IMPACTO DO AUMENTO DA LONGEVIDADE NO FUTURO DA HUMANIDADE

Quando deixamos nossa imaginação vagar a respeito do futuro das relações intergeracionais, amparados pelas conquistas presentes e

---

88 Ecléa Bosi, *O tempo vivo da memória: ensaios de psicologia social*, São Paulo: Ateliê Editorial, 2003, p. 175.

futuras da ciência e da tecnologia, criamos vários cenários em nossa mente. Em um futuro distante, a humanidade poderá ser obrigada a buscar a sobrevivência da espécie em um planeta longínquo, situado em outro ponto da galáxia, num outro sistema solar, ou seja, em um planeta que orbite outra estrela da qual dependa, assim como a nossa Terra depende do Sol. Pelo fato de essas distâncias serem muito grandes, serão necessárias naves espaciais transportando tripulações multigeracionais, já que apenas uma geração não viverá o suficiente para cobrir tais distâncias, em viagens que poderão durar séculos, com escalas em vários planetas e satélites. Michio Kaku[89], um midiático astrônomo norte-americano que habitualmente participa de programas de divulgação científica na TV, em um deles, ao comentar essa possibilidade de viagens interestelares, mostrou-se pessimista quanto à possibilidade de as várias gerações das famílias desses astronautas colonizadores se relacionarem bem. A seu ver, os conflitos interpessoais serão um obstáculo para essas viagens de centenas de anos de duração. Mas será mesmo que os humanos não aprenderão a viver em paz com seus pares de geração, assim como com seus ascendentes e descendentes, nem na Terra nem em outros mundos?

Já que estamos divagando a respeito das futuras relações entre jovens e velhos, podemos também nos perguntar como ficarão essas relações num mundo com pessoas cada vez mais velhas. Harari[90] alerta-nos para as consequências em nossas vidas cotidianas do prolongamento de nossas existências, graças às conquistas do que ele chama de "revolução da biotecnologia", envolvendo a programação genética do ser humano e intervenções sobre nossos corpos. Talvez a medicina se reduza principalmente à genética e à ortopedia, esta última servindo para "reparar ossos quebrados". Com a longevidade cada vez maior, como será ser um pai ou um avô de 150 anos com descendentes de zero a 120 anos de idade? Relações conjugais poderão durar mais de um século? E no mundo do trabalho, como será a relação de um chefe centenário com um jovem estagiário na empresa? Enfim, a longevidade extrema[91] já é uma realidade: recentemente uma notícia de jornal dava conta de que uma idosa tailandesa acabara de falecer aos 124 anos! Sim, ela nasceu em 11 de setembro de 1897 e respirou, portanto,

---

89 Discovery Science, *Sci Fi Science: Physics of the Impossible* (série, 2 temporadas, 24 episódios), 2009.
90 Yuval Noah Harari, *Homo Deus*, São Paulo: Companhia das Letras, 2016, p. 30-8.
91 Extrema, obviamente para o momento em que escrevo. A longevidade, ao que parece, tende a aumentar cada vez mais.

a atmosfera de três séculos[92]! Divagando de um modo ainda mais atrevido e, também, nos reportando às provocações de Harari: como pensar as relações entre gerações num momento futuro, ainda distante, em que a humanidade alcançar a imortalidade ou, precisando melhor, a quase mortalidade, isto é, a amortalidade[93]?

A CRISE CLIMÁTICA GLOBAL E O PAPEL DA JUVENTUDE

As mudanças climáticas constituem outro fator a ser ponderado quando se pensa no futuro das relações intergeracionais. A partir da Revolução Industrial no século XIX, a emissão de gases tóxicos vem causando um preocupante aumento da poluição atmosférica, provocando o chamado efeito estufa e o consequente aquecimento do planeta. Em decorrência do desmatamento de florestas e do uso demasiado e sem controle de combustíveis fósseis, como carvão e petróleo, tem havido um acúmulo preocupante de dióxido de carbono, de metano e de outros poluentes. Igualmente acelerado pela destinação errônea de resíduos poluentes a rios e oceanos, comprometendo as reservas de água potável, esse processo de degradação do meio ambiente coloca em risco não apenas a sobrevivência humana, mas também a da fauna e da flora.

Desde a Conferência de Estocolmo, em 1972, e a Eco-92 (ou Rio-92, como também é conhecida), as conferências sobre o meio ambiente têm reunido lideranças mundiais em sucessivas tentativas de acordo visando conciliar desenvolvimento econômico e a sustentabilidade ambiental. Mas, como temos acompanhado, as negociações avançam pouco; os governos resistem a mudar sua matriz energética para fontes renováveis, pressionados que são pela indústria poluidora. Participando desses grandes eventos, organizações não governamentais na defesa das populações mais vulneráveis tentam pressionar os principais países poluidores, como a China e os Estados Unidos.

Mas outros atores sociais vêm se juntando às vozes dos que lutam por um planeta saudável. Esse novo protagonismo está sendo liderado por uma garota sueca, Greta Thunberg, que aos 16 anos de idade passou a protestar solitariamente em frente ao Parlamento sueco, e

---

92 UOL, *Filipina apontada como última sobrevivente do século 19 morre aos 124 anos (on-line)*, 24 nov. 2021.

93 "Amortalidade", termo usado por Harari, refere-se a uma condição humana na qual a possibilidade de falecimento, dada a evolução da ciência, ficaria restrita a uma grande destruição física causada por um acidente grave, suicídio ou por meio de alguma outra forma de forte violência infringida ao corpo.

paulatinamente foi chamando a atenção de todo o mundo. Graças a seu incansável ativismo ambiental, Greta tem recebido muitas homenagens e premiações, entre as quais o título de personalidade do ano pela revista norte-americana *Time*. Sob sua liderança, em pouco tempo, adolescentes de várias partes do mundo passaram a se mobilizar, realizando grandes manifestações em favor da preservação do meio ambiente e de um futuro saudável para eles, para seus filhos e netos, enfim, para as gerações do futuro. Que os adultos os ouçam enquanto ainda é tempo! Ao refletirmos sobre a questão ambiental, podemos nos interrogar: teremos ou não um recrudescimento do conflito de gerações? Talvez, não. Lembremos que entre os mais velhos, mesmo entre os mais conservadores, vamos encontrar muitos que se preocupam com o esgotamento de recursos naturais, seja porque já viveram suas infâncias em um mundo mais respirável, seja porque pensam no futuro de seus filhos e netos.

POR UMA EDUCAÇÃO LIBERTADORA PARA AS NOVAS GERAÇÕES

Nesta obra, numa primeira parte conceitual, buscou-se mostrar o que já se pensou e o que se pensa atualmente sobre as gerações e suas relações recíprocas tanto na sociedade quanto na família, a partir dos pontos de vista de filósofos, historiadores, cientistas sociais, psicólogos, pedagogos, entre outros especialistas. Diante da constatação de que as relações interpessoais poderiam ser melhores do que são na atualidade, discorreu-se, na segunda parte, sobre políticas e programas que possam facilitar o diálogo e a cooperação entre as gerações.

Percebemos que há um longo caminho a ser percorrido em tais políticas; e elas, sozinhas, certamente não serão suficientes para alterar de modo significativo o presente quadro social. As políticas intergeracionais devem se somar a tantas outras políticas sociais e econômicas que buscam tornar a sociedade menos desigual em relação aos mais fundamentais direitos humanos.

Boa parte do enorme progresso científico e tecnológico que temos presenciado, e que tem provocado mudanças radicais de comportamento, vem sendo desenvolvido por grandes e poderosas corporações, como as do Vale do Silício, região da Califórnia, nos Estados Unidos, que abriga empresas gigantes como Google, Meta, X, Apple, Amazon, Microsoft, Netflix, entre outras.

Com a vertiginosa expansão das redes digitais, essas organizações têm adquirido um poder impressionante, um controle cada vez maior sobre nossas vidas, por meio, principalmente, do perfil que é construído com base no que consumimos. Elas nos conhecem mais profundamente do que os políticos que escolhemos para nos governar. Além de nossos dados pessoais, as grandes corporações monitoram nossos hábitos, preferências e valores. Em que pesem os inegáveis benefícios propiciados pela velocidade e a amplitude de acesso[94] aos conteúdos de boa qualidade de que dispomos na internet, em geral os interesses que estão em jogo daqueles que controlam a informação são principalmente comerciais, seguindo as leis do mercado e a lógica do grande capital.

Diante desse impactante fenômeno, perguntamo-nos: como, então, ao menos reduzir os efeitos desse condicionamento imposto a todos nós por parte dessas gigantescas organizações? Primeiro, alertando as novas gerações do poder dessas corporações multinacionais, e essa é uma tarefa também da escola. Depois (para falar do tema que aqui nos ocupamos), educando as novas gerações para o diálogo. Vimos anteriormente como é oportuna a ideia de se estabelecer como política pública a implantação no sistema educacional, desde a pré-escola até a universidade, de conteúdos relativos à importância do diálogo e da solidariedade entre gerações. Entre esses conteúdos, tem destaque a transmissão de uma imagem realista e positiva da velhice e do processo de envelhecimento. O respeito não meramente cerimonioso, mas sim carinhoso pelos velhos, pode e deve ser cultivado entre as crianças desde seus primeiros anos de vida. Além da família, a escola tem um papel decisivo nesse sentido.

Com esse mesmo objetivo, ainda na esfera da educação, temos os programas intergeracionais que aqui foram descritos: programas com os mais variados formatos, mas sempre objetivando o diálogo e a coeducação intergeracional, na aposta de que uma geração tem muito a ensinar à outra. Uma modalidade de programa intergeracional que entendemos apresentar uma considerável potência para impulsionar a educação de crianças e jovens é aquela em que, fora do espaço escolar, um adulto reforça o aprendizado que lhes é ministrado na escola. Nesse sentido, retomemos a experiência chilena de monitoria realizada por idosos apresentada no capítulo anterior. Ali, eles, devidamente capacitados para tal tarefa, fazem um relevante trabalho de reforço escolar endereçado a alunos pobres. Em um tipo de experiência como essa, além da melhoria do aproveitamento dos alunos nas

---

94 Refiro-me a um maior acesso à informação quando a comparamos a um passado sem a TV via satélite e a disseminação da internet. Todavia, é preciso reconhecer que há, ainda, milhões de pessoas, por razões econômicas e/ou políticas, desprovidas dessa tecnologia, os chamados analfabetos digitais.

matérias, contamos com a riqueza de conhecimentos e sentimentos positivos que poderão emergir dessa relação entre idosos e crianças; e se estas, como no caso desse programa, forem carentes, sua relevância torna-se ainda maior. Tais iniciativas combatem o chamado etarismo ou idadismo, ou seja, o preconceito dirigido contra às pessoas idosas.

Quanto ao papel educativo e ao compromisso dos adultos em relação à juventude, principalmente por parte dos mais velhos, lembro-me de uma entrevista, que pude presenciar, concedida por Cora Coralina durante um encontro nacional de idosos, realizado pelo Sesc no ano de 1982. A poeta, ao responder à pergunta sobre como era ter a idade que tinha, disse: "Eu tenho dentro de mim todas as idades, da criança, da moça e da velha". Coincidentemente, outra celebridade, o centenário filósofo Edgar Morin, expressou-se de modo semelhante ao dizer: "Que idade eu tenho? Eu tenho em mim todas as idades!"[95]. Ao que parece, da sabedoria dos velhos faz parte a consciência das experiências vividas e das lições aprendidas a cada etapa da existência.

Considerei anteriormente, ao falar de condições favoráveis à integração das gerações, sobre a iniciativa que as pessoas idosas podem e devem tomar no processo de aproximação aos jovens. Entre outras razões, talvez porque os velhos, por terem passado por todas as idades da vida e sentido o que significa ser criança, adolescente e jovem adulto, tenham mais condições de compreender o que se passa na subjetividade do ser humano em cada etapa da existência. Assim sendo, talvez saibam ou aprendam a abordar cada geração de uma maneira mais adequada. Acompanhando atividades intergeracionais, tive a oportunidade de observar que essa atitude proativa dos adultos faz muita diferença para o êxito do programa.

Mas os programas intergeracionais podem ir além da boa integração entre os participantes, beneficiando familiares e mesmo toda a comunidade. Pinazo e outros autores[96], ao descreverem a evolução dos PIs, mostram que os primeiros programas buscavam aproximar as gerações por meio de atividades que favorecessem a interação entre elas. Num segundo momento, eles foram modelados para a prestação mútua de serviços. Um terceiro tipo de programa tem atuado em prol do desenvolvimento da comunidade, na procura de soluções para os problemas sociais de sua população. Nessa perspectiva, a modalidade de mento-

---

95 Extraído de uma entrevista realizada por Ives Mamoum. Cf. *Retraite et societé*, n. 34, out. 2001, p. 166-7, em: Mariano Sánchez; Juan Sáenz, *op. cit.*
96 Sacramento Pinazo *et al.*, La mejora de la convivencia escolar desde la intergeneracionalidad. La mentorización como recurso (on-line), *Informació Psicològica*, València: Collegi Oficial de Psicòlegs de la Comunitat Valenciana, jan.--abr. 2009, n. 95, p. 27-45.

ria escolar por parte de pessoas idosas junto aos jovens, enfatizo uma vez mais, tem se demonstrado uma eficiente intervenção no enfrentamento de vários problemas que afetam a juventude, como o uso de drogas e álcool, a gravidez precoce e o fracasso e a violência escolares.

Neste livro, procurei mostrar como os programas intergeracionais têm evoluído quanto à forma e ao conteúdo dentro de diferentes metodologias de trabalho. Mas o que acontecerá com eles no futuro? Em certa ocasião, perguntado sobre minha opinião quanto ao futuro dos programas intergeracionais, externei meu desejo de que um dia eles deixem de existir por já não serem necessários, como, de fato, não o eram no passado, quando havia uma vida comunitária mais vibrante. Por enquanto e certamente por muito tempo, tais ações têm desempenhado e prosseguirão desempenhando um notável papel na melhoria das relações sociais, sobretudo se tiverem a abrangência que somente é possível mediante o estabelecimento de políticas públicas bem planejadas e administradas. Ficamos, pois, na dependência de governantes sensíveis e competentes para essa empreitada; mas não de braços cruzados, na medida em que cada um de nós, em um exercício de cidadania, deve fazer sua parte.

Palavras finais

Na introdução e ao longo deste trabalho, vimos que, com a globalização, as informações sobre acontecimentos nas várias áreas do cotidiano chegam a todos nós em tempo real (ou quase real). Nesse processo, visões de mundo, costumes, valores, atitudes e comportamentos em parte vão se padronizando, mas não totalmente, porque a globalização promove também a coexistência de diferentes culturas que buscam uma afirmação de sua identidade e até um fortalecimento de suas tradições. Nesse encontro, há a possibilidade da emergência de conflitos, fato que não é necessariamente um problema. Pode até ser uma solução. Como foi dito, do conflito podem emergir novas e alvissareiras perspectivas. A propósito, lembro a motivadora frase de Simone Weil, relatada por Ecléa Bosi: "É preciso que diferenças não diminuam a amizade e que a amizade não diminua as diferenças"[97]. Todavia, ainda não estamos preparados para uma convivência com o diferente. Não fomos educados para lidar com a diversidade de um modo dialógico, inteligente, criativo, empático e democrático. Devemos caminhar nessa direção.

O fato é que todos dependemos de todos para dignificarmos a existência humana. A consciência da ideia da interdependência entre todos os seres, da qual há milênios o budismo fala, parece-me vital para requalificarmos as relações sociais e, entre elas, as relações entre as diferentes gerações. Aceitar as diferenças de pensamentos entre as gerações é a tarefa imperiosa dos mais velhos e significa saber "passar o bastão" nessa corrida de revezamento que é a sucessão das gerações através da História.

Nesse sentido, a respeito da importância dessa "corrida de revezamento", que uso como metáfora para ilustrar o desenvolvimento do chamado processo civilizatório, registro aqui a sábia reflexão do grande educador e libertário Anísio Teixeira:

> A vida social é um complexo de crenças, costumes, instituições, ideias, linguagem, lenta e laboriosamente adquiridos e

---

97 Ecléa Bosi, *Simone Weil, a razão dos vencidos*, São Paulo: Brasiliense, 1983, p. 14.

solicitamente transmitidas das mãos dos mais velhos para as dos mais novos. Sem essa permanente transmissão de valores entre a geração adulta e a geração infantil, os grupos sociais depressa retornariam às mais absolutas condições de primitivismo.[98]

Ainda sobre o papel da sucessão das gerações na construção e preservação do mundo, ao encerrar esta obra, transcrevo as palavras de Hannah Arendt, recheadas de profunda sabedoria:

> [...] o mundo comum é aquilo que adentramos ao nascer e que deixamos para trás quando morremos. Transcende a duração de nossa vida tanto no passado quanto no futuro: preexistia à nossa chegada e sobreviverá à nossa breve permanência. É isto o que temos em comum não só com aqueles que vivem conosco, mas também com aqueles que aqui estiveram antes e aqueles que virão depois de nós. Mas esse mundo comum só pode sobreviver ao advento e à partida das gerações na medida em que tem uma presença pública. É o caráter público da esfera pública que é capaz de absorver e dar brilho através dos séculos a tudo o que os homens venham a preservar da ruína natural do tempo.[99]

---

98 Robert B. Westbrook; Anísio Teixeira, *op. cit.*
99 Hannah Arendt, *A condição humana*, 10. ed., Rio de Janeiro: Forense Universitária, 2003, p. 65.

Referências

ABER, S.; ATTIAS-DONFUT, C. *The Myth of generational conflict: the family and state in ageing societies*. Nova York: Routledge, 2000.

ABRAMS, P. *Historical Sociology*. Nova York: Cornell University Press, 1982.

ADAY, R. H.; CAMPBELL, M. Changes in nursing students' attitudes and work preferences after a Gerontology curriculum. *Educational Gerontology*, v. 21, n. 3, 1995, p. 247-60.

AINSWHORTH, M. *Patterns of attachment: a psychological study of the strange situation*. Nova York: Psychology Press/Taylor & Francis Group, 2015.

ALCÂNTARA, A. O. *Da velhice da praça à velhice da roça: revisitando mitos e certezas sobre velhos e famílias na cidade e no rural*. Tese (doutorado em Antropologia Social) – Unicamp, Campinas, 2010.

ALONSO, F. R. B. *Envelhecimento e vulnerabilidade: a inserção do idoso na família e o sentido dos fluxos intergeracionais na geração de capital social*. Tese (doutorado em Demografia) – Unicamp, Campinas, 2011.

ALVES, A. M. Fronteiras da relação: gênero, geração e a construção de relações afetivas e sexuais. *Revista Latinoamericana Sexualidad, Salud y Sociedad*, n. 3, 2009, p. 10-32. Disponível em: https://www.e-publicacoes.uerj.br/SexualidadSaludySociedad/article/view/111. Acesso em: 12 jun. 2024.

ARENDT, H. *A condição humana*. 10. ed. Rio de Janeiro: Forense Universitária, 2003.

ARENDT, H. *Homens em tempos sombrios*. São Paulo: Companhia das Letras, 2008.

ARIÈS, P. *A história da morte no Ocidente: da Idade Média aos nossos dias*. Rio de Janeiro: Ediouro, 2003.

ARIÈS, P. Generaciones. *Enciclopedia Einaudi*, v. 4. Turim: Einaudi, 1989. p. 557-63.

ARIÈS, P. *História social da criança e da família*. Rio de Janeiro: Zahar, 1981.

ARISTÓTELES. *Ética a Nicômaco*. 2. ed., v. 8. Bauru, SP: Edipro, 2007.

ATTIAS-DONFUT, C. *Générations et ages de la vie*. Paris: PUF, 1991.

ATTIAS-DONFUT, C.; SEGALEN, M. *Le siècle des grands-parents: une génération phare, ici et ailleurs*. Paris: Éditions Autrement, 2001.

ATTIAS-DONFUT. C. *Sociologie des générations*. Paris: PUF, 1988.

BALTES, P. Theoretical propositions of life-span developmental psychology: on the dynamics between growth and decline. *Developmental Psychology*, v. 23, n. 5, 1987, p. 611-26. Disponível em: http://library.mpib-berlin.mpg.de/ft/pb/PB_Theoretical_1987.pdf. Acesso em: 12 jun. 2024.

BARBETTA, C. The nursing home offering free housing to students. *Vita International*, 29 maio 2018. Disponível em: http://www.vitainternational.media/en/interview/2018/05/29/the-nursing-home-offering-free-housing-to-students/41. Acesso em: 12 jun. 2024.

BARRETT, G.; McGOLDRICK, C. Narratives of (in)active ageing in poor deprived areas of Liverpool, UK. *International Journal of Sociology and Social Policy*, v. 33, n. 5/6, jun. 2013, p. 347-66.

BARROS, M. L. de (org.). *Família e gerações*. Rio de Janeiro: FGV, 2006.

BARROS, M. L. de. *Autoridade e afeto: avós, filhos e netos na família brasileira*. Rio de Janeiro: Zahar, 1987.

BARROS, R. P. de; CARVALHO, M. *Desafios para a política social brasileira*. Rio de Janeiro: Ipea, 2003. Disponível em: http://repositorio.ipea.gov.br/

bitstream/11058/2945/1/TD_985.pdf. Acesso em: 12 jun. 2024.

BAUMAN, Z. *Cartas do mundo líquido moderno*. Rio de Janeiro: Zahar, 2011.

BAUMAN, Z. Desde las Ciencias Sociales. Em: Jorge Larrosa. *Entre nosotros: sobre la convivencia entre generaciones*. Barcelona: Fundació Viure i Conviure de Caixa Catalunya, 2017, p. 100-27. Disponível em: http://envejecimiento.csic.es/documentos/documentos/viure-entrenosotros-01.pdf. Acesso em: 12 jun. 2024.

BAUMAN, Z. *Modernidade líquida*. Rio de Janeiro: Zahar, 2000.

BEAUVOIR, S. de. *A velhice*. Rio de Janeiro: Nova Fronteira, 1990.

BERNARD, M. Research, Policy, Practice and Theory: Interrelated Dimensions of a Developing Field. *Journal of Intergenerational Relationships*, v. 4, n. 1, 2006, p. 5-21.

BERNARDES, J. *Family studies: an introduction*. Londres: Routledge, 1997.

BOURDIEU, P. *Questões de sociologia*. Lisboa: Fim de Século, 2004.

BOSI, E. *Memória e sociedade – lembranças de velhos*. São Paulo: Queiroz Editor, 1979.

BOSI, E. *O tempo vivo da memória: ensaios de Psicologia Social*. São Paulo: Atelier Editorial, 2003.

BOSI, E. *Simone Weil, a razão dos vencidos*. São Paulo: Brasiliense, 1983.

BOWLBY, J. *Attachment*. Harmondsworth: Penguin Books, 1971.

BOWLBY, J. *La pérdida afectiva: tristeza y depresión*. Buenos Aires: Paidós, 1983.

BRASIL. Lei n. 10.741, de 1º de outubro de 2003. Dispõe sobre o Estatuto da Pessoa Idosa e dá outras providências. Brasília, DF: Casa Civil, 2003.

CABALLERO, M.; BAIGORRI, A. Globalizing the theory of generations: the case of Spain. *Time and Society*, n. 28, v. 1, 2019, p. 333-57.

CAMPEDELLI, M. C. *et al*. Grupo de cuidadores de idosos: uma experiência multiprofissional. *Revista Âmbito Hospitalar*, n. 46, 1993.

CARLETO, D. G. S. *Relações intergeracionais de idosos mediadas pelas tecnologias de informação e comunicação*. Dissertação (mestrado em Ciências) – USP, São Paulo, 2013.

CASTELLANOS, E. G. Conceptos generacionales de Petersen aplicados a la generación del 98. *Humanitas*, Monterrey: Universidad de Nuevo León, n. 20, 1979.

CHAMBERLIN, J. Little-known caregivers. *American Psychological Association*, v. 41, n. 9, out. 2010.

CIAMPA, A. C. *A estória do Severino e a história da Severina: um ensaio de psicologia social*. São Paulo: Brasiliense, 1987.

CÍCERO, M. T. *Discussões tusculanas*. v. 4, Uberlândia, MG: Edufu, 2014. Disponível em: https://books.scielo.org/id/72kk4/pdf/cicero-9786558240280.pdf. Acesso em: 12 jun. 2024.

CÍCERO, M. T. *Saber envelhecer e a amizade*. Porto Alegre: L&PM, 1997.

CÔRTE, B.; FERRIGNO, J. C. Programas intergeracionais: estímulo à integração do idoso às demais gerações. Em: Elizabete Viana de Freitas; Ligia Py (orgs.). *Tratado de geriatria e gerontologia*. 4. ed. Rio de Janeiro: Guanabara Koogan, 2016, p. 1526-34.

CUMMING, E.; HENRY, W. E. *Growing Old*. Nova York: Basic Books, 1961.

DALBEM, J. X.; DELL'AGLIOL, D. D. Teoria do apego: bases conceituais e desenvolvimento dos modelos internos de funcionamento. *Arquivos Brasileiros de Psicologia*, v. 57, n. 1, 2005, p. 12-24. Disponível em: http://pepsic.bvsalud.org/scielo.php?script=sci_arttext&pid=S1809-52672005000100003&lng=pt&nrm=iso. Acesso em: 12 jun. 2024.

DELEUZE, G. Los intelectuales y el poder. Em: Michel Foucault, *Microfísica del poder*. Madri: La Piqueta, 1979. p. 77-86.

DEWEY, J. *A escola e a sociedade: a criança e o currículo*. Lisboa: Relógio D'Água Editores, 2002.

DISCOVERY SCIENCE. *Sci Fi Science: Physics of the Impossible* (série, 2 temporadas, 24 episódios), 2009.

DOMINGUES, J. M. Gerações, modernidade e subjetividade coletiva. *Tempo Social: Revista de Sociologia da USP*, São Paulo, v. 14, n. 1, maio 2002, p. 67-89. Disponível em: http://www.scielo.br/pdf/ts/v14n1/v14n01a04.pdf. Acesso em: 12 jun. 2024.

DONATI, P. Familias y generaciones. *Desacatos: Revista de Ciencias Sociales*, n. 2, 2014, p. 27-49. Disponível em: https://desacatos.ciesas.edu.mx/index.php/Desacatos/article/view/1259/1107. Acesso em: 12 jun. 2024.

DOVER, K. J. *A homossexualidade na Grécia antiga*. São Paulo: Nova Alexandria, 1994.

EDMUNDS, J.; TURNER, B. Global generations: social change in the twentieth century. *The British Journal of Sociology*, v. 56, n. 4, 2005, p. 561.

EISENSTADT, S. N. *De geração a geração*. São Paulo: Perspectiva, 1976.

ERIKSON, E. *Infância e sociedade*. 2. ed. Rio de Janeiro: Zahar, 1976.

ERIKSON, E. *O ciclo de vida completo* (versão ampliada com novos capítulos sobre o nono estágio do desenvolvimento, por Joan M. Erikson). Porto Alegre: Artmed, 1998.

FALCÃO, D. N. *As relações intergeracionais nas famílias contemporâneas: a evolução do pensamento da Escola de Pais do Brasil*. Dissertação (mestrado em Família na Sociedade Contemporânea) – UCSal, Salvador, 2012.

FEIXA, C.; LECARDI, C. O conceito de geração nas teorias sobre juventude. *Revista Sociedade e Estado*, v. 25, n. 2, maio-ago. 2010. Disponível em: https://www.scielo.br/j/se/a/QLxWgzvYgW4bKzK3YWmbGjj/?lang=pt. Acesso em: 12 jun. 2024.

FERRIGNO, J. C. A relação entre o jovem e o idoso fragilizado: um raro e sugestivo encontro de gerações. Em: Matheus Papaléo Netto; Fábio Takashi Kitadai (org.), *A quarta idade: o desafio da longevidade*. São Paulo: Atheneu, 2015, p. 187-95.

FERRIGNO, J. C. *Conflito e cooperação entre gerações*. São Paulo: Edições Sesc São Paulo, 2013.

FERRIGNO, J. C. et al. *Velhices: reflexões contemporâneas*. São Paulo: Sesc/PUC-SP, 2006.

FORQUIN, J-C. Relações entre gerações e processos educativos: transmissões e transformações. Em: *Congresso Internacional Coeducação de Gerações*. São Paulo: Sesc São Paulo, out. 2003.

FOUCAULT, M. *História da sexualidade: o uso dos prazeres*. v. 2. Rio de Janeiro: Edições Graal, 1984.

FOX, S.; GILES, H. Accommodating intergenerational contact: A critique and theoretical model. *Journal of Aging Studies*, v. 7, n. 4, 1993, p. 423-51.

FRABLE, D. E. S. Gender, Racial, Ethnic, Sexual and Class Identities. *Annual Review of Psychology*, v. 48, p. 139-62.

FREEMAN, K. J. *Schools of hellas: an essay on the practice and theory of ancient greek education from 600 to 300 BC*. Londres: Macmillan and Co., 1907.

FREINET, C. *Para uma escola do povo: guia prático para a organização material, técnica e pedagógica da escola popular*. Lisboa: Editorial Presença, 1969.

FREUD, S. *El malestar en la cultura*. Em: Sigmund Freud, *Obras completas*. t. 3. Madri: Editorial Biblioteca Nueva, 1930.

GIDDENS, A. *As consequências da modernidade*. São Paulo: Unesp, 1991.

GILLARD, J. The 2,500-Year-Old History of Adults Blaming the Younger Generation, *History Hustle*, abr. 2018.

Disponível em: https://historyhustle.com/2500-years-of-people-complaining-about-the-younger-generation. Acesso em: 12 jun. 2024.

GOETHE, J. W. von. *Memórias: poesia e verdade*. São Paulo: Hucitec, 1986.

GOLDANI, A. M. Relações intergeracionais e reconstrução do estado de bem-estar. Por que se deve repensar essa relação para o Brasil?, em: Ana Amélia Camarano (org.), *Muito além dos 60: os novos idosos brasileiros*. Rio de Janeiro: Ipea, 2004. p. 211-50.

GOLDFARB, D.; LOPES, R. Avosidade: a família e a transmissão psíquica entre gerações. Em: Elizabete Viana de Freitas; Lígia Py (org.), *Tratado de geriatria e gerontologia*. 2. ed. Rio de Janeiro: Guanabara Koogan, 2006. p. 1374-82.

GOLEMAN, D. *Inteligência emocional: a teoria revolucionária que define o que é ser inteligente*. Rio de Janeiro: Objetiva, 2007.

GRUBB, V. *Conflito de gerações: desafios e estratégias para gerenciar quatro gerações no ambiente de trabalho*. Rio de Janeiro: Autêntica Business, 2018.

HALL, S. *A identidade cultural na pós-modernidade*. Rio de Janeiro: DP&A, 2011.

HARARI, Y. N. *Homo Deus*. São Paulo: Companhia das Letras, 2016.

HBO. *The Alzheimer's Project* (série, 1 temporada, 5 episódios), 2009.

HERÓDOTO. *História: o relato clássico da guerra entre gregos e persas*. Rio de Janeiro: Prestígio, 2001.

IRIARTE, A. Semblanzas de semi-ciudadanías griegas: sobre críos, ancianos y féminas. Em: Ana Iriarte; Luísa de Nazaré Ferreira (coord.), *Idades e género: na literatura e na arte da Grécia antiga*. Coimbra: Imprensa da Universidade de Coimbra; São Paulo: Annablume, 2015. p. 9-30.

IVIC, I. *Lev Semionovitch Vigotski*. Recife: Fundação Joaquim Nabuco/Massangana, 2010.

JAEGER, H. Generations in history: reflections on a controversial concept. *History and Theory*, v. 24, n. 3, out. 1985, p. 273-292. Disponível em: https://marcuse.faculty.history.ucsb.edu/classes/201/articles/85JaegerGenInHistHISTTHEOCrOCR.pdf. Acesso em: 12 jun. 2024.

JARROT, S. E. Where have we been and where are we going? Content analysis of evaluation research of intergenerational programs. *Journal of Intergenerational Relationships*, v. 9, 2011, p. 37-52.

JONES, G. The Cohort in Time and Space: Conceptual Issues and Practical Considerations. *Bulletin de Méthologie Sociologique*, n. 30, mar. 1991, p. 44-54.

KAËS, R. Os dispositivos psicanalíticos e as incidências das gerações. Em: Albert Eigher, *A transmissão do psiquismo entre gerações: enfoque em terapia familiar psicanalítica*. São Paulo: Unimarco, 1998. p. 5-19.

KÜBLER-ROSS, E. *Sobre a morte e o morrer*. São Paulo: Martins Fontes, 1981.

LORENZ, O. *Die Geschichtswissenschaft in Hauptrichtungen und Aufgaben kritisch erörtert*. Berlim: W. Hertz, 1886.

LÜSCHER, K. et al. *Generationes: International Network for the Study of Intergenerational Issues*. Konstanz: Universität Konstanz, 2016. Disponível em: http://www.generationen-compendium.de/downloads/Kompendium_12sprachig_05-04-2017.pdf. Acesso em: 12 jun. 2024.

LYRA, P. *Sincretismo: a poesia da geração 60 – introdução e antologia*. Rio de Janeiro: Topbooks, 1995.

MAcNEIL, R. Attitudes towards the aged and identified employment preferences of therapeutics recreations students. *Educational Gerontology*, v. 17, n. 6, 1991, p. 543-58.

MAFFESOLI, M. Tribalismo e hospitalidade. Fundação Viver e Conviver, *I Conferência Internacional sobre a Convivência das Gerações*, Barcelona, jun. 2017.

p. 129-36. Disponível em: http://envejecimiento.csic.es/documentos/documentos/viure-entrenosotros-01.pdf. Acesso em: 12 jun. 2024.

MAIA, M. C. B. N. C. *O diálogo intergeracional entre idosos e crianças: projeto "Era uma vez... atividades intergeracionais".* Dissertação (mestrado em Serviço Social) – PUC, Rio de Janeiro, 2007.

MALINOWISKI, B. *Sexo e repressão na sociedade selvagem.* Rio de Janeiro: Vozes, 1973.

MANNHEIM, K. O problema sociológico das gerações. Em: Marialice Foracchi (org.), *Karl Mannheim: sociologia.* São Paulo: Ática, 1982. p. 67-95.

MARÍAS, J. *El método histórico de las generaciones.* 4. ed. Madri: Revista de Occidente, 1967.

MARSHALL, V. W. *The Generations: contributions, conflict, equity, prepared for Division of Aging and Seniors.* Ottawa: Health Canada, 1997. Disponível em: https://www.researchgate.net/publication/256296691_The_Generations_Contributions_Conflict_Equity. Acesso em: 12 jun. 2024.

McCRACKEN, A. *et al.* Comparison of nursing students' attitudes toward the elderly in Norway and the United States. *Educational Gerontology,* v. 21, n. 2, 1995, p. 167-80.

MEAD, M. *Culture and commitment: a study of the generation gap.* Londres: Panter Books Limited, 1972.

MEDIAVILLA, D. Espécie humana pode ter triunfado graças às avós, defendem pesquisadores de Harvard. *O Globo,* 20 dez 2021. Disponível em: https://oglobo.globo.com/saude/especie-humana-pode-ter-triunfado-gracas-as-avos-defendem-pesquisadores-de-harvard-25326606. Acesso em: 12 jun. 2024.

MEIER, M.; GARCIA, S. *Mediação da aprendizagem: contribuições de Feuerstein e de Vigotski.* Curitiba: Edição do Autor, 2007.

MINEO, L. Good genes are nice, but joy is better. *The Harvard Gazette,* 11 abr. 2017. Disponível em: https://news.harvard.edu/gazette/story/2017/04/over-nearly-80-years-harvard-study-has-been-showing-how-to-live-a-healthy-and-happy-life. Acesso em: 12 jun. 2024.

MOISÉS, M. *Dicionário de termos literários.* 12. ed. São Paulo: Cultrix, 2004.

MONTAIGNE, M. de. *Ensaios: da amizade e outros textos.* Porto Alegre, RS: L&PM, 2017.

MOTTA, A. B. da. A atualidade do conceito de geração. *Revista Sociedade e Estado,* v. 25, n. 2, maio-ago. 2010. Disponível em: https://doi.org/10.1590/S0102-69922010000200005. Acesso em: 12 jun. 2024.

MOTTA, A. B. da. As dimensões de gênero e classe social na análise do envelhecimento. *Cadernos Pagu,* v. 13, 1999, p. 191-221.

NERI, A. L. O legado de Paul B. Baltes à Psicologia do desenvolvimento e do envelhecimento. *Temas em Psicologia,* Ribeirão Preto, v. 14, n. 1, jun. 2006, p. 17-34. Disponível em: http://pepsic.bvsalud.org/scielo.php?script=sci_arttext&pid=S1413-389X2006000100005&lng=pt&nrm=iso. Acesso em: 12 jun. 2024.

NEWMAN, S. *et al. Intergenerational programs: past, present, future.* Washington D.C.: Taylor & Francis, 1997.

NEWMAN, S.; KARIP, E.; FAUX, R. Everyday memory function of older adults; the impact of intergenerational school volunteer programs. *Educational Gerontology,* v. 21, 1995, p. 569-80.

OLIVEIRA, P. S. de. *Vidas compartilhadas: cultura e relações intergeracionais na vida cotidiana.* São Paulo: Cortez, 2011.

ORGANIZAÇÃO DAS NAÇÕES UNIDAS. Declaración Política y Plan de Acción

Internacional de Madrid sobre el Envejecimiento. *Segunda Asamblea Mundial sobre el Envejecimiento*, Madri, de 8 a 12 abr. 2002. ONU: Nova York, 2002. Disponível em: https://social.un.org/ageing-working-group/documents/mipaa-sp.pdf. Acesso em: 12 jun. 2024.

ORGANIZAÇÃO DAS NAÇÕES UNIDAS. *Report of the World Assembly on Aging*, Viena, 26 jul.-6 ago. 1982. ONU: Nova York, 1982. Disponível em: https://www.un.org/esa/socdev/ageing/documents/Resources/VIPEE-English.pdf. Acesso em: 12 jun. 2024.

ORGANIZAÇÃO MUNDIAL DA SAÚDE. *Guia global: cidade amiga do idoso*. Genebra: OMS, 2008.

ORTEGA Y GASSET, J. *El tema de nuestro tiempo*. 12. ed. Madri: Revista de Occidente, 1956.

ORTEGA Y GASSET, J. *Em torno a Galileu: esquema das crises*. Petrópolis, RJ: Vozes, 1989.

PEREIRA, L. G. C. *"Contra Timarco", de Ésquines: tradução e estudo introdutório*. Dissertação (mestrado em Letras) – FFLCH-USP, São Paulo, 2016.

PEREIRA, L.; TAVARES, M. Uma trama entre gênero e geração: mulheres idosas e a violência doméstica na contemporaneidade. *Revista Feminismos*, v. 6, n. 3, set.-dez. 2018, p. 41-52. Disponível em: https://periodicos.ufba.br/index.php/feminismos/article/view/33679/19465. Acesso em: 12 jun. 2024.

PESSANHA, J. A. M. Sócrates – vida e obra. Em: Sócrates, *Os pensadores*. São Paulo: Nova Cultural, 1987.

PETRONI, M. Empresas familiares representam 90% dos empreendimentos no Brasil. *Jornal da USP*, 18. out. 2018. Disponível em: https://jornal.usp.br/atualidades/atualidades-em-dia-com-o-direito-boletim-18-10-empresas-familiares-representam-90-dos-empreendimentos-no-brasil/. Acesso em: 12 jun. 2024.

PIAGET, J. *A noção do tempo na criança*. Rio de Janeiro: Record, [s.d.].

PIMENTA, G. M. *et al*. Perfil do familiar cuidador de idoso fragilizado em convívio doméstico da grande Região do Porto, Portugal. *Revista Escola de Enfermagem da USP*, v. 43, n. 3, set. 2009.

PINAZO, S. *et al*. La mejora de la convivencia escolar desde la intergeneracionalidad. La mentorización como recurso. *Informació Psicològica*, València: Collegi Oficial de Psicòlegs de la Comunitat Valenciana, n. 95, jan.-abr. 2009, p. 27-45. Disponível em: https://www.informaciopsicologica.info/revista/article/view/168/132. Acesso em: 12 jun. 2024.

PINDER, W. *El problema de las generaciones en la historia del arte de Europa*. Buenos Aires: Editorial Losada, 1946.

POWELL, J.; WISENBAKER, J.; CONNOR, R. Effects of intergenerational tutoring and related variables on reading and mathematics achievement of low socioeconomic children. *Journal of Experimental Education*, v. 55, 1987, p. 206-11.

RAMIRES, V. R. R. Cognição social e teoria do apego: possíveis articulações. *Psicologia: reflexão e crítica*, v. 16, n. 2, 2003, p. 403-10. Disponível em: https://www.scielo.br/pdf/prc/v16n2/a20v16n2.pdf. Acesso em: 12 jun. 2024.

RAMOS, A. C. *Meus avós e eu: as relações intergeracionais entre avós e netos na perspectiva das crianças*. Tese (doutorado em Educação) – UFRS, Porto Alegre, 2011.

REINKE, B.; HOLMES, D.; DENNEY, N. Influence of a 'friendly visitor' program on the cognitive functioning and morale of elderly persons. *American Journal of Cognitive*

Psychology, v. 9, 1981, p. 491-506.
ROE, K. M. *et al.* Health of Grandmothers Raising Children of the Crack Cocaine Epidemic. *Medical Care*, v. 34, n. 11, 1996, p. 1072-84. Disponível em: www.jstor.org/stable/3766562. Acesso em: 12 jun. 2024.
ROSEBROOCK, V.; LARKIN, L. Introducing standards and guidelines: a rationale for defining the knowledge, skills and dispositions of intergenerational practice. *Journal of Intergenerational Relationships*, v. 1, n. 1, 2003, p. 133-44.
ROUDINESCO, E. *A família em desordem*. Rio de Janeiro: Zahar, 2003.
RYAN, E. B. *et al*. Patronizing the Old: How Do Younger and Older Adults Respond to Baby Talk in the Nursing Home? *The International Journal of Aging and Human Development*, v. 39, n. 1, 1994, p. 21-32.
SALTZ, R. Aging Persons as Child-Care Workers in a Foster-Grandparent Program: Psychosocial Effects and Work Performance. *Aging and Human Development*, v. 2, n. 4, 1971, p. 314-40.
SÁNCHEZ, M. (coord.). *La evaluación de los programas intergeneracionales*. Madri: Ministerio de Trabajo y Asuntos Sociales, Instituto de Mayores y Servicios Sociales, 2007b. Disponível em: http://envejecimiento.csic.es/documentos/documentos/sanchez-evaluacion-01.pdf. Acesso em: 12 jun. 2024.
SÁNCHEZ, M. (coord.). *Programas Intergeneracionales: hacia una sociedad para todas las edades*. Barcelona: Fundación "la Caixa", 2007a. Disponível em: https://www.aepumayores.org/sites/default/files/Programas_Intergeneracionales_Coleccion_Estudios_Sociales_vol23_es.pdf. Acesso em: 12 jun. 2024.
SÁNCHEZ, M.; KAPLAN, M.; SÁEZ, J. *Programas intergeneracionales: guía introductoria*. Madri: Ministerio de Sanidad y Política Social, Instituto de Mayores y Servicios Sociales, 2010.
SÁNCHEZ, M.; PINAZO, S. *Gerontología: actualización, innovación y propuestas*. Madri: Pearson Educación, 2005.
SÁNCHEZ, M.; SÁEZ, J. *La noción de campo intergeracional*. Universidade de Granada, Espanha, nov. 2011.
SANTO AGOSTINHO. Capítulo XIV – O que é o tempo? Em: *Confissões*, São Paulo: Nova Cultural, 2000.
SANTOS, D. F. *Intergeracionalidade: cartas na mesa*. São Paulo: Portal, 2019.
SEEFELDT, C. Children's Attitudes toward the Elderly: A Cross-Cultural Comparison. *The International Journal of Aging and Human Development*, v. 19, n. 4, 1995, p. 319-28.
SÊNECA, L. A. Capítulo XII – Da velhice; Capítulo XLIX – Da brevidade da vida. Em: *Aprendendo a viver*. Porto Alegre: LP&M, 2009.
SILVA, E. A. P. *Para todas as estações da vida: uma proposta de formação de redes intergeracionais*. Dissertação (mestrado em Ciência da Informação) – USP, São Paulo, 2010.
SILVA, H. R. *Fragmentos da história intelectual: entre questionamentos e perspectivas*. São Paulo: Papirus, 2002.
SOBRINHO, P. C.; STRENGER, I. *Sociologia das gerações*. São Paulo: Livraria Martins Fontes, 1952.
SPRINGATE, I.; ATKINSON, M.; MARTIN, K. *Intergenerational Practice: a Review of the Literature*. Slough: NFER, 2008. Disponível em: https://eric.ed.gov/?id=ED502358. Acesso em: 12 jun. 2024.
STEITZ, J. A.; VERNER, B. S. What adolescents know about aging. *Educational Gerontology*, v. 13, n. 4, 1987, p. 357-68.
STROM, R.; STROM, S. Grandparents and intergenerational relationships. *Educational Gerontology*, v. 18, n. 6, 1992, p. 607-24.

TORNSTAM, L. Gerotranscendence: a theoretical and empirical exploration. Em: L. E. Thomas; S. A. Eisenhandler, *Aging and the religious dimensions*. Westport, CT: Greenwood Publishing Group, 1993.

TWENGE, J. M. *iGen: por que as crianças superconectadas de hoje estão crescendo menos rebeldes, mais tolerantes, menos felizes e completamente despreparadas para a vida adulta*. São Paulo: nVersos, 2018.

UOL. *Filipina apontada como última sobrevivente do século 19 morre aos 124 anos*, 24 nov. 2021. Disponível em: https://noticias.uol.com.br/internacional/ultimas-noticias/2021/11/24/filipina-apontada-como-ultima-sobrevivente-do-seculo-xix-morre-aos-124-anos.htm. Acesso em: 12 jun. 2024.

VELOSO, C. Oração ao tempo. *Cinema transcendental*. Gravadora Phillips, 1979.

VIGOTSKI, L. S. Infancia y Aprendizaje. *Journal for the Study of Education and Development*, n. 27-28, 1984, p. 105-16.

VIKAT, A. et. al. Generations and Gender Survey: Concepts and Design. Em: *Idem, Generations & Gender Programme. Concepts and Guideline*. Genebra: ONU/Unece, jan. 2007, p. 1-32. Disponível em: https://www.researchgate.net/publication/234954755_Generations_and_Gender_Survey_Concepts_and_Design. Acesso em: 12 jun. 2024.

WALLACE, A. *A revolução da atenção: revelando o poder da mente focada*. Petrópolis, RJ: Vozes, 2012.

WARD, C.; LOS KAMP, L.; NEWMAN, S. The effects of participation in an intergenerational program on the behavior of residents with dementia. *Activities, Adaptation and Aging*, v. 20, 1996, p. 61-76.

WELLER, W. A atualidade do conceito de gerações de Karl Mannheim. *Revista Sociedade e Estado*, v. 25, n. 2, maio/ago. 2010, p. 205-24. Disponível em: https://www.scielo.br/j/se/a/pYGppjZyvTjJH9P89rMKHMv/. Acesso em: 12 jun. 2024.

WESTBROOK. R. B.; TEIXEIRA, A. *John Dewey*. Recife: Fundação Joaquim Nabuco/Massangana, 2010.

XENOFONTE. Apologia de Sócrates. Em: Sócrates, *Os pensadores*, São Paulo: Nova Cultural, 1987.

YUASO, D. R. Cuidadores de idosos dependentes no contexto domiciliário. Em: M. Papaléo Netto, *Tratado de gerontologia*. 2. ed., São Paulo: Atheneu, 2007.

ZANDI, T.; MIRLE, J.; JARVIS, P. Children's attitudes toward elderly individuals: A comparison of two ethnic groups. *The International Journal of Aging & Human Development*, v. 30, n. 3, 1990, p. 161-74.

Sobre o autor

É psicólogo, mestre e doutor em Psicologia Social pela Universidade de São Paulo (USP); especialista em Gerontologia pela Sociedade Brasileira de Geriatria e pela Universidade de Barcelona, e em Gestão de Programas Intergeracionais pela Universidade de Granada; consultor para programas de preparação para a aposentadoria e projetos de integração intergeracional em instituições públicas e privadas. É ainda diretor da Associação dos Funcionários e Aposentados do Sesc São Paulo, membro do Conselho Deliberativo da Associação Palas Athena, membro do Conselho do Observatório da Longevidade Humana e Envelhecimento (Olhe) e professor convidado em cursos de especialização em Gerontologia e Relações Intergeracionais. Foi coordenador do programa intergeracional Sesc Gerações no Sesc de São Paulo. É autor de artigos sobre aspectos sociais e psicológicos do envelhecimento e, também, dos livros *Coeducação entre gerações* (2003) e *Conflito e cooperação entre gerações* (2013), ambos publicados pelas Edições Sesc São Paulo.

FONTE Amalia Pro, Clarendon, Fakt e Franklin Gothic
PAPEL Pólen Natural 80 g/m² e Supremo Alta Alvura 250 g/m²
IMPRESSÃO Maistype
DATA novembro de 2024